全国中医药行业高等教育"十四五"规划教材

全国高等中医药院校规划教材（第十一版）

# 公共关系学

（新世纪第三版）

（供公共事业管理、健康服务与管理、市场营销等专业用）

主　编　关晓光

U0194216

中国中医药出版社

·北 京·

**图书在版编目（CIP）数据**

公共关系学 / 关晓光主编 . —3 版 . —北京：
中国中医药出版社，2023.8
全国中医药行业高等教育"十四五"规划教材
ISBN 978-7-5132-8219-2

Ⅰ . ①公…　Ⅱ . ①关…　Ⅲ . ①公共关系学—
中医学院—教材　Ⅳ . ① C912.3

中国国家版本馆 CIP 数据核字（2023）第 108269 号

融合出版数字化资源服务说明

全国中医药行业高等教育"十四五"规划教材为融合教材，各教材相关数字化资源（电子教材、PPT 课件、视频、复习思考题等）在全国中医药行业教育云平台"医开讲"发布。

资源访问说明

扫描右方二维码下载"医开讲 APP"或到"医开讲网站"（网址：www.e-lesson.cn）注册登录，输入封底"序列号"进行账号绑定后即可访问相关数字化资源（注意：序列号只可绑定一个账号，为避免不必要的损失，请您刮开序列号立即进行账号绑定激活）。

资源下载说明

本书有配套 PPT 课件，供教师下载使用，请到"医开讲网站"（网址：www.e-lesson.cn）认证教师身份后，搜索书名进入具体图书页面实现下载。

**中国中医药出版社出版**

北京经济技术开发区科创十三街 31 号院二区 8 号楼
邮政编码　100176
传真　010-64405721
河北联合印务有限公司印刷
各地新华书店经销

开本 889×1194　1/16　印张 18.5　字数 496 千字
2023 年 8 月第 3 版　2023 年 8 月第 1 次印刷
书号　ISBN 978-7-5132-8219-2

定价　68.00 元
网址　www.cptcm.com

服 务 热 线　010-64405510　　微信服务号　**zgzyycbs**
购 书 热 线　010-89535836　　微商城网址　**https://kdt.im/LIdUGr**
维 权 打 假　010-64405753　　天猫旗舰店网址　**https://zgzyycbs.tmall.com**

全国中医药行业高等教育"十四五"规划教材
全国高等中医药院校规划教材（第十一版）

《公共关系学》
# 编 委 会

## 主 编
关晓光（黑龙江中医药大学）

## 副主编
王 力（江西中医药大学）　　　　　姜庆丹（辽宁中医药大学）

夏新斌（湖南中医药大学）　　　　　段桂敏（成都中医药大学）

张 丹（北京中医药大学）

## 编 委（以姓氏笔画为序）
王 慧（湖北中医药大学）　　　　　王小丁（南京中医药大学）

刘 爽（天津中医药大学）　　　　　杜 娟（安徽中医药大学）

杨秀丽（陕西中医药大学）　　　　　谷 昕（黑龙江中医药大学）

赵树梅（长春中医药大学）　　　　　胡期丽（贵州中医药大学）

高 婷（河南中医药大学）　　　　　蒲晓芳（山东中医药大学）

## 学术秘书
张欣彤（黑龙江中医药大学）

全国中医药行业高等教育"十四五"规划教材
全国高等中医药院校规划教材（第十一版）

# 专家指导委员会

**名誉主任委员**

余艳红（国家卫生健康委员会党组成员，国家中医药管理局党组书记、局长）

**主任委员**

张伯礼（天津中医药大学教授、中国工程院院士、国医大师）

秦怀金（国家中医药管理局党组成员、副局长）

**副主任委员**

王永炎（中国中医科学院名誉院长、中国工程院院士）

陈可冀（中国中医科学院研究员、中国科学院院士、国医大师）

严世芸（上海中医药大学教授、国医大师）

黄璐琦（中国中医科学院院长、中国工程院院士）

陆建伟（国家中医药管理局人事教育司司长）

**委　员**（以姓氏笔画为序）

丁中涛（云南中医药大学校长）

王　伟（广州中医药大学校长）

王　琦（北京中医药大学教授、中国工程院院士、国医大师）

王耀献（河南中医药大学校长）

石学敏（天津中医药大学教授、中国工程院院士）

田金洲（北京中医药大学教授、中国工程院院士）

仝小林（中国中医科学院教授、中国科学院院士）

匡海学（教育部高等学校中药学类专业教学指导委员会主任委员、黑龙江中医药大学教授）

吕晓东（辽宁中医药大学党委书记）

朱卫丰（江西中医药大学校长）

刘松林（湖北中医药大学校长）

孙振霖（陕西中医药大学校长）

李可建（山东中医药大学校长）

李灿东（福建中医药大学校长）

杨　柱（贵州中医药大学党委书记）

余曙光（成都中医药大学校长）

谷晓红（教育部高等学校中医学类专业教学指导委员会主任委员、北京中医药大学教授）

冷向阳（长春中医药大学校长）

宋春生（中国中医药出版社有限公司董事长）

陈　忠（浙江中医药大学校长）

季　光（上海中医药大学校长）

赵继荣（甘肃中医药大学校长）

郝慧琴（山西中医药大学党委书记）

胡　刚（南京中医药大学校长）

姚　春（广西中医药大学校长）

徐安龙（教育部高等学校中西医结合类专业教学指导委员会主任委员、北京中医药大学校长）

高秀梅（天津中医药大学校长）

高维娟（河北中医药大学校长）

郭宏伟（黑龙江中医药大学校长）

彭代银（安徽中医药大学校长）

戴爱国（湖南中医药大学党委书记）

**秘书长（兼）**

陆建伟（国家中医药管理局人事教育司司长）

宋春生（中国中医药出版社有限公司董事长）

**办公室主任**

张欣霞（国家中医药管理局人事教育司副司长）

张峘宇（中国中医药出版社有限公司副总经理）

**办公室成员**

陈令轩（国家中医药管理局人事教育司综合协调处副处长）

李秀明（中国中医药出版社有限公司总编辑）

李占永（中国中医药出版社有限公司副总编辑）

芮立新（中国中医药出版社有限公司副总编辑）

沈承玲（中国中医药出版社有限公司教材中心主任）

# 前　言

为全面贯彻《中共中央 国务院关于促进中医药传承创新发展的意见》和全国中医药大会精神，落实《国务院办公厅关于加快医学教育创新发展的指导意见》《教育部 国家卫生健康委 国家中医药管理局关于深化医教协同进一步推动中医药教育改革与高质量发展的实施意见》，紧密对接新医科建设对中医药教育改革的新要求和中医药传承创新发展对人才培养的新需求，国家中医药管理局教材办公室（以下简称"教材办"）、中国中医药出版社在国家中医药管理局领导下，在教育部高等学校中医学类、中药学类、中西医结合类专业教学指导委员会及全国中医药行业高等教育规划教材专家指导委员会指导下，对全国中医药行业高等教育"十三五"规划教材进行综合评价，研究制定《全国中医药行业高等教育"十四五"规划教材建设方案》，并全面组织实施。鉴于全国中医药行业主管部门主持编写的全国高等中医药院校规划教材目前已出版十版，为体现其系统性和传承性，本套教材称为第十一版。

本套教材建设，坚持问题导向、目标导向、需求导向，结合"十三五"规划教材综合评价中发现的问题和收集的意见建议，对教材建设知识体系、结构安排等进行系统整体优化，进一步加强顶层设计和组织管理，坚持立德树人根本任务，力求构建适应中医药教育教学改革需求的教材体系，更好地服务院校人才培养和学科专业建设，促进中医药教育创新发展。

本套教材建设过程中，教材办聘请中医学、中药学、针灸推拿学三个专业的权威专家组成编审专家组，参与主编确定，提出指导意见，审查编写质量。特别是对核心示范教材建设加强了组织管理，成立了专门评价专家组，全程指导教材建设，确保教材质量。

本套教材具有以下特点：

**1.坚持立德树人，融入课程思政内容**

将党的二十大精神进教材，把立德树人贯穿教材建设全过程、各方面，体现课程思政建设新要求，发挥中医药文化育人优势，促进中医药人文教育与专业教育有机融合，指导学生树立正确世界观、人生观、价值观，帮助学生立大志、明大德、成大才、担大任，坚定信念信心，努力成为堪当民族复兴重任的时代新人。

**2.优化知识结构，强化中医思维培养**

在"十三五"规划教材知识架构基础上，进一步整合优化学科知识结构体系，减少不同学科教材间相同知识内容交叉重复，增强教材知识结构的系统性、完整性。强化中医思维培养，突出中医思维在教材编写中的主导作用，注重中医经典内容编写，在《内经》《伤寒论》等经典课程中更加突出重点，同时更加强化经典与临床的融合，增强中医经典的临床运用，帮助学生筑牢中医经典基础，逐步形成中医思维。

**3.突出"三基五性",注重内容严谨准确**

坚持"以本为本",更加突出教材的"三基五性",即基本知识、基本理论、基本技能,思想性、科学性、先进性、启发性、适用性。注重名词术语统一,概念准确,表述科学严谨,知识点结合完备,内容精炼完整。教材编写综合考虑学科的分化、交叉,既充分体现不同学科自身特点,又注意各学科之间的有机衔接;注重理论与临床实践结合,与医师规范化培训、医师资格考试接轨。

**4.强化精品意识,建设行业示范教材**

遴选行业权威专家,吸纳一线优秀教师,组建经验丰富、专业精湛、治学严谨、作风扎实的高水平编写团队,将精品意识和质量意识贯穿教材建设始终,严格编审把关,确保教材编写质量。特别是对32门核心示范教材建设,更加强调知识体系架构建设,紧密结合国家精品课程、一流学科、一流专业建设,提高编写标准和要求,着力推出一批高质量的核心示范教材。

**5.加强数字化建设,丰富拓展教材内容**

为适应新型出版业态,充分借助现代信息技术,在纸质教材基础上,强化数字化教材开发建设,对全国中医药行业教育云平台"医开讲"进行了升级改造,融入了更多更实用的数字化教学素材,如精品视频、复习思考题、AR/VR等,对纸质教材内容进行拓展和延伸,更好地服务教师线上教学和学生线下自主学习,满足中医药教育教学需要。

本套教材的建设,凝聚了全国中医药行业高等教育工作者的集体智慧,体现了中医药行业齐心协力、求真务实、精益求精的工作作风,谨此向有关单位和个人致以衷心的感谢!

尽管所有组织者与编写者竭尽心智,精益求精,本套教材仍有进一步提升空间,敬请广大师生提出宝贵意见和建议,以便不断修订完善。

国家中医药管理局教材办公室

中国中医药出版社有限公司

2023 年 6 月

# 编写说明

　　公共关系学是高等中医药院校管理类专业基础课之一。本课程的目的是帮助学生掌握公共关系的基本理论、基本知识、基本方法和基本技能，使其具备现代公共关系思想和意识，培养学生对公共关系的深层次思考和实际应用能力，提高其人际交往能力、社会交往能力和社会适应能力。

　　本教材以辩证唯物主义和历史唯物主义为指导，紧密围绕医药院校卫生管理专业培养目标与时代变迁，吸收当今国内外最新的公共关系发展研究理论与实践成果，融传授知识、培养能力、提高素质为一体，依据公共关系学教学大纲，系统讲授公共关系学基本理论和技能体系。在紧密结合医药院校卫生管理专业学生思想与专业实际，并注重内容的思想性、先进性、学术性与启发性的同时，重点突出医药管理专业的特点，时代性、前沿性的特色，对思维能力的培养、动手能力和创新素质的培养，与国内外公关典型案例的联系。

　　本教材是在全国中医药行业高等教育"十三五"规划教材《公共关系学》的基础上进行修订。教材修订坚持与时俱进与求真务实，合理改进内容结构，注重学术规范和资源拓展，重视思政和意识形态底线，体现教材的引领性。

　　本教材编写大纲由关晓光提出初步修订意见，经本编委会讨论确定编写思路。第一章由关晓光编写；第二章由夏新斌编写；第三章由王慧编写；第四章由王力编写；第五章第一节、第二节由蒲晓芳编写，第三节由王小丁编写；第六章由杨秀丽编写；第七章第一节、第二节由张丹编写，第三节、第四节、第五节由杜娟编写；第八章由赵树梅编写；第九章由姜庆丹编写；第十章由胡期丽编写；第十一章第一节、第二节、第三节由高婷编写，第四节由张欣彤编写；第十二章由段桂敏编写；第十三章由谷昕编写；第十四章由刘爽编写。编写过程中王力等副主编及学术秘书张欣彤协助主编做了大量工作，最终由关晓光负责定稿，数字资源部分由王力协助主编负责定稿。

　　本教材在编写过程中得到了黑龙江中医药大学校领导及教务处、人文与管理学院等部门领导的大力支持，也得到了各编写单位领导的支持，在此一并致以诚挚谢意！本教材可供高等中医药院校公共事业管理、健康服务与管理、市场营销及相关专业使用，也可供其他专业教师、学生和有兴趣的读者阅读。

　　本教材编写中，各位编委认真负责，书中若有不足之处，恳请广大读者和专家提出宝贵意见，以便再版时修订提高。

《公共关系学》编委会

2023 年 4 月

# 目　录

扫一扫，查阅本章数字资源，含PPT、音视频、图片等

**教学目标**

1. 掌握公共关系的含义和本质。
2. 熟悉公共关系与人际关系、庸俗关系的异同。
3. 了解公共关系学的性质和内容。

## 【案例】

### "栽"在镜头前的尼克松

电视辩论是美国大选中一道独特的风景：候选人在镜头前唇枪舌剑，展示政治智慧和个人风采，为自己赢得选票。许多人认为电视辩论是美国总统选举过程中最具观赏性的环节，但对候选人而言，这无异于"面对几千万考官的求职面试"，稍有不慎就会前功尽弃。在过去的半个多世纪里，许多候选人就是因为在这个环节出了差错，最终"倒在白宫门口"。

1960年9月26日，在芝加哥哥伦比亚广播公司的一个电视直播间里，总统候选人理查德·尼克松和约翰·肯尼迪站在摄像机和聚光灯前，进行了美国总统竞选历史上第一次电视辩论。

尼克松当时是美国副总统，肯尼迪不过是马萨诸塞州一名资历尚浅的参议员，此前许多人认为这将是一场一边倒的竞赛——经验老到的尼克松肯定会胜出。但电视屏幕改变了一切，当时尼克松刚动过膝盖手术，脸色苍白，身体消瘦，还发着烧；肯尼迪则刚刚参加完加州竞选活动，肤色黝黑，活力四射。上台前两人都没有请专业化妆师化妆，但肯尼迪的助手帮他简单地"润了润色"，尼克松则随便抹了点男用粉底霜，结果在电视上显得脸色更加苍白。

如果你在广播中收听这场辩论，你会认为两个人旗鼓相当，不分高下。但电视观众们看到的却是另一番情景——一脸憔悴的尼克松与阳光活力的肯尼迪。当年参加现场直播的桑德尔·范奴克回忆说："我注意到尼克松嘴唇附近满是汗渍，肯尼迪则非常自信，光彩照人。"对比如此鲜明，观看直播的6500万美国人几乎立刻就能决定要把选票投给谁。虽然此后两人又进行了三场电视辩论，但已经无关紧要了。美国东北大学专门研究总统辩论的新闻学教授阿兰·施罗德指出："肯尼迪在第一场辩论中就确立了压倒性优势，尼克松想要翻盘是极其困难的。"事后肯尼迪也表示，如果没有电视辩论，他很难入主白宫。也许是这次失利在尼克松心里投下了太长的阴影，在1968年和1972年的总统选举中他都拒绝参加电视辩论，所幸并未影响他最后成功当选。

**【思考】**

从尼克松电视辩论失败可得到哪些启示?

现代公共关系是 20 世纪初在西方形成的，至今已有 100 余年的历史。西方有学者把以电脑为代表的科学技术水平，以旅游业为代表的生活富裕程度，以公共关系为代表的经济管理效能，看作衡量一个国家和地区发达程度的三大标志。20 世纪 80 年代，公共关系随我国改革开放传入中国。公共关系一词，已被大家熟知，并经常使用，"公共关系热"早已风靡全球。公共关系学作为一门独立完整的学科，有其特定的概念、要素和基本性质。这些不仅使这门学科有存在的必然和研究的必要，而且决定了公共关系学的总体框架和最基本的理论与实践内容。

# 第一节　公共关系的含义

人们的关系一般可分为三个层次：如果以国家为主体与他人发生的关系或联系，称国务关系；如果以个人为主体与他人发生的关系或联系，称人际关系；如果以社会组织为主体与他人发生的关系或联系，称为公共关系。公共关系作为一种特定的社会关系，有其相对明确的界定。

## 一、公共关系的概念

### （一）关系的含义

从一般意义上讲，所谓关系是指事物之间、人与事物之间、人与人之间的某种性质的联系，表现在它们之间相互作用、相互影响的一种状态或活动中。

从特殊意义上讲，关系是对人而言的，它具有人文性及主体的能动性。人在与外界联系时，要遵循客观规律，发挥主动性和创造性，能动地反映外部世界。它既认识环境，又改造环境，使其与人的生存需要更加适应。应该说，人的主体能动性是关系的基本属性。离开了人的存在和介入，关系就失去本来的意义。人以外的任何动物虽与外界环境发生联系，但这些动物只是凭借本能去适应环境，不能对外界环境进行能动的反映。这种单方面实施作用的状态，不具有主体能动性，因而不能与外界构成关系。正如马克思所指出的："动物不对什么东西发生'关系'，而且根本没有'关系'。"因此，从关系的人文性特点上看，关系的限定范围只是指人和事物、人和人之间的联系。据此，可将关系分为两类：一类是人与物构成的自然关系。另一类是人与人、人与社会构成的社会关系。

社会关系是指人们在共同活动的过程中结成的相互关系的总称。社会关系中的一类重要的关系就是物质关系，人们在物质生活、社会生活中所发生的相互关系，即生产关系、经济关系均属于物质关系。物质关系是其他一切社会关系的基础，是一切社会关系中最基本的关系。社会关系中的另一类关系就是思想关系或精神关系。人们在政治生活、精神生活中发生的政治、法律、教育、文化、道德、宗教等各种关系均属于思想关系。各种社会关系还可以简单地划分为两种关系，即团体关系和个人关系。所谓团体关系是指国家关系、社区关系、组织关系、企业关系等。所谓个体关系一是指有血缘关系的家庭亲戚关系，如父子、夫妻、兄弟、姐妹等关系；二是指通过一定媒介而有实际交往的人际关系，如同志、朋友、师生、同学、邻里、伙伴等关系。

### （二）公共关系的含义

公共关系一词源于美国，最早出现在1807年，是由美国的第三任总统托马斯·杰斐逊在国会演说中最早使用的。公共关系概念第一次出现在1807年美国出版的《韦氏新九版大学词典》中。现代意义上的公共关系是在1897年美国铁路协会的《铁路文献年鉴》上出现的。公共关系翻译自英文Public Relations，简称公关或PR。大陆学者一般习惯译为公共关系，港台一些学者则译为公众关系。

一般认为，公共关系是社会组织运用各种传播手段，通过双向信息交流，在组织与社会公众之间建立相互了解和信赖的关系，树立组织的良好形象和信誉，取得公众的理解和支持，从而促进组织实现其目标的一切活动。公共关系是一种特定的社会关系，既包括社会关系中的团体关系，也包括社会关系中的某些个体关系。它是一种软管理和有效的经营手段，更是一种无形资产、无形财富。

国内外学者关于公共关系定义众多，至今尚未统一。其概念的界定仍是公关学界最大的难题。自20世纪70年代以来，国内外学界形成了一个共识，即公关的定义存在三个经典路向：管理说、关系说和传播说。

**1. 管理说**　管理说强调"公共关系是一种独特的管理职能，它帮助一个组织建立并维持与公众之间双向的交流、理解、认可与合作；它参与处理各种问题与事件；它帮助管理者及时了解公众舆论，并对之作出反应；它明确并强调管理部门为公众利益服务的责任；它作为社会变化趋势的监视系统，帮助管理者及时掌握并有效地利用社会变化，保持与社会变化同步；它运用健全的、正当的传播技能和研究方法作为主要的工具"。该定义是由美国斯坦福大学的哈罗博士访谈了65位公关领域的负责人，在综合了472个公关定义后提出的，1975年他曾发起了历史上规模最大的"寻找公关定义运动"。

在系统论和管理科学突飞猛进的20世纪70年代，资本主义经济迅猛发展，消费市场无限扩张。人们渴望占有更多的管理工具，以更开明、更妥善地治理社会和市场。而公关因其在第一次世界大战、第二次世界大战及经济大萧条时期的卓越表现，成为最受重视的现代管理方式之一。在此背景下，哈罗也提出了具有管理典范特点的公关定义。该定义比较详细地说明了公共关系的主要功能和作用，使人们明白公共关系的含义及意义。

**2. 关系说**　关系说强调，公共关系是一种公众性、社会性的关系或活动。国内学界一般认为，美国学者希尔兹是关系说的代表人物。这位来自普林斯顿大学的教授赋予公关以最宽广的视阈。他认为："公共关系是我们从事的各种活动、所发生的各种关系的通称。这些活动与关系都是公众性的，并且都具有社会意义。"按照国内学者的分类，英国公共关系学会的定义亦属关系说之列，主张公共关系的实施是一种积极的、有计划的和持久的努力，以建立和维护一个组织与公众之间的相互了解。

关系说视公共关系为组织与公众之间达成契约的一种方式，强调彼此关系的建立、调整和适应。这一观点所对应的学术语境，是20世纪中期社会责任论的兴起。人们全面反思、深刻批判早前单向性、支配性的宣传范式，转而寻求意见的交换和利益的协调。关系说的贡献在于"抓住了公共关系及公关活动的本质属性，使人们充分注意公共关系、公共关系活动在内容、动力、目的与作用上的深刻社会性"。

**3. 传播说**　传播说突出公共关系的传播属性。如英国著名公关学者弗兰克·杰夫金斯（Frank Jefkins）认为："公共关系就是一个组织为了达到与它的公众之间相互了解的确定目标，而有计划地采用一切向内和向外的传播沟通方式的总和。"美国公关学术权威马里兰大学的詹姆斯·格鲁尼格教授认为："公共关系是一个组织与其相关公众之间的传播管理。"与此相应，美国学者马斯顿（John Marston）提出了著名的公关 R-A-C-E 法，即研究（research）、行动（action）、沟通（communication）与评估（evaluation），并直截了当地指出："公共关系就是运用有说服力的传播去影响重要的公众。"

传播说将公共关系界定为一种沟通过程及其控制方式，参与、协商和共识是这一学说的关键词。它所对应的学术语境，是社会学芝加哥学派传播思想的普及和第二次世界大战后传播学的正式崛起。20 世纪，人们见证了各种传播媒介的变革，领教了传播在战场和市场上的强大威力。

---

**知识链接**

### 公共关系的直观表达

公共关系有许多更为生动和直观的表述：

旨在影响特殊公众的说服性传播。

一门研究如何建立信誉，从而使事业获得成功的学问。

公共关系就是使公众喜欢。

公共关系就是促进善意。

公共关系是信和爱的运动。

公共关系是创造风气的技术。

公共关系是说明和左右社会大众的技术。

公共关系就是通过良好的人际关系来辅助事业的成功。

广告是要大家买我们，公共关系是要大家爱我们。

争取对自己有用的朋友。

不要树立敌人。

避免一件不希望发生的事情发生。

补救一件不希望发生但已发生了的事情。

促使一件希望发生的事情发生。

公共关系是 90% 靠自己做得好，10% 靠宣传。

有竞争，才会有公关。

---

## 二、公共关系的基本要素

**1. 组织**　社会组织简称组织。它是公共关系的第一个要素，是指按照一定的目标、任务和统属关系构成的群体和集团，是具有法人资格的各种机构和团体，如政治组织、经济组织、军事组织、文化组织、民间组织等。这种群体和集团内部由计划、分工、领导、制度、机构等部分组成。公关组织包括公关部、公关公司、公关协会等公关机构和公关人员，这是实施公共关系的主体，它在公共关系活动中是公共关系的主要承担者，具有主导作用。

**2. 公众**　公众是公共关系的第二个要素。任何关系都是由主体和客体双方构成的，公共关系更是如此。公众是开展公共关系的客体，即公共关系的对象，指与组织有某种直接或间接联系的个人、群体和组织的总和。公共关系的一个重要目的就是努力使组织与各种社会公众达到相互适应、相互合作。公众并不是总处于被动地位，在一定条件下它将左右组织的前途命运。

**3. 传播**　传播是公共关系的第三个要素。传播是联系主体与客体（即组织与公众）之间的中介和桥梁，是指组织与公众之间交流信息、沟通思想的过程。如人际传播、组织传播和大众传播等。在公共关系中，传播是将一定的信息通过传播媒介输送给社会公众，以达到公共关系所期望的行为和目的，起到公共关系主客体之间信息双向交流的作用。离开了传播，组织和公众稳定和谐的状态就不能获得，组织和公众及社会间的相互适应、同步发展就难以实现。

公共关系除组织、公众、传播三大基本要素之外还有公共关系环境。公共关系环境是指影响一个组织开展公共关系活动各种因素的总和，包括组织内部因素、公众因素和社会文化因素等。组织、公众、传播这三个要素存在于同一个社会环境之中，并构成了公共关系系统。

### 三、公共关系的本质和目的

科学的定义应该反映事物的本质属性。公共关系的定义则应反映公共关系现象和活动的本质和目的。

#### （一）公共关系的本质

只有揭示公共关系最核心、最基本的东西，才能界定清楚它的内涵，确定它的本质。无论从哪个角度去理解公共关系，都必须如此。要揭示公共关系的本质，需要遵循一定的思维顺序。

**1. 分析构成公共关系活动的基本要素**　将复杂的公共关系过程简化以后可以发现，公共关系活动过程的三个基本要素是组织、传播、公众。任何公共关系活动都是由这三个要素构成的。

**2. 分析公共关系基本要素之间的相互作用及其本质的联系**　在公共关系的三个基本要素中，组织是公关的主体，公众是公关的客体，这二者相互作用的方式是传播。而现代公共关系传播的本质是信息的双向交流。信息交流的"双向性"是现代公关传播沟通的本质属性。可见，三个要素之间的本质联系就是组织与公众之间的传播沟通活动所形成的双向交流。

**3. 这一本质联系在公共关系原理中具有渗透性，在公共关系实务中具有指导性**　例如，研究公共关系的主体并不是一般的研究社会组织，而是研究组织的传播沟通机制，研究组织控制传播活动的部门和人员。又如，研究公共关系的对象，不是一般地研究社会公众，而是从传播沟通的对象角度来分析公众的特征。公共关系的各种实务，都是组织与公众之间双向传播沟通活动中的一个侧面、一个部分。

双向传播与沟通是贯穿整个公共关系的一条基线，是现代公共关系理论的精髓，是公共关系的本质属性。它渗透到公共关系原理和实务的各个方面，是准确理解公共关系的关键。我们可以具体从三个层次来说明。

（1）公共关系是组织的信息传播行为与职能，不同于管理学的生产行为与职能、技术行为与职能、财务行为与职能、人事行为与职能、销售行为与职能。

（2）公共关系是组织与公众之间的双向交流过程，与一般人类信息交流的传播学不同，也与单向传播行为的广告、推广、新闻、外交等活动不同。

（3）公共关系是传播沟通活动的结果。公共关系可以展现良好的组织形象，产生良好的经济效益和社会效益，这是有效的、良好的传播活动的结果。公共关系体现了经济效益和社会效益的统一、组织利益和公众利益的统一。

知识链接

## 格鲁尼格的公共关系四种模式

詹姆斯·格鲁尼格（James E.Grunig）为美国马里兰大学新闻学院教授，专门研究公众关系学、科学传播及传播理论，并以其在这些科学领域所取得的卓越成就闻名于世，是美国著名公共关系理论权威。格鲁尼格教授的主要著作有《公共关系管理》《公共关系技巧》《卓越公共关系与传播管理经理指南》《卓越公共关系与传播管理》等。格鲁尼格认为："公共关系是一个组织与其公众的传播管理，其目的是建立一种与目标公众相互信任的关系。"为此，格鲁尼格提出了公共关系的四种实践模式。

第一种，新闻代理型模式。这种模式旨在通过新闻宣传制造轰动效应，以吸引公众的注意力，传播性质为单向。

第二种，公共信息型模式。传播组织的真实情况，以便公众了解组织，传播性质为单向。

第三种，双向非对称型模式。这种模式在于通过科学方法，诱导和劝服公众接受组织的某种观点，进而支持组织的行为方式。此传播模式性质虽为双向，但其在组织和公众之间的效果并不均衡，它相对来说只利于组织，公共关系人员作为信息的提供者，吸引公众的反馈意见仅为提高诱导劝服工作的有效性。

第四种，双向对称型模式。它强调对话，注重坦诚、完整、准确的双向交流，目的是促进相互理解。其传播性质是双向的，且在组织和公众之间的传播效果是均衡的。

格鲁尼格所提出的公共关系的四种实践模式是对现代公共关系理论的进一步拓展和创新，同时也为现代公关实务活动提供了理论的指导。

### （二）公共关系的目的

公共关系的目的是维持良好的组织信誉，塑造美好的组织形象，从而促进组织实现各种经济、政治、社会目标，取得经济效益和社会效益。营利性组织侧重经济效益，非营利性组织侧重社会效益，经济效益和社会效益应该是统一的。

组织形象是公共关系的核心概念和中心目的。它包括内部风格和特征与外部风格和特征。内部风格和特征主要是指组织精神。外部风格和特征主要是指组织的技术设备、卫生环境、员工仪表、厂旗厂徽厂歌、商标设计等。评价组织形象最基本的指标有两个，一个是知名度，一个是美誉度。组织应该同时把知名度和美誉度作为组织公共关系的目标，有自己企业的形象定位。

## 四、公共关系的基本原则

公共关系是一门学科，任何组织在策划和实施公共关系活动时，必须遵循一些共同的原则。

### （一）真诚原则

追求真诚、杜绝虚假，这是现代公共关系的首要基本原则。公共关系是建立信誉、塑造形象的艺术，但它又不是一种纯粹的艺术或宣传活动，而是时时刻刻都要以事实为依据。公共关系

"塑造"良好的形象，这种塑造所用的材料就是事实。所以说，真诚是公共关系的基本原则，也是对公共关系人员最根本的道德要求，是公共关系工作的生命。隐瞒、歪曲、推诿是公共关系的大敌，坦诚、亲切、负责是公共关系成功的要诀。

信誉在商品经济中的重要性是显而易见的。毫不夸张地说，在高度商业化和竞争激烈的现代社会中，信用是社会一大基石。信用危机必然导致社会危机，对于全社会来说是这样，对于一个社会组织来说更是如此。现代社会组织是相互依存的，信用危机意味着相互合作和支持的链条断裂，失去公众的信任和支持，则意味着社会组织走投无路甚至失败、破产。日本有家逾300多年历史的百货公司——三越百货公司，1982年因为几起严重的事件，在顾客中造成很坏的影响，一时间信誉一落千丈，总经理被迫辞职。新任总经理上任后，认为要制止公司的衰败，关键在于恢复信誉、得到公众的理解。为此，他们采取了一系列公共关系活动。首先，他们在报纸上刊登谢意和歉意广告，对顾客过去所给予的支持表示感谢，对一年来发生的种种事件表示反省。其次，切实提高服务质量，提高全体店员的公关意识。过去，顾客进店问路，店员只是口头回答，现在则画图说明，有时还为顾客带路。最后，大力改进商品的包装和陈列，给人以耳目一新的产品形象信息和重新焕发青春的公司形象信息。经过上述挽救措施，三越百货公司终于摆脱困境，逐步走上了中兴之道。对于一个社会组织来说，真诚的重要性显而易见。

真诚原则是指组织在开展公共关系活动时，必须建立在组织良好行为和掌握事实的基础之上，向公众如实传递有关组织的信息，同时向组织决策者如实传递有关公众的信息。信息是组织决策的依据，是组织经营等活动有秩序进行的手段，是搞好组织管理的基础。正因为信息如此重要，所以失真的信息给组织带来的后果是不堪设想的。失真的信息会造成对组织真实形象的错误估量，会使组织目标决策走向歧途。公共关系为组织树立信誉的大部分工作是信息传递工作。公共关系传递信息的首要原则是真实可信，绝对不能有任何虚假，如果公共关系传递的信息的真实性受到怀疑，那么公共关系工作就很难取得预期的效果，甚至会一败涂地。公共关系传递信息是双向的，即把组织外部信息向组织内部输入和把组织内部的信息向外部输出。如实地输入外部的信息并不是一件容易的事。这里有思想方法问题，也有职业道德问题。信息不是外部现象的罗列。对组织有用的信息应是在实事求是进行调查研究的基础上，对来自各方面的意见，加以整理分析，能够比较准确地反映实际情况的信息。反馈信息时，一定要有高度的责任感和事业心，公正而不主观随意。

只有真诚地对待他人和社会，组织才能获得信用。我国是文明古国，"取信于民"早已是千年不移的古训。据史书记载，先秦商鞅变法，恐民众存疑，特在都城南门设一圆木，告示称：如能依约搬动圆木者赏以重金。知情者以一传十，以十传百，闻者纷纷而至。木头并不太重，但人们却在犹豫，终于走出一人不甚费力就搬动了圆木。商鞅当即予以重赏。此事轰动了秦国，也为商鞅变法创造了良好的信誉环境，这便是历史上著名的"南门徙木"。在现代社会，随着社会联系的泛化、竞争机制的增强和社会民主的发展，组织的信用愈益左右着组织自身的生存和发展，无论是政治组织还是非政治组织，也无论是商业组织还是非商业组织均是如此。坚持对外宣传的实事求是原则，要求在宣传中既做到真实、客观，又要全面、公正。不全面的宣传，也是一种不真实。当企业有过失时，要敢于承认缺点和不足，这是一个企业自信心的表现，也是取得公众谅解的基础。在现实经济活动中，有些企业不愿老实地承认错误，而是企图把过失掩盖起来，或找借口推托，或是隐瞒真相以图蒙混，这种方法实际上是最愚蠢的。千金买名，万金买誉，利润可创，信誉难得。企业要自尊自爱，遵循真实性的原则去赢得良好的声誉。企业在优质产品和优良服务的基础上，辅以实事求是的公共关系，让人感到名实相符，企业的信誉就很快树立起来。

应当明确的是，实施真诚原则、建立组织的良好信用不仅是公关开展工作的基本原则，也是组织内其他部门的工作任务。完成这样的任务还需要公共关系部门与其他部门密切配合才能做到。以企业为例，要想建立企业的良好信用，必须由生产和推销部门提供优良产品和优质高效的服务，有这样基础的公关工作才能大有作为。公共关系必须以公众利益为基准点，每个组织的成员在对本组织负责的同时，要对公众和社会负责。这一点对组织的全体成员，上至领导，下至员工，概莫能外。没有组织各位员工的共同努力，公关宣传只能是空中楼阁。因此，强烈的公关意识必须渗透到每位员工的思想之中。

公关工作和公关人员无论采取何种方式和手段，都应尊重国格，不失人格，不卑不亢。那种拉关系、走后门、索贿受贿等卑劣手法，与公共关系的真诚原则是风马牛不相及的。在公共关系发展史上，巴纳姆愚弄公众的报刊活动是一种很不光彩的活动。巴纳姆是作为反面典型而载入公共关系史册的。艾维·李是第一个提出说真话的人，他认为一个组织要获得好的声誉，必须把真实情况告诉公众，即使真情暴露，对组织不利，也不能掩饰，而应调整组织的行为，公共关系是同说真话联系在一起的。从艾维·李提出说真话起，公共关系才真正成为一门科学和艺术。公关从业人员是社会组织的代表，其真诚品质代表着社会组织对公众负责的崇高社会责任心。只有处处真诚，才能得到广大公众的信任与认同，才有可能赢得良好的社会评价。

### （二）沟通原则

重视沟通，注重交流，这是现代公共关系工作的又一重要原则。从某种意义上说，离开了沟通原则，公共关系将一事无成。在人类社会步入 21 世纪的今天，全球经济一体化和市场化已成为社会和经济发展的主要特征，不同的国家和地区必将在全球范围内谋求新的发展机遇。国家间及社会组织和公众间彼此的对抗、隔阂，必然逐步让位于广泛的沟通与合作。

以信息沟通作为重要原则来协调组织与公众的利益和关系，这是公共关系的重要特点之一。公关工作者应当做到一切工作都尽量以明智、公平、谅解、耐心的沟通来完成。组织运用传播的手段与公众进行双向交流沟通，与公众交心，赢得公众的信任和支持，顺时造势引导舆论，通过策划新闻、公关广告、专题活动等沟通手段，提高组织的知名度与美誉度，为组织创造良好的舆论环境。有的矛盾和纠纷是一般的沟通公关工作所解决不了的，应依据有理、有利、有节的原则，诉诸法律。在处理公关事务矛盾时，沟通工作要尽可能避免失误，为此必须谨慎行事，以免给组织和公众造成危害。英国著名公共关系学家杰夫金斯曾对公共关系下过这样一个定义："公共关系就是经过精心准备，按照计划，持续不断地去努力建立和保持某个组织和它所面向的公众之间的相互谅解。"可见，信息沟通作为重要原则在协调组织与公众的利益和关系的公关工作中的确是不可或缺的。在一个社会组织中，如果领导和职工的关系搞不好，就会破坏组织的凝聚力，影响组织的正常运行，进而影响组织的发展。因此，公关人员要努力做好这方面的沟通工作，创造团结和谐的组织条件和气氛，使整个组织的领导、员工互相协作，共同奋斗。在组织的团队建设中，应力求将组织的信条和原则灌输给每个员工，以大量的沟通工作使人人具有较为一致的价值观。应建立和疏通沟通渠道，因为许多矛盾和摩擦起源于误解较多或了解不够，因此建立通畅的沟通渠道尤为重要。在沟通工作中，应注意营造协作意识和谅解的氛围，帮助员工树立全局一盘棋的整体意识，克服本位主义思想和做法，形成相互谅解支持的组织氛围。此外，应鼓励组织内正当合理的竞争，只要竞争是公平合理的，就有利于组织的团结协作。

当前，以沟通理论指导实践已成为国家和社会组织发展战略中的一个不可或缺的要素。对内沟通有助于建立民主的企业文化，打破等级差别，使企业内部信息畅通，为企业决策提供准确的信息。对外沟通在企业与顾客间建立了直接的联系，有助于企业了解顾客需求，迅速获得反馈，发现市场机遇。沟通是长远之策，非一日之功，要注意情感的价值与力量，要防止急功近利。事实上，目的过于明确的利益化的沟通往往带来不好的效果。沟通原则在企业公共关系及营销方面都具有极大的作用。良好的沟通是任何企业都必不可少的，也将成为未来企业管理的主流方式。

### （三）互惠原则

社会组织在开展公共关系活动过程中，要注意信守互惠原则。互惠原则是指公共关系活动要兼顾组织与公众的双方利益，在平等的地位上使双方达到互利互惠。马克思说过，人们奋斗的一切都同他们的利益有关。公共关系工作也是以利益为基础的。社会进入市场经济以后，许多过去用武力、由行政手段调节的关系，现在需要按经济规律来调节。公共关系人员首先必须做到把对组织负责和对公众负责统一起来，把保护公众利益和满足公众需要当作"天职"。只有公关人员具有高尚的情操，为公众所信任，公共关系争取民众谅解的职能才能很好地实现，公共关系工作才能卓有成效。公共关系活动必须遵守平等互惠的原则，不能单纯追求组织单方面的利益，因为只有在公众也同样受惠的前提下，组织才可能得到公众的支持和配合。事实上，任何一种良好的社会关系要得到维护和发展，都必须对双方有利。公共关系强调主体和客体的平等权利和义务，尊重双方的共同利益和各自独立的利益，谋求本组织利益与相关公众利益的平衡协调，并促成组织运作与环境达成动态平衡。公共关系必须信守组织与自己的公众对象共同发展、平等相处、互利互惠、共存共荣的坚定信念。公共关系必须以公众为本，一个失去了公众的组织也就丧失了生存的环境。为了满足公众的合理需求，有时可能要求组织对眼前利益做出必要的"牺牲"。所以，组织在与公众交往沟通的过程中，应从公众利益出发，真诚地对待公众，设身处地为公众着想，以公正平等的态度为人处世。

建立在商品经济基础上的公共关系既有合作又有竞争；既有互助的道德人情联系，又有讨价还价的交换关系，不讲互利是建立不起来科学的公共关系的。在我国，组织与公众的关系，特别是企业与企业之间的关系是一种互助合作的关系，但另一方面，企业又是相对独立的生产者和经营者，有相对独立的经济利益，企业之间存在着竞争的关系。企业与公众之间，特别是企业与企业之间的关系，是要通过物质利益来维系的，不讲互利也是建立不起来社会主义的公共关系的。平等互利，就是既讲"利己"，又讲"利他"。公共关系并不是一味地讲"利他"，也要讲"利己"，但"利己"不是利己主义。公共关系是在不违反法律和道德的前提下，让他人先获益，同时对自己也有利。

平等互惠原则不能片面地理解为简单对等的原则，平等互惠原则的基点，就是要把公众利益作为首要因素来考虑，把能否满足公众利益作为衡量公关效果的重要尺度。任何组织都要对公众和社会负责。对公众负责，即对由组织行为引起的特殊社会群体负责；对社会负责，就是要为解决人们共同面临的社会问题而分担责任。这就要求组织把自身的运行建立在满足公众利益的前提之下，关心由组织行为引起的问题及公众利益问题。满足公众利益和要求，关心社会问题，有时会牺牲组织的眼前利益，但从长远看，这是对组织生存环境的维护，是一种重要的战略性的公共关系投资。

社会组织在开展公共关系活动时，要站在社会的高度，对由活动可能产生的社会经济效益、社会生态效益及社会精神文明建设等综合起来统一考虑，使诸方面均符合公众的长期利益和根本利益。以一个企业为例，企业在为社会提供产品和服务的同时，对社会的政治、文化、教育、道德和生态等方面也会产生积极或消极的影响。那些只考虑本企业的经济效益而对社会效益和生态效益造成严重不良后果的做法，违反了公共关系的互惠原则，使社会蒙受损失，企业最终也必将吞下自己酿成的苦果。

在现代社会中，只有在互利互惠的情况下，组织与公众的关系才能保持相对的稳定，呈现出积极的状态。社会组织在开展公共关系活动时，要注意信守互惠原则。

# 第二节  公共关系的界定

要完整地理解公共关系的含义，还需要进一步分析公共关系的相关概念，因为它们与公共关系既有联系，又有区别，容易发生混淆。如果界定不清，就会影响对公共关系概念的理解。

## 一、公共关系的多种指代

公共关系既是一门科学又是一种艺术。从理论上讲，它是一门科学；从运作上讲，它又是一种艺术。它是科学和艺术的统一体。公共关系一般有三种指代。

**1. 公共关系状态**  这是指一个社会组织的形象状态，即社会组织在公众心目中的总体印象。人类社会的任何组织都处在特定的公众环境之中，这个公众环境由各种各样与组织相关的个人、群体和组织构成。组织与公众环境之间客观上存在着某种特定的情形和状况，如社会关系状态和社会舆论状态等。公众舆论状态是指知名度、美誉度、亲密度等；社会关系状态是指组织与相关公众之间的具体关系状态，如是和谐还是紧张等。

今天，国外许多声誉显著、销路极好的产品，每年仍然要投入巨额的广告费，而且广告也在追求创意，使自己的形象更美好，深深地扎根在消费者心里。因此，企业从长远的眼光出发，必须通过有效的途径树立、维持、完善自己的公共关系状态，当然一旦出现不好的状态还要设法扭转。

**2. 公共关系活动**  公共关系活动是指社会组织为了树立良好形象而从事的各种活动，即运用沟通的方法去协调组织的社会关系，影响组织的公众舆论，塑造组织的良好形象，优化组织的运作环境等。公共关系活动从广义上说，也可以指人们为了改善自己的公共关系状态而从事的各种活动，如日常交往中有礼貌、有涵养的沟通行为，谦虚有礼、热情待人等。现代组织的公共关系活动已经发展成为一系列比较规范和专业化的管理实务，如公众调查、公共关系咨询、公共关系策划、设计制作、公共关系宣传、公共关系交际、公共关系服务等。

思想是行动的指南，没有正确思想指导的实践是盲目的。同样，任何公共关系活动，总是在一定的公共关系观念的支配下进行的。公共关系活动能否达到所预期的目标，关键在于公关的观念正确与否。公共关系实际上是一种做"人"的工作，涉及态度、情感等复杂的心理领域，若不把握规律和原则，往往会适得其反。公共关系活动最基本、最重要的一条原则就是观念先入。

**3. 公共关系思想**  公共关系思想是指一种影响和制约组织政策和行为的经营理念和管理哲学。它不仅指导公共关系实务工作的健康发展，也渗透到管理者日常行为的各个方面，成为引导、规范组织行为的一种价值观念和行为准则。公共关系思想是一种现代企业经营管理和行政管理的战略。当人们自觉意识到公共关系状态的客观性和公共关系活动的重要性时，便会形成一定的公关意识或公关观念。

公共关系思想包括形象观念、声誉观念、公众意识、社会责任感、公开化原则、沟通意识、合作欲望、互惠观念、全员公关等。

形象观念，即指在决策和行动时高度重视声誉和形象，将良好的形象看作组织无形的财富，并将其作为重要的战略目标。声誉观念，即视组织的声誉为生命，避免急功近利的思想。公众意识，即尊重民意，为民服务意识，顾客是上帝的意识。社会责任感，即指主动自觉承担社会责任和义务。公开化原则，即主动提高组织的透明度，接受舆论监督。沟通意识，即注重信息的双向沟通，赢得公众的理解和支持，积极同外界接触。合作欲望，即主动争取他人帮助及帮助他人。互惠观念，即主张双方平等互利、共同获益、共同发展。全员公关，即增强全体干部职工的公共关系观念，促使人们共同关注公共关系工作，调动全体人员自觉参与公共关系活动，形成良好的公共关系环境。这些公共关系观念不仅是专业公共关系人员必须具备的，而且是任何管理者都不应缺少的。

### 二、公共关系与人际关系、人群关系

#### （一）人际关系

人际关系这一概念属于社会心理学范畴，主要指个人在社会交往实践中形成的人与人之间的相互作用和相互影响。即从个体关系的角度概括人的各种社会关系。包括个人在生活、生产及其他社会活动中形成的一切人与人之间的关系，可以说是一种个体关系学。公共关系与人际关系既有联系，又有区别。

**1. 公共关系与人际关系的联系**

（1）公共关系包括了部分人际关系。组织的公共关系活动包括了组织中的个人与公众对象之间的关系，公众对象中也存在着许多个体的对象。

（2）组织与公众的关系经常表现为个人与个人的关系，即代表组织的个人与公众群体中的个人之间的相互交往。

（3）公共关系实务包括人际沟通的技巧，即面对面的情感交流和说服技巧。

（4）公共关系人员需要具备较强的人际沟通能力，具有良好的交际素质与涵养。

（5）良好的个人关系有助于组织公共关系的成功。

**2. 公共关系与人际关系的区别**

（1）行为主体不同　公共关系的行为主体是组织，人际关系的行为主体是个人。在公共关系活动中，个人亦是以组织的身份与公众交往的，是组织的化身与代表。

（2）关系对象不同　公共关系的对象是与组织相关的所有公众及其舆论，人际关系则包含许多与组织无关的私人关系。

（3）活动性质不同　公共关系是一种组织的管理活动与职能，人际关系活动中主要靠个人的交际技巧和能力。

（4）交流方式不同　公共关系强调运用公众传播和大众传播等方式进行远距离、大范围的公众沟通，人际关系则比较局限于面对面、个体对个体的交流。

公共关系不能等同于人际关系，公共关系包括人际关系，是更高层次的关系。

#### （二）人群关系

人群关系属于管理心理学、行为科学的范畴，主要指群体内部活动和组织管理过程中人与人、人与群体的关系，即从管理的角度，研究群体内部人的需要、动机、态度、行为及相互关系对组织效率、群体活力的作用和影响。

人群关系作为一种管理理论，强调要把人及人与人的关系作为管理的重点，可以说是一种

"管理中的人际关系学"，是一种人性化的管理。公共关系与人群关系既有联系也有区别。

**1. 公共关系与人群关系的联系**

（1）基础与发展的关系　人群关系主要指组织内部的人际关系，良好的内部人际关系是公共关系的基础，与内部公众沟通、协调内部关系也是公共关系实务的重要内容。

（2）工具的共通性关系　公共关系学也要借助行为科学、管理心理学的理论和方法来分析公众的心理和行为，科学地处理公众关系。因此，公共关系与人群关系是有密切联系的。

**2. 公共关系与人群关系的区别**

（1）沟通范围不同　公共关系不局限于组织和群体内部的传播沟通，还包括大量的外部关系，要面对复杂的社会公众环境。

（2）沟通时空不同　公共关系不局限于管理现场直接面对的群体关系和个人关系，还需要特别关注不直接见面的、远距离的公众沟通，并十分重视公众环境的长远变化和发展趋势。

公共关系和人群关系同属组织管理范畴，但公共关系比人群关系的内容更复杂，范围更广泛。

### 三、公共关系与庸俗关系

公共关系自 20 世纪 80 年代传入中国以来，在实际生活中，很多人对什么是公共关系并不甚了解，因此，产生了很多误解。有人认为，公共关系就是拉关系、走后门、请客吃饭、钻空子，把它等同于庸俗关系。实际上，公共关系与庸俗关系有着本质的区别。

**1. 产生的条件不同**　公共关系是商品经济高度发达、商品生产充分发展、商品竞争十分激烈的产物；庸俗关系则是商品经济不发达、商品生产不充分、商品竞争不激烈、商品供应严重缺乏的结果。随着我国经济体制改革和政治体制改革的深化，以及民主与法制的完善，以权谋私的活动逐渐受到遏制，庸俗关系将被公共关系所取代。

**2. 工作的对象与目的不同**　公共关系的对象是社会组织内外部的各种公众，其目的是在满足公众利益的基础上谋求组织的发展。庸俗关系的工作对象主要是私人，其目的是为了谋求个人或小团体的利益。

**3. 活动的方式不同**　公共关系都是公开的、公共的社会关系，有人形容公共关系的发展是使企业经营"走出象牙塔，进入玻璃屋"。庸俗关系一般是在暗中秘密进行，因此，庸俗关系也称"后门关系"。

**4. 产生的影响不同**　公共关系是为了建立长期的信誉和友谊，追求组织的整体利益，因此可以促进社会的安定发展。庸俗关系则败坏社会风气，甚至违反党纪国法，给国家和人民带来不利的影响。

### 四、公共关系与宣传工作

宣传是向公众说明情况、讲清道理，使公众信任并支持某项政策或行动的一系列活动。公共关系与宣传活动有相同的地方，如它们都是明确的为特定组织服务的，而且公共关系工作经常要借助各种宣传手段去吸引公众、影响公众。

现代公共关系绝不是单纯的宣传行为，两者存在很大的不同。

**1. 性质不同**　宣传工作属于思想工作范畴，是政治思想工作的手段与工具；公共关系属于管理范畴，具有经营管理和行政管理的职能。

**2. 方式不同**　宣传一般是单向的"灌输"，而且带有一定的"强制性"；公共关系则侧重双向的交流与沟通，公关的宣传是以对公众的了解和尊重客观事实为前提的。

### 五、公共关系与营销推广

营销推广是市场营销的一种手段，是工商业组织以各种手段向顾客宣传产品，以激发其购买欲望和行为，扩大产品销售量的一种经营活动。公共关系活动也是现代企业市场营销的一种手段，今天已被企业广泛运用。企业借助公共关系去沟通与消费公众的情感，以助于市场销售。因此，工商企业的公共关系在许多具体活动形式上往往是与营销活动联系在一起的，两者配合密切，则效果理想。随着公共关系与营销活动的相互作用，目前已出现了更高层次的"整体公共关系营销"。但它们还是有一定区别的。

**1. 目标不同** 营销推广以直接推销产品、满足对象的物质需求为目的，可以采用多种手段进行推销。公共关系本身不直接推销产品，不是直接满足对象的物质需求，它是一种满足公众需求的交流活动，首先满足的是互相了解、理解、信任的需求，交流的是信息、知识、观念、情感等。

**2. 时效不同** 营销注重的是近期的经济效益；公共关系注重的是社会效益，更侧重考虑长远的发展。

因此，公共关系本身不能等同于营销推广。

## 第三节 公共关系学的性质和基本内容

### 一、公共关系学的研究对象

公共关系学是一门研究社会组织与相关公众之间传播与沟通的行为、规律和方法的学科。它既是一门理论学科，也是一门应用学科。它既有自己特定的研究对象和理论体系，也有其他学科无法代替的社会功能。作为一门独立的综合性的应用学科，公共关系学具有高度的综合性和很强的应用性两个显著特点。

#### （一）高度的综合性

公共关系学是一门综合性、交叉性的学科，它涉及社会学、哲学、政治学、经济学、管理学、传播学、行为学、营销学、伦理学等学科。它主要是以传播学和管理学为依托，既是一种传播活动，成为现代传播发展的一个应用分支；也具有管理的职能，是现代管理学的组成部分。

#### （二）很强的应用性

公共关系学既是一门科学又是一种艺术，是一门应用性与实践性都很强的学科，它特别强调理论与实践的结合。公共关系理论来自实践，同时又指导实践，即在实践中形成了很多行之有效的公关技巧与手段，并为人们所应用。公共关系学的适用范围不断扩大，不仅适用于营利性组织，同时也适用于非营利性组织，成为人们在激烈竞争中取胜的锐利武器。

### 二、公共关系学的学科性质

公共关系的特征与公共关系的含义紧密相联。理解公共关系的特征，就要抓住公共关系的本质属性。

曾经有一位公关经理用一个小伙子追求一位漂亮姑娘的例子来形象地描述公共关系的本质特征。他说，如果小伙子对姑娘大献殷勤，拼命地表白自己如何喜欢她、欣赏她，这不是公共关系，而是推销；如果小伙子精心地打扮自己，并以翩翩的风度去吸引姑娘的注意力，这也不是公共关系，而是广告；如果小伙子认定目标，制定计划，埋头苦干，取得了优异的成绩，赢得了大家的好评，而这种赞扬之词又通过众人之口传入姑娘的耳中，使姑娘对小伙子产生敬意，进而转为钦佩与爱慕之情，这才是公共关系。这是一个巧妙的比喻，形象地说明了什么是公共关系，同样，也揭示了公共关系的本质特征。

### （一）公共关系的"关系"性质

**1. 公共关系与其他社会关系的区别**　虽然任何组织与社会之间都存在着各种不同性质的社会关系，如经济关系、政治关系、文化关系、行政关系、法律关系等，但公共关系不同于这些具体的社会关系，因为公共关系本身并不是组织的经济行为、政治行为或行政行为，公共关系特指组织与公众之间的传播沟通关系，组织与公众环境之间的信息交流关系，即通过促进组织与公众相互之间的了解、认同，达成相互之间的共识、理解与信任。

**2. 公共关系与其他社会关系的联系**　公共关系虽不同于其他具体的社会关系，但又渗透其中，与组织各种具体的社会关系相伴随。无论是组织的经济活动、政治活动还是文化活动，都存在着与公众及社会环境之间进行沟通的问题，都需要争取公众和舆论的理解和支持，都有赖于良好的公共关系来达到某种经济、政治或文化的目标。因此，无论是何种类型的组织或何种性质的组织都存在公共关系的问题。

### （二）公共关系的"职能"性质

公共关系作为一种科学的管理方法，在许多方面显示着它的管理职能。

一个社会组织的职能是多方面的，如生产、技术、财务、人事、行政等。公共关系作为一种管理职能有别于上述这些职能。它的管理对象不是产品、资金、技术或销售网络等有形的资产，而是"信息""关系""舆论""形象"等无形的资产。它的管理手段不是技术、经济、行政或法律的手段，而是现代信息社会的传播沟通手段。它的管理目标不是直接提高产量、促进销量、赚取利润，而是调整社会组织与社会公众之间的关系，从而提升组织无形资产的价值，使组织整体资产增值。

因此，公共关系的对象、手段和目标都不同于其他组织职能，是一种独特的管理领域。这个管理领域反映了现代信息社会中管理学发展的一个趋势，即日益重视信息资源、关系资源、形象资源和传播资源。因此，公共关系与资金、技术和人才并列，被称为现代组织经营管理的"四大支柱"。

### （三）公共关系的"活动"性质

一个社会组织要与公众建立并保持良好的关系，不是依靠请客送礼、拉关系，而是靠真实有效的信息交流。因此，从本质上说，公共关系具有信息传播沟通职能，是依靠信息传播和交流活动来协调组织与公众之间的关系。

总体而言，公共关系是一种组织的"传播沟通关系"，是一种组织的"传播沟通职能"，是一种组织的"传播沟通活动"。"组织与公众之间的传播沟通"是公共关系的本质特征。

### 三、公共关系学的研究内容

公共关系学的研究内容，概括起来说主要包括公共关系的历史、公共关系的理论、公共关系的应用三个方面。

#### （一）公共关系学的历史

从科学的共性角度来看，任何一门学科都有它产生和发展的过程，公共关系学也不例外，本教材专列一章，研究探讨公共关系学的起源与发展。

研究一门学科的发展历史，一方面，可以为这门学科的理论研究奠定坚实的基础；另一方面通过公共关系历史发展轨迹，总结其历史经验教训，寻求其历史发展的规律，为现实的公共关系实践提供有益的借鉴。

#### （二）公共关系学的理论

对科学本身的理论研究，可以为这门科学在指导实践中发挥重要作用提供理论依据，并明确战略目标，公共关系学理论的研究同样如此。

公共关系理论包括交叉理论和核心理论两个方面。

**1. 交叉理论** 公共关系学是一门综合性、交叉性学科，涉及社会学、哲学、政治学、经济学、管理学、传播学、行为学、营销学、伦理学等内容，尽管这些内容不是公共关系学本身，但它们为公共关系学的发展和应用奠定了基础，因此，公共关系学必须对其进行研究，公共关系工作者也必须认真掌握，以便更深入地学习和掌握公共关系理论。

**2. 核心理论** 公共关系学应该重点研究其核心理论部分，以保证公共关系学的独立性和完善性。公共关系的核心理论主要是指公共关系本身的理论体系，包括公共关系的组织、对象、传播、职能、原则、方法、手段和模式等内容。

#### （三）公共关系学的应用

公共关系学的应用主要包括公共关系的实务和技巧部分，它主要用来指导公共关系运用者的实际操作，以保证公共关系活动的正常开展，产生更好的经济和社会效益。

随着市场经济的不断发展，各类组织间的竞争越来越激烈，公共关系应用的广度、深度、力度也在不断加大，公共关系既可用在政治、经济领域，也可用在军事领域；既可用于营利性的工商企业，也可用于非营利性的文教、政府等部门。因此，无论是理论研究工作者还是各类组织的实际操作者，都越来越重视公共关系的应用，公共关系应用的内容越来越丰富、越来越精彩。公共关系实施的方法和技巧包括公共关系谈判、人际沟通、文书写作、礼仪与技巧、危机管理和专题活动等。

### 四、公共关系学的现实意义

人类已经进入 21 世纪，世界正在经历着复杂而深刻的变化，孕育着新的希望和广阔的发展前景。经济全球化、政治多极化、文化多样化和信息网络化，正在成为这个时代的重要特征。公共关系学由于它学科本身的特点，正越来越被人们所关注，公共关系正越来越成为现代组织参与社会竞争的重要手段，它在经济与社会生活中的作用将越来越大。任何组织要想求生存、求发展，必须重视学习与应用公共关系的知识与技巧，积极开展公共关系活动。

**1. 适应对外开放的需要** 对外开放需要加强中国与外部世界的沟通，尤其是在当今全球经济一体化的大背景下，不仅要了解世界，还要向世界传播自己；对外开放使形象管理的问题日益突出，需要树立公关意识和加强公关管理；对外开放需要按国际惯例办事，学习和运用公共关系有利于完善和规范组织的行为。

**2. 适应体制改革的需要** 体制改革促进了横向联系的发展，使组织的社会关系日益复杂多样，给组织的关系状态和行为方式带来了新的变化，因此需要应用公共关系加强组织的社会沟通和社会协调。

**3. 适应市场经济发展的需要** 市场经济带来了大范围的分工协作关系和激烈的市场竞争关系，企业组织需要运用公共关系来拓展合作关系，加强竞争能力，树立组织及其产品的知名度、美誉度，提高经济效益和社会效益。

**4. 适应现代信息社会的需要** 现代信息传播技术和沟通方法的发展，促进了社会交往观念和交往行为的变化。特别是大众传播的发展使公众舆论的作用日益增强，从而使组织形象管理的问题日益突出，需要运用公关手段来了解舆论，引导舆论，改善组织的生存、发展环境。

**5. 适应社会稳定的需要** 我国的改革开放和市场经济的发展需要安定团结的政治局面，因此需要加强社会的公共关系工作，增强政府和公众之间的双向沟通，增强领导者和被领导者之间的了解、理解、信任和合作，形成和谐的社会气氛。

# 【本章小结】

1. 公共关系是社会组织运用各种传播手段，通过双向信息交流，在组织与社会公众之间建立相互了解和信赖的关系，以树立组织的良好形象和信誉，取得公众的理解和支持，从而促进组织实现其目标的一切活动。它是一种软管理和有效的经营手段，更是一种无形资产、无形财富。公共关系由组织、公众、传播三大基本要素和公共关系环境组成，组织、公众、传播这三个要素存在于同一个社会环境之中，并构成了公共关系系统。"双向传播与沟通"是贯穿整个公共关系的一条基线，是现代公共关系理论的精髓，是公共关系的本质属性。组织形象是公共关系的核心概念和中心目的。它包括内部风格和特征与外部风格和特征。评价组织形象最基本的指标有两个，一个是知名度，一个是美誉度。组织应该同时把知名度和美誉度作为组织公共关系的目标，有自己企业的形象定位。

2. 公共关系与人际关系、庸俗关系、宣传活动、销售活动既有联系又有不同。

3. 公共关系学是一门研究社会组织与相关公众之间传播与沟通的行为、规律和方法的学科。它既是一门理论学科，也是一门应用学科。它既有自己特定的研究对象和理论体系，也有其他学科无法替代的社会功能。公共关系学的研究内容，概括起来说主要包括公共关系学的历史、公共关系学的理论、公共关系学的应用三个方面。

**【思考题】**

1. 什么是公共关系？如何理解公共关系的本质？

2. 简述公共关系与人际关系的区别与联系。

3. 简述公共关系与庸俗关系的区别与联系。

4. 要想健康有效地开展公共关系工作，必须遵循哪些基本原则？

5. 试述公共关系学的学科性质和研究内容。

# 第二章

# 公共关系的起源和发展

扫一扫，查阅本章数字资源，含PPT、音视频、图片等

**教学目标**

　　1. 掌握公共关系发展各个阶段的特点。

　　2. 熟悉现代公共关系产生和发展的条件。

　　3. 了解我国公共关系产生发展的历程。

【案例】

### 恺撒和他的《高卢战记》

　　盖乌斯·尤利乌斯·恺撒是古罗马杰出的军事统帅、政治家。公元前60年与庞培、克拉苏秘密结成前三头同盟，随后出任高卢总督，在8年的时间里征服了高卢全境，还袭击了日耳曼和不列颠。公元前49年，他率军占领罗马，打败庞培，集大权于一身，实行独裁统治。恺撒所写的《高卢战记》，共七卷，记述了他在高卢作战的经过。从公元前58年至前52年，每年的事迹写成一卷，可以说是一位英雄光荣战绩的平实记录。恺撒作为罗马共和国时代第一个亲自深入外高卢西部和北部、到过不列颠和莱茵河以东的日耳曼地区、亲眼见过当地的山川形势和风俗人情的人，给人们留下的是当时的第一手资料。《高卢战记》叙事详实精确，文笔清晰简朴，尽管采用了毫不引人注目的风格，但是总不忘记以转述他人看法的方式来插入一两句话，表明自己在每一次艰苦卓绝的战争转折点所起的重要作用。

【思考】

　　（1）恺撒的行为是否就是现代意义上的公共关系？

　　（2）它对我们今天的公关实践有什么借鉴意义？

　　公共关系作为一门学科的出现，不过百余年，但作为一种客观存在的社会关系和社会现象却有着悠久的历史。公共关系从积累、完善到成熟的过程始终是与社会变迁及社会经济、政治、文化的发展紧密相联的。因此，从社会历史变迁中考察公共关系形成发展的过程，有助于我们整体把握公共关系产生的社会基本条件，深刻理解公共关系内涵和本质特征，对全面、准确和科学地把握公共关系的理论与实践有着重要的意义。

# 第一节　公共关系的起源

公共关系源远流长，自有人类社会，就有了人与人之间的沟通与协调活动。但由于当时历史条件的限制，这种活动只是在一定程度上反映了公共关系的朴素思想和行为倾向，是类似于公共关系的准公共关系思想和活动。了解和把握这些古代的准公共关系思想和活动技巧，能够为现代公共关系发展提供一定的参照。

## 一、古代时期——公共关系思想的萌芽

公共关系的源头可追溯到古代社会人类文明开始的地方——古埃及、古巴比伦、波斯和中国等国家。当时的统治者一方面用武力、一方面用舆论手段来控制社会，处理与民众的关系。虽然公共关系这个名词几千年前没有出现，但在当时，它作为人类的一种实践活动却早已存在。

### （一）国外古代准公共关系的思想与活动

国外利用各种艺术形式、宣传工具、演讲和人际交往等手段去影响公众的观点和行为，可以追溯到远古时期。其中，古印度、古希腊、古罗马的准公共关系活动是集中代表。

**1. 古印度的信息传播**　在古印度，人们从其早期的书籍中找到了记载国王特使的一些内容。国王特使负责国王与百姓的联系，保持与舆论的接触，传播有利于政府的言论，鼓励百姓支持国王，并且担负间谍刺探情报的任务。

**2. 古希腊的演讲辩论**　公元前 4 世纪，古希腊出现了一批从事法律、道德、宗教、哲学研究与演讲的教师和演说家，他们在当时被称作诡辩家，他们的演讲技巧被称为诡辩术，其中苏格拉底、柏拉图和亚里士多德是他们的代表。亚里士多德运用严谨的思维逻辑和科学的方法写出《修辞学》，强调语言修辞在人际交往和演讲中的重要性。他认为，修辞是沟通政治家、艺术家和社会公众相互关系的重要手段与工具，是寻求相互了解与信任的艺术；他还提出在交往沟通中，要用感情的呼唤去获取公众的了解与信任，要从感情入手去增强演讲和劝服艺术的感召力及真切可靠性。为此，西方的一些公共关系学者视亚里士多德的《修辞学》为人类历史上最早的公共关系著作。

古希腊最出众的宣传家还包括一批赞美诗人，他们善于利用公众熟悉的诗歌形式来评述社会政治，唤起公众的精神意识。典型的代表有狄摩西尼、昆达等。一些达官贵族看到了诗歌的重要作用，花钱雇佣诗人为他们大唱赞歌，以此扩大社会影响，树立良好的形象。

**3. 古罗马的舆论宣传**　古罗马时代实行的是集权政治，国家一切大事都由贵族组成的元老院裁决。统治者将其法律刻在 12 块铜牌上（史称 12 铜表法），向公众公布，对贵族进行限制，利用舆论维护政权，同时为元老、贵族大唱赞歌。此外，人们更加重视民意，并提出"公众的声音就是上帝的声音"。整个社会都推崇沟通技术，一些深谙沟通技术的演说家往往因此而被推选为首领。据记载，古罗马的独裁统治者恺撒就精通沟通技术。面对即将来临的战争，他通过散发各种传单来展开大规模的宣传活动，以便获得人民的支持。他的纪实性著作《高卢战记》，在当时的历史背景下，对恺撒而言一是起到了辩护作用，二是起到了宣传作用。后来该书成为一部纪实性的经典之作广为流传。这些活动，堪称古代社会公共关系实践活动的典范。

**4. 古代宗教宣传的劝服艺术**　一些宗教主张仁慈、爱人，生前处处行善，宣讲"福音"，开展各种形式的教义宣传，通过做礼拜、弥撒等传经布道的形式与教徒心灵沟通。

### （二）中国古代准公共关系的思想与活动

中国是人类四大文明古国之一，有着悠久的历史文化，其中蕴藏着丰富的准公共关系活动和较为深刻的准公共关系思想。

**1. 谋士游说，注重沟通**　中国古代公共关系的萌芽是从春秋战国时期出现的。各国君主为了达到内强外联的目的，重金聘请谋士为自己出谋划策，特别是当时以齐国孟尝君为代表的"四君子"，家里都养了众多的门客。这些门客在当时主要起提供参谋和意见、收集信息情报和外交说服的作用。门客的种种功能与今天公共关系部的功能有着惊人的相似。《战国策》中记载的每一篇章，都是谋士游说、论辩成功的生动写照。战国的游说，以闻名中外的合纵（苏秦）连横（张仪）之术为最高境界。苏秦和张仪所从事的游说和宣传、劝服和沟通工作，十分类似于现代公共关系的策划与传播活动。

**2. 施恩布惠，取信于民**　古言道："信盖天下，然后能约天下。"恪守信用，方能取得民众的信任和理解。孔子曰："人而无信，不知其可也。"国家则"民无信而不立"。战国时期，秦国宰相商鞅推行变法，为了取信于民，特地在南城门口放了一根树干，并贴出告示说：谁能将此树干从南门口扛到北门，就赏其十金。开始人们都不相信，但有一个人完成了此事，真的得到了赏金。第二天，许多希望这样轻松得到赏金的人又聚集到城门口，但这时没有了木头，而是贴出了政府变法的公告。变法因商鞅"言必信，行必果"，在民众心目中树立了威信，这可以看成是一次成功的公关策划，在历史上被称为"徙木立信"。遵守诺言、重视信誉是古人处理民众关系的重要思想。

**3. 心战在先，攻心为上**　古代兵书上有"攻心为上，攻城为下，心战为上，兵战为下"的用兵艺术。其实，正确运用心理战术可以事半功倍，这是古代许多准公共关系实践活动的成功所在。《战国策·燕策》记载："人有卖骏马者，比三旦立市，人莫知之。往见伯乐曰：'臣有骏马欲卖之，比三旦立于市，人莫与言，愿子还而视之，去而顾之。臣请现一朝之贾。'伯乐乃还而视之，去而顾之，一旦而马价十倍。"同是一匹马，开始无人问津，伯乐前来观看之后，原来三天都不能售出的马，居然立即以上涨十倍的价格卖掉了。这则寓言故事告诉我们，古人已经模糊地意识到公共关系的"名人效应"，能够利用公众的心理反差增强宣传的效果。

**4. 讲究策略，以奇制胜**　我国古代的灿烂文化中包含有丰富的运筹帷幄的谋略思想，如老子倡导的"无为而治""以柔克刚"的防御之术，孔子推行"文治武功""刚柔并济""小不忍、则乱大谋"的主张，曾给社会以巨大而深远的影响，对维护封建社会统治阶级的政权起到了极为重要的作用。商贾出身的吕不韦，运用"奇货可居"之谋夺得了控制国家的权力，以经济手段达到了深远的政治目的。在古代社会，朴素的公共关系思想和原始的公共关系实践活动中就包含许多讲究谋略、以奇制胜的经典。如《三略》《六韬》《三十六计》《百战奇法》等，日本工商界则早已把《孙子兵法》《三国演义》列为培训管理人员的必读书。我国公共关系的发展更应继承和发展民族优秀文化传统，并不断地有所创新和建树。

**5. 谋求"人和"，发展经济**　我国古代社会的经济结构基本上围于封闭的、自给自足的小农经济，但是随着生产力的发展，已经形成相当规模的商品集散地，贸易活动也十分频繁。《诗经·卫风·氓》所描绘的"氓之蚩蚩，抱布贸丝"，开展的是物物交换，后来逐渐发展为简单的商品交换。"日中为市，致天下之民，聚天下之货，交易而退，各得其所"。（《周易·系辞下》）唐朝以后，在日益发展的商业活动中，广泛流行"童叟无欺""和气生财"的经营理念，反映了古代的店铺已经非常重视"人和"的环境建设。正如孟子所说："天时不如地利，地利不如人和。"这恰恰符合了现代公共关系活动遵守的基本原则和发展目标相一致的要求。孔子在《论语》中说："有朋自远方来，不亦乐乎！"这里虽叙述古人以交友为乐，实际上是指人们在面对面的人际交往中，相互交流和共享信息及知识。这与现代社会构建关系网络、畅通信息渠道的功能是相似的。到了明清时期，公共关系思想开始进入商业活动中。如酒家门口悬挂的写着"酒"的旗帜，店铺门上的"百年老店"招牌，人们经商活动中遵循的"和气生财"准则，都是公共关系思想在商业活动中的运用。到了这一时期，人们甚至还有了朦胧的形象意识，已经懂得良好的企业（店铺）名称对顾客的正面影响。当然，这些自觉的公共关系意识带有很大的随意性，并且这种意识很分散，不具有普遍性。因此，从严格意义上来讲，它只是公共关系活动的萌芽。

### （三）中外古代准公共关系的基本特征

人类社会的发展是与人与人之间的沟通相联系的。这种沟通和传播的活动，无论在中国还是在外国的古代社会，更多的是与政治活动相联系，基本上是受统治阶级的统治思想支配的。古代准公共关系的思想与活动，主要表现出以下特征：

**1. 形式简单，内容单一**　在古代社会，由于生产力不发达和传播技术的限制，公共关系思想与活动主要表现在政治、军事领域，带有强烈的政治色彩和伦理色彩，用于宣传统治阶级的统治思想。因而，中国古代和古希腊众多先哲们创立的伦理观念与行为准则都是为宣传与塑造统治者的开明形象，建立君主政治而服务的。他们倡导与实施的原始公共关系活动都无需成本投入，无需先进的传播技术，只要采用简便的口头演讲、实物展示、碑牌昭显和简单文书等媒介载体，就能达到传播信息和协调公众关系的目的。比如，中国古代的游说术、古希腊的诡辩术、古罗马的宣讲术都是运用简单的、直接的口头表述而进行信息沟通的。同时，古代社会不可能形成公共关系的科学概念，也不能自觉地意识到公共关系的长远效应，因而在公共关系内容的组织上，都有一定的局限性，没有整体的形象意识。比如，商鞅推行新法令的活动，虽然具有一定的新奇感和吸引力，能消除民众对变法的疑惑，但它不可能从根本上取信于民，只是一种现场的宣传推广活动。

**2. 规模较小，影响较弱**　古代社会，由于受奴隶制和封建制社会生产关系的制约，等级制度森严。统治阶级为了达到一定的政治目的，在进行专制统治的同时，也十分重视舆论宣传沟通的作用。比如，中国古代社会重用有才华的谋士、食客，古希腊雇用"赞美诗人"，古罗马元老院培养"帝国的赞美者"，这些统治者依靠少数"智者"的个人才华来开展舆论宣传活动。因而这种舆论宣传的范围多数集中在上层社会，很难在平民大众中产生广泛的影响。古代社会的经济制度实行的是自给自足封闭式的生产和经营，规模小，没有形成相对独立的"商业阶层"，因而也无法产生与社会经济密切相关的公共关系职业人员。特别是中国古代封建社会实行"重农抑商"的政策，商人在社会中处于"士农工商"最末的地位。即使在繁华的都城，由于蔑视商业的传统文化氛围，压制商人的倾斜性政策，社会组织原始的、弱小的准公关活动得不到应有的发展。该活动不仅没有有效地参与社会经济生活，而且被指责为"巧民之雕虫小技"而遭限制乃至禁止。因而中国古代社会原始的准公关活动由于影响微弱，没有发挥出应有的社会功能。在国外古代社会中，古希腊的诡辩术、古罗马的宣讲术也多数集中在统治集团组织、公众集会及庆典场合，舆论被统治者控制，平民大众没有言论自由，也享受不到应有的民主权利，而且还处处受到君主、贵族的限制。虽然在古希腊、古罗马，有少数先哲们也曾提出尊重"民众意志"的主张，强调"民心""民意"的重要性，但在君主统治下，则无法付诸实践，而且他们只能借助于本能的、原始的传播方式，很难及时与平民大众进行沟通，其影响也是非常微弱的。

**3. 角色重叠，职能简单** 在中外古代社会，凡是能够体现准公共关系思想的成功活动，均来自富有地位和权势的君主、贵族、将帅、谋士等的个人行为。这些"智者"，有知识、有才干，善于沟通和协调统治者与民众的关系。据历史文献记载，中国夏商时代的"家臣"、西周时代的"命士"、春秋战国的"养士"及历朝历代君主的"幕僚""谋臣"，都是古代出色的准公共关系活动家。他们既是活动的策划者、组织者，又是活动的实施者，角色重叠，集于一身。活动内容主要涉及政治、军事领域，履行的是维护统治阶级利益、巩固政权的单一职能。

总之，古代社会的准公共关系与现代社会的公共关系，由于处于不同的历史时代，社会经济基础和传播媒介方式的不同，是不能同日而语、等量齐观的。但是古代社会中，先哲们的一些朴素的理性认识、强调功利性的人际传播的沟通与协调技巧还是值得借鉴的。历史是不能割裂的，任何事物的发展总是由简单到复杂、由初级到高级、由自发到自觉的发展过程。今天，我们追溯中外古代社会，了解古人自发的准公共关系启蒙意识和象征公共关系实务活动的技能技巧，有助于我们自觉地形成科学的公共关系意识，有效地组织公共关系活动，更好地为推动经济发展和社会文明进步服务。

## 二、巴纳姆时期——现代公共关系的发端

有组织、有意识的公共关系活动，起源于19世纪30年代在美国风行一时的报刊宣传代理活动。1833年9月，本杰明·戴伊创办了第一份面向大众的通俗化报纸——《纽约太阳报》，从此开启了美国报刊史上以大众读者为对象、大量发行的、价格低廉的"便士报"时期。由于这种报纸发行量大，广告费用迅速上涨。当时，一些大的公司和财团为了节省广告费，便雇佣专门人员在报刊上制造关于自己的煽动性新闻，以扩大影响。报刊为迎合下层读者的需要和增加发行量，也乐于接受发表，于是便出现了美国历史上有名的报刊宣传代理活动，其中最突出的代表便是一个马戏团的经理费尼斯·巴纳姆（Phines Barnuln）。巴纳姆可以说是新闻传播方面的行家里手，他具有很强的吸引公众注意的才能。他的工作信条是"凡宣传皆好事"，完全不把公众放在眼里。他运用他的才能和技巧，编造许多荒诞离奇的故事来吸引公众的注意和好奇，在制造新闻、愚弄公众方面达到了登峰造极的地步。

---

**知识链接**

### 华盛顿的"奶妈"

巴纳姆曾经在报纸上发表文章，说他所在马戏团的一名黑人女奴海斯在100多年前曾养育过美国第一任总统乔治·华盛顿将军。这一"新闻"在美国社会引发了巨大轰动，引起了公众浓厚的兴趣。巴纳姆乘势以不同的笔名制造"读者来信"，人为地引起一场巨大的争论。巴纳姆作为这一骗局的制造者则大获其利。他每周可以从希望一睹海斯风采的美国人那里获得1500美元的门票收入。海斯死后，人们对她的尸体解剖后发现，海斯不过80岁左右，并非巴纳姆说的161岁。事已至此，巴纳姆居然还厚颜无耻地"深表震惊"，声称他本人也是受骗者之一。

---

巴纳姆现象说明，报刊宣传可以全然不顾公众的利益，以欺骗为手段，以愚弄公众为目的，

这种做法与公共关系对职业的基本要求和道德准则相去甚远。因此，人们把整个巴纳姆时期称为"公众受愚弄"时代。但这在客观上也促进了传播业的发展和现代公共关系的诞生。

这一时期公共关系活动的特点：第一，这一时期公共关系活动已带有一定的组织性和较为明确的目的性；第二，这一时期的公共关系活动已不局限于政治领域，而逐渐与谋利愿望结合在一起，为公共关系向各行业、各领域的发展奠定了基础。

### 三、艾维·李时期——现代公共关系职业化的开始

艾维·李（Ivy.Lee）（1877—1934年），出生于美国佐治亚州一个牧师家庭，曾就读于哈佛大学法学院，毕业于普林斯顿大学，早期受聘于美国报业大王斯特的《纽约世界报》当记者。记者生涯使他懂得尊重民意，提供真实信息，注重沟通的重要性。

艾维·李的出现与美国报刊史上的"扒粪运动"紧密相关，他就是"说真话"的公共关系思想的代表人物。取得公众的信任和理解，无疑是组织生死存亡的关键，艾维·李正好顺应了这一时代要求。他以公众的需求为出发点，致力于改变这种无中生有、制造"新闻"的状况，让重视公众利益的理念在当时成为不可逆转的潮流，从而使得公共关系进入了一个"说真话"的时代。他也因对公共关系发展做出的杰出贡献，而被誉为"公共关系之父"。

1903年，艾维·李辞去记者工作，与帕克合作，在纽约创办了历史上第一家"宣传顾问事务所"，成为第一个职业公共关系人员。这标志着现代公共关系的问世。从此，公共关系事业的发展进入了一个前所未有的发展时期。

艾维·李对公共关系的贡献主要表现如下。

第一，提出工商业应把自己的利益与公众利益联系起来。第二，与最高决策者和管理人员打交道，并且只有在管理人员积极支持和亲自处理的情况下才实施计划。第三，与新闻媒介保持公开畅通的信息交流。第四，强调工商业具有人情味的重要性，并把公共关系工作做到雇员、顾客和邻居中去。

由于艾维·李提出了公共关系必须"说真话"，他的信条是"公众必须被告知"，而且坚持"门户开放"原则。他的公共关系的技巧和实践的成功，推动了公关事业的发展。此后，公关服务范围从工商业扩展到学校、医疗、军队等领域，使公共关系职业化。然而，艾维·李的公共关系工作更多的是靠个人实践经验和凭直觉进行的，缺乏系统性和科学性的理论总结。因此，有人称他的公关活动是"只有艺术，没有科学"。

### 四、爱德华·伯内斯时期——现代公共关系学科化的形成

爱德华·伯内斯（Edward L.Beneys）是出生于维也纳的奥地利裔美国人，后移民美国，是著名的精神分析学家弗洛伊德的外甥。相对艾维·李而言，伯内斯更注重公共关系的理论研究，并努力使之形成一个独立的、完整的科学体系。

1913年，伯内斯受聘于美国著名的福特汽车公司，担任公关部经理。任职期间，他不断倡导与实施提高员工福利与发展社会服务计划，开创了企业开展社会公关、承担社会责任的先例。第一次世界大战结束后，他和夫人在纽约开办了一家公共关系咨询公司。

爱德华·伯内斯是美国第一批接触公共关系的学者，他深入研究了公共关系的产生过程，分析了当时的现状，并对公共关系的未来和发展做出了预测。1923年，他的第一本专著《舆论之凝结》（又称《舆论明鉴》）问世。在这本书中，他首次提出了公共关系咨询的概念。他认为，公共关系咨询主要有两个作用：其一是为工商企业组织推荐它们应采纳的政策，而这种政策的实施

必须符合公众的利益。其二是把工商企业组织采纳执行的合理政策、采取的有益于社会公众的行为广为宣传，帮助他们赢得公众的信任和好感。同年，他在纽约大学首次讲授公共关系这门课程。1925 年，他的第一本教科书《公共关系学》出版；1928 年，《舆论》出版。他通过不断研究和反复实践，使得公共关系的基本理论、原则和方法初步形成一个较为完整的体系。在这些原则和理论中，他的公共关系核心思想是"投公众所好"。他认为，以公众为中心，了解公众的喜好，掌握公众对组织的期待与要求，确定公众的价值观念，应该是公共关系的基础工作。然后按照公众的意愿进行宣传，才能做好公共关系工作。

伯内斯以其不懈的努力，为现代公共关系的发展做出了一系列重要的贡献：第一，公共关系科学化、职业化，并纳入高等学校的专业教育轨道。第二，公共关系工作摆脱了新闻界附属的地位，开始独立自主地发展。第三，归纳出公共关系的运作程序、方法、技巧，提出了整个运作过程的基本程序。第四，初步建立了现代公共关系的理论体系。第五，强调通过投其所好的公共宣传来引导公众舆论的重要作用。第六，主张获得公众的谅解与合作应当成为公共关系的基本信条。

伯内斯把他的一生都献给了公共关系事业。正是由于他孜孜不倦的努力，最终建立了一套具有完整体系的公共关系理论，从而使得公共关系成为一门独立的学科。他也被世界公认为现代公共关系学的创始人、国际公共关系的泰斗。《生活杂志》1990 年的第一期专刊，将爱德华·伯内斯归入"20 世纪 100 位最重要的美国人"行列。

继伯内斯 1923 年在纽约大学首次讲授公共关系课程之后，1937 年美国公共关系学创始人之一的哈洛博士也在斯坦福大学开设公共关系课程。在这一时期，享有盛誉的公共关系学者和实践者还有希·诺顿公司的创始人之一约翰·W·希尔、曾担任美国电报电话公司第一个企业公共关系副总裁的阿瑟·佩奇等。

# 第二节　公共关系的发展

自公共关系创立以来，尤其在第二次世界大战以后，随着社会经济的迅速发展，公共关系在其发源地美国有了长足的发展，并很快传入欧洲各国、日本及东南亚国家和地区。此后，又在世界其他国家和地区得到突飞猛进的发展。

## 一、公共关系在西方

公共关系在美国肇兴之后，大约从 20 世纪 30 年代开始，自美国向西欧国家"输出"。最初进入英国，"二战"后，随着美国实力在世界范围的膨胀与扩张，公共关系也很快扩及世界其他语系国家。

### （一）美国公共关系的发展

1924 年，美国《芝加哥论坛报》发表的社论强调指出，公共关系已成为一种专门职业，既是一种管理艺术，也是一门科学，社会各界必须重视公共关系。1929 年，出现了世界性的经济危机，一些重视公共关系的企业在经济危机中躲避了倒闭的厄运，这就使明智的企业家意识到良好的公共关系和社会舆论对企业生存和发展的重要性。企业中设立公关部或外聘公关顾问，成为一种时尚。据 1937 年美国《商业周刊》发表的第一篇公关职业统计报告显示，当时全美国约有5000 名公关从业人员，有 250 家公关顾问公司，美国最大的公司有 20% 设有公关部。在战后，美国政府、工商界、慈善界和教育界等领域的社会组织纷纷设立公关机构从事公共关系工作，以获取公众的信任和支持。公共关系活动促进了战后经济的恢复和繁荣，而经济的发展又推动公共关系迅速发展。在 20 世纪 50 年代，公共关系作为一种职业，其地位更加稳固，公共关系行业规模不断扩大。从 60 年代中期起，世界经济的迅速发展，科学技术突飞猛进，为公共关系提供了新的传播技术手段和方法。同时，由于美国国内政治和社会生活矛盾重重，问题成堆，处理政府事务成为公共关系的一项重要任务，并且开拓了公共关系"问题管理"和"目标管理"的新功能。进入 80 年代后，由于公共关系教育的发展和社会政治经济发展的需要，公关公司已超过 2000 家。据美国最有权威的劳工部调查统计，早在 1985 年，全美国以公共关系为职业的人员突破 15 万，2000 年的时候达到 20 万，并且预计在 2008～2018 年，公共关系人才需求增长 24%，远超过美国所有行业的需求增长的平均水平。可见公共关系在美国成为一种短缺的热门职业。

与此同时，这一时期也产生了数目众多的专业协会。1935 年，美国公立学校公共关系协会成立；1939 年，全国真实宣传者协会成立（1944 年改名全国公共关系理事会）；1944 年，美国公共关系联合会在华盛顿成立；1949 年美国公共关系理事会和全国公共关系理事协会合并，在纽约成立了美国公共关系协会；1954 年，美国公共关系协会制定了第一部公共关系道德准则；1968 年美国公共关系国家理事会成立。

随着社会各界对公共关系人员需求的增加及职业水平要求的提高，公共关系教育事业也开始兴起。1937 年，美国公共关系协会第一任主席哈洛博士在斯坦福大学开设公共关系课程。1947 年，波士顿大学建立起第一所公共关系学院，并开始颁发公共关系学士学位和硕士学位。1955 年，美国有 8 所大学设置了公共关系专业，66 所大学开设公共关系课程，到 1970 年，则分别达到 100 所和 300 所。1973 年，美国新闻教育协会公共关系部成立了公共关系教育委员会。1975 年，新闻教育协会正式通过公共关系教育委员会起草的《公关教育大纲》。现在，美国已有近 400 所大专院校开设了公共关系课程，61 所大学有学位授予权，37 所大学开设了公共关系专业硕士研究生课程，13 所大学设有攻读博士学位的公共关系研究生课程。

这一时期公共关系的报纸、杂志发展非常迅速。1944 年，丹尼斯·格里斯沃尔德在纽约创办了《公共关系新闻》，主要报道公共关系信息和个案。1967 年《杰克·奥德威尔新闻通讯》创刊。此外，地区性、行业性的小型刊物和报纸也有很多。成批的公共关系报纸、杂志的出版发行，为美国公共关系理论研究提供了阵地，推动了公共关系学科建设和科学体系的日趋完善与成熟。

1944 年雷克斯·哈罗在纽约创办了《公共关系》杂志，它是美国公共关系协会主办的一本月刊，主要研讨公共关系理论与实践，介绍和评述公共关系的专业特性和职业道德等。1954 年美国公共关系联合会出版发行了《公共关系季刊》，另一本季刊《国际公共关系评论》由美国公共关系协会出资出版，主要刊登公共关系发展的理论研究及传播技术等方面的内容。1957 年《公共关系文献目录》出版，其刊登重要论著摘要和论文等。

1952 年，卡特里普、森特、布鲁姆三位美国公共关系学者合著出版了《有效公共关系》一书。该书运用系统论、控制论、信息论的思想与原则，全面、完整地阐述了公共关系学的基本理论，介绍了具有较高实用价值的公共关系方法。该书被看作"公共关系的圣经"。书中提出了"双向对称"的沟通模式，成为现代公共关系理论的重要代表。著者认为，公共关系的最终目的是要在组织与公众之间建立一种和谐而良好的关系，这就要求公共关系一方面要把组织的想法和信息向公众进行传播和解释，另一方面，又要把公众的想法和信息向组织进行转播和解释，目的是使组织与公众结成一种相互信任的关系，处在和谐发展的状态中。这一沟通模式比较准确地概括了现代公共关系过程的本质特点。

瓦尔特·塞弗特是这时期出现的另一位美国公共关系专家。他长期从事高等学校的公共关系教学。塞弗特分析了公共关系工作的程序，提出了"四步工作法"的理论。他的公共关系的四步工作法是指研究（计划）、行动（做）、传播（说）、评价（证明）。他认为，只懂传播不能算是一个合格的公共关系人员。这一观点对于实际的公共关系工作具有指导意义。在塞弗特理论的基础上，卡特里普和森特进一步完善了公共关系的工作程序，把公共关系的工作过程归纳为调查研究、制定计划、进行传播和评价结果四个步骤。

1998年，美国著名的公共关系学者詹姆斯·格鲁尼格主持了"卓越公共关系和传播管理"的课题研究，提出了一种"普遍原则，特殊应用"的公共关系全球化理论，认为各国的公共关系实践是个性与共性的统一，卓越公共关系和传播管理应该"放眼全球、立足本地"。

### （二）欧洲公共关系的发展

20世纪30年代，美国的公共关系传入英国。"二战"之后，美国的公关热浪波及全球，出现了公共关系世界化、全球化的格局。1946年，法国出现了专门性的公共关系机构。同时，荷兰出现了首批公共关系事务所。1948年，英国公共关系协会成立，挪威、联邦德国、意大利、比利时、瑞典、芬兰等国也相继成立了公共关系协会。各国的公共关系组织不断加强相互联系和协作，成立了欧洲公共关系联盟会。它包括三个组织机构，即欧洲国家公共关系协会、欧洲公共关系和传播技术团体、欧洲公共关系运用和发展委员会。主要任务是加强各国之间的公共关系交流与合作，汇集各类高级公共关系人才，协调各国公共关系协会的工作，发挥咨询、策划设计和人才培育作用，推动全球公共关系事业的发展。

随着公共关系事业的发展，英国形成了一支有较高素养的公共关系教育和研究队伍。这些人都是从事新闻、广告营销方面的专家、学者，其中最负盛名的是弗兰克·杰夫金斯等。弗兰克·杰夫金斯是英国公共关系协会的顾问，还是一位著名的公共关系教育家。1968年以后，他在英国开办公共关系学校，先后讲授公共关系学、广告学、市场营销学等课程。所以他被世界很多国家的大学授予荣誉学位，被聘请为兼职教授和顾问。他的主要著作有《广告学》《公共关系》《公共关系与成功的企业管理》等。1992年，他所主编的《最新公共关系技巧》在中国翻译出版。1986年他获得英国公共关系协会斯蒂芬·特伦茨奖。

英国另一位公共关系代表人物是萨姆·布莱克教授（1915—1999年）。他是英国公共关系学会的创始人之一，曾任国际公共关系协会主席，一生致力于公共关系事业的研究。他先后主编过多种公共关系刊物，主持国际公共关系协会主办的"世界最佳公关案例大赛"的评审工作。他曾于1987年、1990年和1992年三次来华访问，向中国公共关系同行介绍国际公共关系理论和实务的最新动向，并向世界介绍中国公共关系事业的发展，被中国公关业界誉为"构架中外交流桥梁的人物"。由他主编的《公共关系学新论》于2000年在中国翻译出版。萨姆·布莱克主张公共关系应促进人类生存与和谐发展，强调各国公共关系的共性和个性，为推动国际公共关系的发展做出了重要贡献。

20世纪60年代以来，公共关系进入了全盛时期，逐渐走向世界，公共关系活动成为一种全球现象。1955年国际公共关系协会在伦敦宣告成立，1962年协会已拥有62个国家和地区的近千名会员，在联合国获得B级组织的地位。协会主要任务是每3年召开1次公共关系世界大会，就某些世界性主题开展讨论。自1990年起每年举办1次世界公共关系金奖大赛，评选各国最佳公共关系计划与方案，发行《公关通讯》《国际公关评论》《会员名录》及公共关系"金皮书"等。

### （三）公共关系的特征

**1. 公共关系职业化、行业化**　公共关系在艾维·李时期还从属于新闻业范畴，其人员大多为新闻界的记者，与报刊宣传代理业的概念相近。艾维·李之后，公共关系开始成为专门的职业在社会经济生活中出现。公共关系职业协会的建立，使得世界各国公共关系的从业人员越来越多，公共关系服务公司迅速发展，公共关系已成为社会的重要行业。

**2. 公共关系主体的多元化**　最早的公关主体主要是企业和公司等营利性组织。当代的公共关系已涉及社会的各行各业，许多领域都开展公共关系，公共关系活动的主体扩及政府、军队、医疗、金融、宗教和慈善等各类社会组织。目前，国际上公认的公共关系主体主要体现在三个领域：其一是政府政界，其二是工商企业实业界，其三是非营利性第三部门（如教会、博物馆、学术团体等）。这就使得公共关系主体更能发挥日益广泛而多样的社会功能和作用。

**3. 公共关系手段现代化**　随着现代科学技术的发展，公共关系作为一种智力密集型产业，传播手段不断更新，从口头语言与书面文字到印刷媒介、电子媒介的发展，报纸、杂志、广播、电视四大媒体出现到现代电子计算机、因特网、通信卫星的应用，促使公共关系手段不断现代化。如今，现代通信手段日益发展，使世界变成"地球村"，人们依照"确定议程"进行沟通与联系，国际公共关系业务不断增多，公共关系在各种国际交往中发挥着越来越重要的作用。

**4. 公共关系活动的规范化**　公共关系活动在初创阶段并没有什么规范可言，每个公共关系人员开展公共关系的方法也不完全相同。然而，随着第二次世界大战后世界范围内公共关系教育的普及和实务活动操作的标准化，公共关系的理论体系与操作体系也日益走向国际一体化。国际公共关系协会成立后，其宗旨就是倡导并促成公共关系的职业准则、职业内容、职业标准统一化，并主张世界各地的公共关系活动计划化，会员之间的联系交流网络化、定期化。国际公关协会为公共关系活动的规范化做了许多有效的工作，促进了各国公共关系事业的健康发展。

## 二、公共关系在中国

中国的公共关系走过了一段从无到有、从弱到强、从不自觉到自觉、从分散发展到逐步规范、从曲解到理解的曲折历程。中国的公共关系经历了40余年的发展，为公共关系事业的进一步发展打下了坚实的基础，为公共关系在新时期发挥更大的作用提供了可靠的保障。

公共关系是伴随着中国的改革开放而传入华夏大地的，这是历史的必然。党的十一届三中全会制定了改革开放的方针政策，我国进入社会主义现代化建设的新时期，经济工作成为一切工作的中心，实行改革开放、发展市场经济需要公共关系。社会主义市场经济体制的建立和发展，改革开放的深入进行更为公共关系的兴起和发展提供了充分的条件和必要的保证。

从1980年开始，公共关系首先出现在深圳、广州，由南向北、由东到西，在中国的大江南北迅速传播，并表现出惊人的发展速度。考察40余年中国公共关系成长发展的轨迹，中国公共关系从宾馆旅游业逐渐发展到工商企业，在工商企业中又呈现出从大中型企业发展到中小企业的态势。我国公共关系的发展，经历了五个时期。

**1. 初创时期（1980—1984年）**　1980年《广东省经济特区条例》颁发，设立了深圳、珠海、汕头三个经济特区。1981年，在深圳的一些"三资"企业，按照国外的管理模式，设立了公共关系部，开展了一系列的公共关系业务活动。而后，广州的一些大型宾馆也相继成立公共关系机构，开展了相应的公共关系活动，其引起了全国公众的注目。白天鹅宾馆是广州最早设立公共关系机构的组织，中国大酒店、花园酒店，聘请受过公共关系专门教育和培训的专业人员担任公共关系部经理。此后，上海、北京等大城市的一些独资、合资企业也相继成立了公共关系机构。我国国有企业中率先设置公共关系部的是广州白云山制药厂。此后，公关事业由南向北在我国许多大中企业推广开来。北京吉普车有限公司、上海大众汽车厂、中国国际信托投资公司等一批大中型企业都设立了公共关系部。在这期间，我国公共关系学科迈出了可喜的步伐。1985 年深圳大学传播系创办了第一个公共关系专业。此后，广州中山大学等高校及社会科学院的一些理论工作者也开始从事公共关系教学与理论的研究，举办一系列的讲习班，有力地推动了全国公共关系事业的发展。我国公共关系事业的发展很快引起了国外一些跨国公共关系公司的注意。1984 年底，美国的希尔·诺顿公关公司、伟达公关公司、博雅公关公司相继在北京设立办事处，与我国有关部门合办专业公共关系公司。我国的公共关系开始与国际公共关系携手共进。至此，中国人用照搬照抄的模式初步完成了公共关系在中国的导入。

**2. 形成时期（1985—1989 年）**　1984 年以后，我国城市经济体制改革逐步推开，经济体制改革的深入，推动了我国公共关系的迅速发展。在这个时期，为了适应企业公共关系活动的需要，培养公共关系人才成为社会的迫切要求。1985 年 1 月，深圳市总工会举办了全国第一期公共关系培训班，开创了我国公共关系职业培训的先例。从此以后，各种类型的公共关系人员培训班如雨后春笋般发展起来，对推动我国公共关系知识的普及和公共关系人才培养起到了较大的作用。

这一时期，各种类型的公共关系组织纷纷成立。1986 年 7 月，我国第一家公共关系公司——中国环球公关公司在北京成立。1986 年 12 月，中国内地第一个公共关系协会——上海市公共关系协会成立。1987 年 5 月，中国公共关系协会在北京成立。同时，我国公共关系高级专门人才的培养教育也开始起步。自 1985 年 9 月深圳大学首先设立公共关系专业后，华东师范大学、复旦大学、中山大学等高校都开设了公共关系课程。为适应公共关系教育的需求，不少出版社出版了种类繁多的公共关系教科书、公共关系通俗读物和公共关系成功案例选编等，同时还翻译出版了《有效公共关系》《实用公共关系》等国外的公共关系经典著作。1987 年 8 月，浙江省公共关系协会与《浙江日报》社共同创办了全国第一份公共关系专业报刊——《公共关系报》。1989 年，在西安出版《公共关系》杂志之后，上海、南京、石家庄、青岛等地都办起了公共关系的专业性报纸、杂志，对传播和沟通公共关系的信息，推动我国公共关系事业的发展起了很大的作用。"公共关系热"的兴起，有力地推动了我国经济的发展，引起了社会的关注。1988 年底，全国首届省市公共关系组织联席会议在杭州召开，各地代表对中国内地的"公共关系热"进行了热烈的讨论。1989 年 9 月，全国公共关系组织第二届联席会议在西安举行。会议着重分析了当时公共关系的过热现象和公关实践中暴露出来的问题，强调注重公关形象的重要性。

**3. 整顿时期（1989—1992 年）**　1990 年，中国公共关系协会在河北省召开了第一届公共关系理论研讨会。会议围绕"公共关系与社会发展"的主题，鲜明地提出要着重研究符合中国国情的中国公共关系模式。1991 年 4 月，中国国际公共关系协会的成立，推动了中国公共关系的国际化进程，促进了国内公共关系事业的进一步发展。1991 年 5 月，中国公共关系协会在北京召开全国公共关系工作会议，对我国改革开放以来公共关系事业的发展进行了全面总结，肯定成绩，指出缺点，明确了建设有中国特色公共关系的发展方向。在武汉召开的第四届全国省市公共关系联席会议上，正式通过了《中国公共关系职业道德准则》。

**4. 成熟时期（1992—1999 年）**　1992 年在邓小平视察南方重要讲话的鼓舞和指引下，党的十四大确定了加快改革和社会主义现代化建设步伐的方针，以建立社会主义市场经济体制为我国新形势下经济体制改革的总目标。社会主义市场经济的发展，对公共关系提出了相应的要求。面对新的形势，公共关系必须找到一条适合自身长足发展、为社会发展作贡献的新路子。它的特征就是"公共关系必须中国化"。为此，中国公共关系协会先后组织了公共关系与社会发展、公共关系与改革开放及公共关系与市场经济、市场文化、公共关系策划之道和名牌竞争的公共关系战略等问题的研讨。

1997 年 8 月，中国公共关系协会学术委员会四届一次（扩大）会议在苏州举行。会议以研讨中国公共关系基本理论问题为主题，形成一次对公共关系基本理论的大辩论。在此基础上一大批公共关系书籍与研究成果相继出版，中山大学开设了全国第一个本科公共关系专业，成人教育、自学考试及各种类型的短期进修、培训相继举行。1999 年 1 月，劳动和社会保障部（现中华人民共和国人力资源和社会保障部）正式批文，决定成立国家职业资格工作委员会公共关系专业委员会，审议公共关系员的国家职业标准，对公共关系职业的名称、公共关系职业定义及公共关系职业工作描述进行审定，为公共关系职业化、规范化奠定了基础。1999 年，劳动和社会保障部发文，将公共关系业作为国家承认的职业，列入国家职业分类大典。由此开始，根据统一的公共关系职业培训教材，对初级、中级、高级"公关员"进行职业培训，它标志着中国的公共关系开始走上职业化、行业化的道路。

**5. 发展时期（2000 年至今）** 进入 21 世纪，企业家和从事公共关系的专业工作者，势必要对面临新形势的公共关系战略做出新的思考和研究。2000 年 6 月，中国公关协会学术委员会和培训中心在济南召开公共关系理论培训工作研讨会。会上提出理论与教育培训一体化，要在教材、培训内容、培训方式、培训体系等方面进行革新，为培养高素质、复合型公关人才服务。

随着世界各国的交流与合作的增多及不同民族文化的公关思想的碰撞与交融，中国公关的发展必须有新的突破。2001 年 6 月 25～29 日，在乌鲁木齐召开了第十四届全国各省、自治区、直辖市公关组织联席会。会议的主题是高举邓小平理论伟大旗帜，认真贯彻江泽民关于"三个代表"的指示精神，总结近年来公共关系工作的经验教训，探讨公共关系工作在西部大开发的新形势下如何发挥积极作用等。这一时期的公共关系教育和培训，除了普及公共关系知识和继续做好公共关系职业资格认定工作外，将在高等学校专科、本科学历人才培养的基础上，向高层次的研究生培养方向发展，以适应我国培养高级公共关系人才的社会需求。2001 年 11 月，在全国范围内开始了公共关系界每年两次的职业鉴定，这标志着中国公共关系职业化的开始。每两年一次的中国国际公共关系大会和协会同时举行中国最佳公共关系案例大赛的评选活动，已成为中国公共关系业的重要活动。

2001 年 11 月 23 日，由中国国际公关协会与上海公共关系协会共同主办的"经济全球化时代公共关系论坛"在上海国际会议中心举行。来自全国各地公共关系专家及社会各界人士围绕"中国加入 WTO 后企业的公共关系策略"这一主题展开了讨论，从不同视角探讨新经济条件下公共关系的价值，尤其是公共关系在提高企业核心竞争力方面的作用。

"2002 年中国国际公共关系大会"于 6 月份在北京举行。大会以"中国公共关系走进 WTO"为主题。大会期间，还举行了 2000～2001 年中国公关咨询市场最优秀公关案例的表彰。邀请国际公关协会主席雅克·迪南做了题为《公关咨询业在全球的新发展》的报告。这次大会意味着在中国加入世界贸易组织以后，中国公关业正在积极探索如何在 WTO 规则体系下进一步促进自身的发展，提高在国际公共关系业中的竞争力。

2003 年，"非典"成为一个重新洗牌期，引发了新一轮公共关系热。中国"申奥""申博"的成功，为中国公共关系的发展迎来了又一个春天。一些大中型企业相继设立了公共关系部门，以提升企业形象，加强品牌管理。2005 年，经国家新闻出版总署（现国家新闻出版署）批准，中国《国际公关》杂志创刊；创办 12 年的《公关世界》杂志，在第十五届全国公共关系组织联席会上荣获"杰出贡献奖"。2006年11月3日，上海公共关系协会举行了"上海市公共关系协会成立20周年庆祝大会"，同时举办了"中外公共关系行业合作国际论坛"。

【案例】

### 北京申奥

北京奥运会已于2008年成功举办。这不仅有中国日益提高的国际地位和不断增强的经济实力作为坚实基础，也与有关人士出色的公关工作密切相关。

**国内：95%民众支持率**

国际奥委会执行委员何振梁在申奥陈述时说："选择北京，你们将把奥运会第一次带到世界上拥有1/5人口的国家，让十几亿人民的创造力和奉献精神为奥林匹克服务。"这是北京申奥的理由和目标，也是北京申奥成功的重要原因之一。为此做了大量工作。

2001年4月4日（申奥揭晓倒计时100天），北京奥申委提出了4月4日为全国支持北京申奥统一行动日的倡议。

2001年5月8日，全球华人支持北京申奥联合委员会在德国杜塞尔多夫市举办了以"全球华人心连心，齐心协力申奥运"为主题的系列活动。

2001年6月16日，举办"北京奥运·炎黄之光"海峡两岸长跑活动。

2001年6月23日，美国西部华人在雄伟的居庸关举办了祝北京申奥成功的"奥运龙——大地艺术作品展示"活动。

**国际：良好的公众形象**

任何组织的发展和成功都有赖于良好的公众环境，都需要得到公众舆论的认可和支持。

北京奥申委主动与西方媒体广泛接触，邀请外国记者来华访问，让世界了解中国、了解北京。2001年2月21日，以海因·维尔布鲁根为主席的国际奥委会评估团一行17人，在对北京进行了为期4天的考察后说："评估团看到了一个真实的北京。北京申办奥运会得到了政府和民众的大力支持，北京奥申委的工作是积极有效的。"

2001年6月12日，北京奥申委派代表参加了非洲国家奥委会联合会第9次大会。6月23日晚，古老的紫禁城飘荡起世界三大男高音帕瓦罗蒂、多明戈和卡雷拉斯激昂高亢的歌声。国际奥委会副主席、北京申奥代表团顾问何振梁，为申奥出访11次，走访了20多个国家和地区。所有这些都是为发展外部公共关系而做的努力。

2001年7月13日，李岚清同志代表北京申奥代表团陈述时庄严承诺："如果此次奥运会发生盈余，我们将用它来建立一个奥林匹克友谊基金，来帮助发展中国家的体育事业。如果发生赤字，将由中国政府承担。"这不仅增强了国际奥委会委员对北京办好2008年奥运会的信心，而且激发了国际奥委会委员对中国的好感和敬意。北京在申奥投票第二轮就以56票的绝对优势胜出。正由于中国有这种良好的公众关系，才确保了北京申奥的成功。

北京申奥的案例是政府公共关系的一个成功案例。它对于我们以后申请或组织一些国际性活动将具有长期的借鉴意义。

进入21世纪，公共关系理论研究与公共关系实践将有新的发展，公共关系的功能将进一步得到拓宽和提升，公共关系的领域将进一步扩大。公共关系将涉及社会重大问题的咨询与决策、组织形象的策划与设计、系列专题活动的规划与实施、市场流向与目标公众需求的预测与把握等各个方面。政府公关、危机公关、网上公关、国际公关将成为公共关系理论与实践研究和探索的重点，而且解决好这些问题，将意味着中国公共关系在不断发展进程中跨上了一个新的台阶。

# 第三节 公共关系产生和发展的条件

从严格意义上讲，现代公共关系产生于 19 世纪末 20 世纪初的美国。1903 年，艾维·李使公共关系成为一门职业；1923 年，爱德华·伯内斯完成世界上第一部公共关系的著作《舆论之凝结》，同时，他在纽约大学开设公共关系课程，使公共关系逐渐发展成为一门新的学科。但是公共关系作为一门实践性艺术、一种客观存在的社会关系和社会现象，早在人类文明起源地——古埃及、古希腊和古代中国就已开始萌芽。那么为什么现代公共关系不在上述国家诞生，而产生于当时非常年轻的美国呢？事实上，公共关系是以现代社会为基础的，离开了这一社会背景也就无公共关系可言。

## 一、经济发展——市场经济取代自然经济

在人类社会发展史当中，从奴隶社会到封建社会，也有商品经济，但其程度毕竟还不高，在整个社会经济中所占比重也很有限，当时占压倒优势的是自给自足的自然经济，通常具体所指的小农经济和庄园经济，皆属于这一范畴。自然经济是自给自足的封闭性经济，仅局限于"血缘"与"土地"的经纬之中，社会天地极为狭窄。小农经济最突出的代表形象是一幅男耕女织图，有吃有穿，几乎不需与外界发生联系。古代庄园经济也是这样，一座庄园就是一个小社会或独立王国，其中农、林、牧、副、渔等行业几乎应有尽有，也可不必与外界发生联系，实可谓"鸡犬之声相闻，民至老死不相往来"。所以它们对社会和他人的依赖性相对较小，人与人之间关系的维系主要是靠血缘、地缘关系，靠传统的伦理观念和义务。这种与生俱来的客观现实，不需要刻意地去努力建立、维持某种关系。发达的市场经济与此大不相同，市场经济是一种以社会分工为基础、以交换为目的、以市场为导向、以消费为结果的社会经济形态。科学技术的发展促进了社会分工，而这种分工使得社会生产朝着专业化、规模化的方向发展，并且出现了一种相对独立的经济组织——公司或企业。为了把产品卖出去，为了在同类竞争者中获胜，企业必须得到社会的广泛认同，获得公众的信任和支持。随着市场经济的进一步发展，市场经历了由"卖方市场"向"买方市场"的转变。在买方市场条件下，消费者在消费过程拥有更多的优势，他们可以根据质量、价格、服务、品牌等去购买所需的商品。因此，企业必须通过发展良好的相互感情关系，能更有效地维持市场发展，这就直接促进了公共关系的兴起。

## 二、社会政治——民主政治取代专制政治

人类社会在发展的数千年中，绝大部分时间是处于专制制度统治之下的。统治者在政治上施行专制独裁或强权高压，他们视被统治阶级为"群盲"，不是欺骗，就是镇压，从不将其平等看待。例如，古罗马时就有统治者自封为 dictator（独裁者）。法国国王路易十四也曾公开声称"朕即国家"。中国的皇帝则自称"天子"，宣扬"普天之下，莫非王土；率土之滨，莫非王臣"，享有九五之尊，"君要臣死，臣不得不死"。文艺复兴和宗教改革，打开了封建统治"黑暗时代"的缺口，加上《自由大宪章》《人权宣言》等的宣扬，民主观念逐渐深入人心。随后，社会经济、技术的不断发展，特别是第一次、第二次科技革命对社会生活各个方面的巨大冲击，资本主义民主制度逐渐取代了封建专制制度。人们提倡的"自由、平等、博爱"的精神，无疑解放了人们的思想，为民主政治的建立奠定了坚实的社会文化基础，特别是三权分立和选举制更为在统治者内

部建立一种民主政治奠定了政治条件。"得民心者得天下"在资本主义民主政治中得到充分体现，无论哪一个政党要想在大选中获胜，都必须与公众处理好关系，争取绝大多数公众的理解和支持。正是在这种大的政治前提和背景下，现代公共关系应运而生。

### 三、物质技术——大众传播超越个体传播

古代社会科技落后，经济不发达，生产规模小，人们几乎处在一种半封闭的、与世隔绝的自然状态之中。由于落后的自然经济本质上不要求进行广泛的人与人之间的相互沟通与联系，加之又受到当时落后的交通工具和信息传播手段的限制，必然造成社会的闭塞，中央与地方、地区与地区之间大多处于一种相互隔绝的状态，至于一些边远地区，更是"山高皇帝远"，成为"世外桃源"，根本不了解外部的情况。因而人们也不可能发生广泛而深刻的社会交往和联系。随着经济的发展和社会政治的变革，特别是工业革命和世界市场的形成，人们交往的空间不断扩大，人们需要了解的信息量也越来越大。这种客观需求促进了交通运输和信息传播技术的飞速发展，从火车、汽车、飞机的出现到电报、电话、广播、电视及光导通讯的普及推广，电脑进入人们的日常生活，人造通信卫星使地球变小。各种信息在一瞬间就可以传遍世界的每一个角落，且具有极度保真和费用低廉的特点。正是由于传播技术的发展，人们之间的交往愈来愈广泛，联系也更加方便，使一个多空间、多层次、多文化的传播体制逐渐在全世界形成，使得言论自由、新闻自由的理想能进一步地实现，使得社会舆论力量、公众意见的表达越来越具有影响力，公众对社会组织的干预能力日渐增强。同时，社会组织只要能有效地驾驭传播手段，与公众进行积极的沟通、交流，就能取得公众的信任，协调好与公众的关系，树立起有利于自身发展的良好形象。由此可见，传播技术和与传播有关的信息通信技术、控制技术的出现，为现代公共关系的形成与发展提供了重要的物质技术支持。

### 四、文化心理——由"理性"转向"人性"

美国是由移民组成的国家，其文化体系中有三个突出的特性：个人主义、英雄主义、理性主义。个人主义的典型表现是富于自由浪漫的色彩；英雄主义的突出特点是富于竞争的精神；理性主义的明显标志是遵规守法、崇尚教条，重视数据和实效。科学管理的鼻祖泰罗的思想及其制度，便是理性主义的典型代表。泰罗制度的核心是通过"时间和动作分析"，强调对一切作业活动的计量定额，强调严格的操作程序。"人是机器"是这一时期最具有代表性的口号。这种将人视为机器的机械唯理主义的管理，虽然在短期内取得了明显的效率，促进了劳动生产力的发展，但同时也促使劳资矛盾日趋尖锐甚至逐渐激化。在严峻的现实面前，人们逐渐意识到纯理性文化的局限，于是人文主义受到重视，注重人性的管理迅速获得人们的认同。20世纪30年代初，由参加"霍桑实验"的哈佛大学教授梅奥和罗特利斯伯格提出并创立的"人际关系理论"，便体现了理性文化逐渐向人性文化转变的客观事实。随着大众传播媒介及社会化大生产的发展，人们的社会交往更加频繁，社会生活更加开放。这种尊重人性、重视尊严的人性文化逐渐取代理性文化的趋势，成为公共关系兴起的文化基础。

## 【本章小结】

公共关系作为一种客观的社会现象，作为人类一种朴素的思想意识和自觉的社会活动，可谓

源远流长。在人类几千年的文明史中，公共关系活动伴随着人类社会同步发展，为促进人类社会的经济发展和社会变迁起到了积极的推动作用。现代意义上的公共关系产生于20世纪初期的发达资本主义国家，经历了开端、发展，逐渐走向成熟。现代公共关系理论正式进入我国40多年来，在公共关系理论研究和公共关系实务运作各方面，已初步形成了较完整的公共关系理论体系，并在实务运作中达到了相当的水平。

**【思考题】**

1. 举出一些中国古代开展的前公共关系或准公共关系活动的例子。

2. 试比较巴纳姆、艾维·李和伯内斯公共关系信条之异同，并以此来论证公共关系理念不断进步的过程。

3. 简述"扒粪运动"与公共关系的形成的关系。

4. 简述公共关系产生与发展的社会条件。

# 第三章

# 公共关系的组织机构和从业人员

扫一扫，查阅本章数字资源，含PPT、音视频、图片等

**教学目标**

1. 掌握公共关系人员应具备的基本素质与基本技能。
2. 熟悉公共关系组织机构的特点、类型和公共关系部的设置原则。
3. 了解公共关系部、公共关系公司、公共关系协会的地位和职能。

【案例】

### 白色情人节，可口可乐MINI合体见证爱情

2012年，为庆祝可口可乐迷你装的正式发布，可口可乐公关部策划并在深圳 Coco Park 公园举办情人节派对，邀请观众到购物公园参与各种互动小游戏，更有情侣们的现场表白。

当晚可口可乐与宝马 MINI 汽车联手打造"可口可乐迷你情人节派对"，由澳大利亚著名改装团队操刀的"可口可乐 MINI 快乐能量车"也于现场正式亮相。3月初，可口可乐迷你装的电视广告及整合宣传活动也正式开始。推广活动同时作为2012年伦敦奥运会整合传播的一部分，并且发布了30秒电视广告《征途篇》，由李奥贝纳操刀完成，主要传递可口可乐迷你装轻巧便携，快乐能量随身"袋"着走的信息。

【思考】

1. 从公共关系的角度看，可口可乐公司公关部是如何成功策划本次活动的？
2. 专门化的公关组织在公共关系活动过程中扮演什么样的角色？

公共关系活动由公共关系的主体、客体和中介三大基本要素组成。公共关系的主体是执行公共关系任务、实现公共关系功能的载体和行为者，即各类社会组织。社会组织为了不断适应环境的变化产生了公共关系行为；现代组织的公共关系行为职能化、专业化的结果是形成了公共关系的专职机构和专业人员。

公共关系的主体指公共关系的组织机构和公共关系人员。公共关系的组织机构，主要包括组织内设的公共关系部门、公共关系公司、公共关系协会等；公共关系人员包括公共关系人员的日常工作、公共关系人员的基本素质、公共关系人员的培养及全员 PR 管理（即全员公共关系管理）。

# 第一节　公共关系的组织机构

公共关系的主体是社会组织。社会组织是公共关系的核心，决定了公共关系的状态、过程和发展方向，明确社会组织的含义、特点、类型等问题，对于有效地开展公共关系活动具有重要意义。

## 一、社会组织的特点与类型

社会组织一词来源于社会学，有广义和狭义之分。广义的社会组织是指人们从事共同活动的所有群体形式，包括氏族、家庭、秘密团体、政府、军队和学校等。狭义的社会组织是为了实现特定的目标而有意识的组合起来的社会群体，如企业、政府、学校、医院、社会团体等。社会组织是人类社会组织形式的一部分，是人们为了特定目的而组建的稳定合作形式。公共关系学研究的社会组织主要指狭义的社会组织。

### （一）社会组织的特点

社会组织是社会的基本元素，尽管它的社会存在形式千差万别，但一般都具有如下特点：

**1. 特定的组织目标**　组织目标一般是具体明确的，表明某一组织的性质与功能，人们只有围绕某一特定的目标才能形成从事共同活动的社会组织。组织目标是组织活动的灵魂。它可以是单一的，也可以是具有内在联系的目标体系。

**2. 一定数量的固定成员**　社会组织是由两个或两个以上的人员组成的社会系统。组织成员是相对固定的，成员明确地意识到自己属于某一组织，社会组织如无固定的成员就失去了自身存在的实体基础和必要性。进入或退出某个组织必须按照一定的程序进行，特别是组织成员资格的取得一般都要经过组织的考核与审查。

**3. 制度化的组织结构**　为了实现特定的目标并提高活动效益，组织一般都具有根据功能和分工而制度化的职位分层与部门分工结构。只有通过不同职位的权力结构体系，协调各个职能部门或个人的活动，才能顺利开展组织活动并达到组织目标。

**4. 普遍化的行动规范**　组织的行动规范是每个成员都必须遵守的，它往往通过辅助的奖惩制度制约组织成员的活动，以维护组织活动的统一性。它一般是以章程的形式出现，并作为组织成员开展活动的依据。

**5. 社会组织是一个开放的系统**　对每一个社会组织来说，它不仅要与周围环境进行物质、人员、信息的交换，而且还根据与其他组织的关系，组成不同的组织体系，在更大的范围内和更高的水平上与外界环境进行各种形式的交换。一个组织如果绝对地自我封闭，组织的生命也就停止了。

### （二）社会组织的类型

对社会组织进行科学的分类，能较准确地判断组织的性质、任务，进而把握其公共关系行为和公众类型，为以后的公共关系工作寻找策划运作的依据。在现代社会中，社会组织既数量庞大，又种类繁多。根据不同的标准，社会组织可分为不同的类型。

**1. 根据社会生活基本领域**　根据社会生活基本领域可分为经济组织、政治组织、公益组织、群众组织和宗教组织。

（1）经济组织　这类组织是为了获取经济利益而组建的，主要从事经济活动，具有经济职能，包括工商企业、金融组织、交通运输组织、服务性组织等。

（2）政治组织　这类组织是为了实现某种政治目的而组建的，包括政党、工会、共青团、妇联等。

（3）公益组织　这类组织是为了开展社会公益事业而组建的，包括政府机关、军事机关、公安机关、事业单位、科研单位、学校、医院、消防队等。

（4）群众组织　这类组织是由具有共同志趣的个体组织起来的群体，包括群众性协会、团体、学术性组织等。

（5）宗教组织　这类组织是由具有共同信仰的人们组合起来的，包括各种宗教协会。

**2. 根据社会组织的性质和活动类型**　根据社会组织的性质和活动类型可分为竞争性营利组织、竞争性非营利组织、独占性营利组织和独占性非营利组织。

（1）竞争性营利组织　这类社会组织有明显的经济利益驱动，又是在激烈竞争中争取公众支持，因此，这类社会组织的公共关系意识较强，公共关系行为也较自觉和主动，如工商企业就属于这类社会组织。其十分注重与消费者建立良好的公共关系，因为消费者是其实现自身利润目标、求得发展的根本。这类社会组织一般侧重于对那些与市场活动直接相关的公众进行公共关系工作。

（2）竞争性非营利组织　这类社会组织没有更多的经济利益驱动，但由于其需要在竞争中赢得舆论的理解和公众的支持，因此，也会十分重视自己的公共关系工作，尽可能广泛地建立和发展自己的公共关系，学校、医院等就属于这类社会组织。

（3）独占性营利组织　这类社会组织对其产品或服务具有垄断性，即使自己与公众关系不好或形象不良时也能获利。由于这类组织的特殊性，其他组织无法与其竞争，这类组织很容易产生违背公众利益的行为，从而使自己陷入不利的舆论境地，如垄断的石油部门、电力部门、自来水公司、煤气公司、邮电局等便属于此类。

（4）独占性非营利组织　这类社会组织不仅没有经济利益的驱动，而且还缺乏竞争压力，因此，其往往会忽略自己的公众，甚至会脱离自己的公众，其公共关系管理工作一般是比较薄弱的，如公安机关、法院、保安机构等社会组织。其内部的成员对公共关系行为重视不够，极易与公众脱离，产生误解，并影响到自己的形象和信誉。

**3. 根据组织规模大小**　根据组织规模大小可分为小型组织、中型组织、大型组织和巨型组织等不同类型。例如，联合国就是一个巨型的社会组织。根据组织成员之间关系的性质，可分为正式组织和非正式组织。正式组织中组织成员之间的关系由正式的规章制度详细而具体的规定，如军队、政府机关等；非正式组织中组织成员之间的关系则无这种规定，比较自由、松散，如业余活动团体等。

建立相应的公共关系组织机构是做好公共关系实务的组织保证。从国内外公共关系组织机构设置来看，一般可将公共关系的组织机构分为三种类型：一是社会组织内部的公共关系部，二是社会上的公共关系公司，三是各种类型独立的公共关系社团组织。

## 二、公共关系部

随着信息社会的发展与传播手段的进步，公共关系在组织管理中日益成为一种独立的管理职能。企业组织、事业单位和政府部门也开始设置公共关系工作机构，即公共关系部，以强化组织的公关功能。

各类不同的组织，公关部门往往以不同的名称和形式存在。关于国外各类组织中公关部门的名称使用较多的有公共关系部、公共事务部、公关信息部、传播沟通部、公关与广告部几种。此外，还有公关策划部、传播企划部、市场推广部、公关宣传部、公关联络部、公关与新闻办公室、公关与开发办公室、社区关系部等，可谓五花八门。

政府较少使用公共关系部的名称，更多的使用"公共信息""传播""新闻""公共事务"等词。我国政府中的新闻办、信访局（处）、交际处、联络处、对外宣传处等，也是公共关系性质的职能部门。

长久以来，我国许多组织的公关职能是分散于其他职能部门的，如总经理办公室（行政办公室）、宣传部、调研室、秘书处、外事办，甚至党团工青妇等群众组织，均承担部分公关职责。

### （一）公共关系部的设置原则

**1. 精简性原则**　所谓精简性原则，即要求能完成该机构所担负的任务，有最精干的成员配置，最简单的工作程序和组织机构。精简性的关键是精，即工作效率要高，应变能力要强，能够在较短的时间里、用最少的人力去完成任务。精简性的主要标志是配备的人员数量与所承担的任务相适应。它体现在两个方面：一是机构内部的人员不多，精干高效；二是机构内部的层次不多，因事设职，因职设人，不搞小而全。

**2. 灵活性原则**　公共关系部具有相对的独立性，能够在确定的范围内自主履行职责，并能适应客观环境的变化。在公共关系部内部也要给各工作环节一定的灵活性，使其能够在不断变化的客观环境中主动处理问题。当然，这种灵活性是以实现总目标为前提的。

**3. 专业性原则**　公共关系部是专门开展公共关系工作的机构，在组织上和工作内容上都要保证其正规性，同时还应做到队伍的专业化，即公共关系部的全体人员应具有强烈的公共关系意识，受过一定的专业训练，具有一定的专业水准和能力，具有开拓创新精神等。

**4. 协调性原则**　在实现公共关系目标时，公共关系部需要依靠其他部门的理解、支持和配合。公共关系部主要起沟通、协调、组织的作用。通过公共关系部协调多方面、多层次错综复杂的关系，对外起到主动沟通的作用，对内能够维系组织各方面关系的平衡。

**5. 服务性原则**　公共关系部接受组织最高领导层的领导，并对其负责，本身既不是领导部门，也不是直接的经营管理部门，在指导思想上，必须明确公共关系部的服务性质，否则，工作就会偏离正确的轨道。

**6. 针对性原则**　在组建公共关系部时，要根据不同的工作性质和组织面对的不同公众来设置机构，安排人员，不一定用一个固定的模式。只有这样，才能使机构富有特色，更加有效和实用。

**7. 有效性原则**　效率是衡量一个组织水平的重要标志。效率越高，说明组织机构越合理、越完善。实现工作的高效率，应该注意以下几个问题：首先，要保证职权和职责相当。其次，要保证信息渠道的畅通。再次，要善于用人，充分调动人的积极性。最后，要有行之有效的规章制度，没有规矩，不成方圆。

### （二）公共关系部的地位和作用

**1. 公共关系部的地位**　公共关系部与社会组织内部的计划发展部门、人事部门、财务部门、业务经营部门等一样，都是社会组织的重要管理职能部门，在企业中有重要的地位。公共关系部在组织中处于"中介"位置，对内，它要向各子系统提供信息，协调职工之间，部门之间，职工、部门和领导之间的关系；对外，它介于组织和外部公众之间，代表组织发布信息，分析预测环境发展变化趋势，协调组织与外部公众之间的关系。公共关系部代表领导决策层工作，公共关系部的每个员工都要与其他各个职能部门发生不同程度的联系。公共关系部代表整个企业对外联系，只要是与组织有关系的外界单位，都在公共关系部的工作范围之内。公共关系部既可以附属于管理部门，也可以作为一个职能部门独立存在。

作为组织的一个独立常设机构，公共关系部与组织中其他的职能部门有所不同。它要从全局出发，既要协调好与其他职能部门的关系，又要与组织决策层保持紧密的联系，要将搜集的涵盖内部与外部的所有重要信息及信息反馈报告给组织最高领导人，作为决策层从组织全局考虑问题和分析问题的参考。

**2. 公共关系部的作用**　塑造社会组织良好形象是公共关系工作中最主要的工作，公共关系的多重职能都是围绕塑造良好形象这一中心任务来行使的。这不仅是公共关系活动的目的，也是社会组织追求的长期目标。基于这个目标，组织内设的公共关系部的具体作用表现在三个方面。

（1）公共关系部是社会组织的信息情报部，是社会组织的"耳目"　公共关系部接触社会面广，联系公众密切，掌握的信息多，是社会组织主要的信息收集者。现代社会中，信息是任何社会组织赖以生存与发展的基础。社会组织要生存与发展，就要做到"知己知彼"，方能实现自己的目标。所以，公共关系部要随时观察分析社会组织内外部环境的变化带来的影响，既要了解内部公众对组织的意见和建议，还要了解外部公众对组织方针的反应，同时要了解社会政治、经济的现状及其发展趋势。公共关系部还要通过对现有信息的搜集、整理、分析，发现问题，预测可能出现的问题，并预测出社会组织未来的发展方向，确保社会组织决策的正确性和进展的稳定性。

（2）公共关系部是社会组织进行决策的参谋部，是社会组织的"智囊团"　公共关系部在社会组织内部的任务是提出可供选择的方案，协助组织的决策层进行决策。公共关系部要为协调组织内部与外部环境的关系制订可供选择的行动方案，维持组织内部与外部环境的动态平衡，分析其他职能部门的活动可能引起的社会效果，预测组织行为的社会影响，为决策者的政策与行为提供及时的信息支持和效果反馈。而决策的正确与否在一定程度上取决于信息的质量和数量。与其他职能部门相比，公共关系部拥有信息网络系统，它能获取的信息量是最多的，也是最全面的，具有很高的参考价值。所以公共关系部的任务之一是将有关信息直接而及时地反映给最高领导者，帮助最高领导者进行科学的决策，从而起到"智囊团"的作用。

（3）公共关系部是社会组织的宣传部和外交部，是社会组织的"喉舌"　公共关系的职能包括传播沟通、社会交往、协调关系。公共关系部要起到沟通社会组织与内、外部公众联系，促使其彼此之间相互理解和支持的作用。随着市场经济的发展，组织与公众之间的交往越来越多，摩擦也会不可避免地随之增加，这就更加需要公共关系部为社会组织的生存与发展营建良好的环境，减少社会组织与外部环境之间的摩擦，承担起宣传和外交的职责。通过各种宣传沟通活动，包括接待各种来访，回复来信、投诉，组织不同类型的公共关系活动来宣传组织的决策，增加组织的透明度，提高组织的知名度，树立组织的良好形象，所以公共关系部往往起到了社会组织"喉舌"的作用。

### （三）设置公共关系部的类型

在社会组织中如何设置公共关系部，虽然没有一成不变的定规，但是从历史经验中可以总结出一般的模式。根据我国社会组织的隶属关系情况，主要有以下几种形式：

**1. 总经理直接负责型**　公共关系部的负责人由社会组织的最高领导者兼任或由副职领导担任，

在组织形式上显示了公共关系机构在社会组织中的重要地位（图3-1）。采用这种类型的优点是公共关系工作与决策的最高层直接联系，公共关系部门能够着眼组织的各个活动环节，便于全面地、有针对性地开展公共关系工作，在开展组织内公共关系的工作中可以使公共关系理念从上到下融会贯通，并且具有权威性。因此，这种类型的公共关系部门在组织中占有举足轻重的地位。

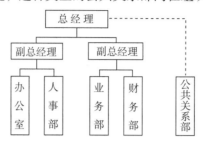

图3-1　总经理直接负责型公共关系部

**2. 部门并列型**　公共关系部由最高领导间接负责或由中层领导直接担任，公共关系部与其他管理职能部门平行，平等自主地行使公共关系的职能。公共关系部的负责人直接受社会组织的最高领导者领导，参与社会组织的重大决策，独立开展公共关系活动（图3-2）。

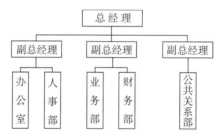

图3-2　部门并列型公共关系部

这种类型可以使公共关系部与最高领导层对话，便于高层领导及时了解公众对组织的意见和态度；也可以使公共关系部及时地了解组织决策及行动的真实意图，易于使所反映的意见或建议影响组织的决策过程；还可以使组织决策层通过集体领导对包括公共关系部在内的各部门进行统筹协调。

**3. 部门隶属型**　公共关系部隶属于某一职能部门，会使公共关系偏重于所依托部门的职能，不利于公共关系部作用的全面发挥。常见的公共关系部的归属有几种：①隶属于办公室，以便对公共关系灵活掌握和管理（图3-3）。②隶属于销售部门，以此强调公共关系的促销作用。③隶属于广告宣传部门，以此强调公共关系的传播功能。④隶属于经营部门，以此强调公共关系在经营活动中的作用。⑤隶属于外事部门，以此强调公共关系在社会交往中的作用。

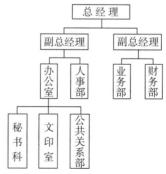

图3-3　部门隶属型公共关系部

**4. 职能分散型** 在许多社会组织的机构设置中，不直接设立公共关系部不等于没有公共关系工作。这种模式在我国比较普遍。事实上，在这些组织中，公共关系的职能被分解开来，体现在其他部门的相关职能中。如有的社会组织在宣传部门中安排专人专门负责与新闻媒介的联系；有的社会组织在营销部门中设立专人从事组织及产品形象的调查和宣传工作。此外，就公共关系部本身设置而言，可按工作手段组成公共关系部（图3-4），按工作对象组成公共关系部（图3-5），按工作区域组成公共关系部（图3-6）。

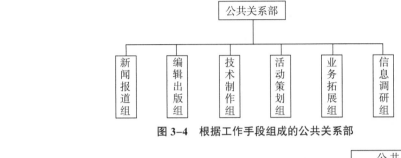

图3-4 根据工作手段组成的公共关系部

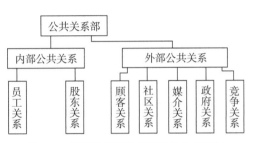

图3-5 根据工作对象组成的公共关系部

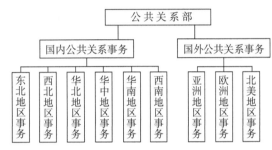

图3-6 根据工作区域组成的公共关系部

## （四）公共关系部的优势与局限

**1. 公共关系部的优势** 公共关系部的优势主要表现在四个方面。

（1）公共关系部成员熟悉组织情况，工作针对性强，结合组织客观实际制订的公共关系计划切实可行。

（2）组织内部设立的公共关系部，从人力、物力、财力上保证了公共关系活动的连续性、稳定性。

（3）公共关系部与组织存在直接利益关系，在不影响公共关系活动效果、能达成预期目标的前提下，自觉地为组织节约开支。

（4）作为组织的内部职能机构，公共关系部可随时为组织提供各方面的公共关系服务，及时处理组织面临的公共关系问题。

**2. 公共关系部的局限性** 公共关系部的局限性主要表现在四个方面。

（1）观察问题欠客观。公共关系人员身陷组织的人事、利益关系网络中，在工作中往往更多地考虑组织和自身利益，处理问题可能不够客观、公正。

（2）工作活动能力有限。一般组织不可能配备非常完备的公共关系工作人员，公共关系部的每一工作人员均需承担多项公共关系工作，专业性不强。加上缺乏专业训练、活动范围小，社会联系面不广，难以开展复杂的公共关系工作。

（3）传播信息处于两难处境。若正面宣传组织的优势，易给公众留下自吹自擂的印象，宣传效果不理想。而将自身的不足客观地告诉公众，又容易被组织领导者误解，难以得到组织成员的理解。

（4）与公共关系公司相比，公共关系部所提建议容易被忽视。因此，为了避免公共关系部在具体公关实务中的局限，就需要专业的公共关系公司的介入。

### 三、公共关系公司

公共关系公司是公共关系咨询公司、公共关系顾问公司、公共关系事务所、公共关系服务公司等独立的公共关系服务机构的统称。公共关系公司由职业公关专家和各类公关专业人员组成，是专门为社会组织提供公共关系咨询或受理委托为客户开展公共关系活动的信息型、智力型、传播型的服务性机构。

#### （一）公共关系公司的职能

专业、规范的公共关系公司的职能主要有以下四个方面。

**1. 公共关系咨询**　公共关系公司根据客户的要求，凭借现代化的通信、办公技术，以及专业人才，为客户提供有关社会政治、经济、文化、教育、科技等各方面的情报，提供市场信息、社会心理倾向、公众态度及社会文化习俗等方面的资料；分析诊断客户的公共关系问题。另外，还可以为客户的形象设计、形象评价及公共关系策略或决策提供咨询服务。

**2. 充当对外关系的协调者或联系人**　当某一组织与其公众产生冲突，双方较难直接沟通时，可求助于专业的公共关系公司，由公关公司以第三者的身份出面，进行危机公关，从中调停，使其快速摆脱困境，维护和提升公众形象。或者由于某些组织急于与某些公众交流信息，但苦于平时没有联系，也可委托公共关系公司。

**3. 传播信息、组织活动**　公共关系公司可以根据客户的要求，为客户撰写新闻稿件，选择新闻媒体，建立媒体关系，举行记者招待会或者新闻发布会；为客户设计、印制宣传资料和纪念物品及统一的标识制品；为客户制作宣传影片、录像带或光盘等视听资料；为客户制定广告投资计划、设计制作产品广告及公共关系广告；协助客户推广产品信息，制造有利的市场气氛等；为客户安排重要的交往活动，如贵宾和政要的参观访问；为客户策划组织各种专题活动，如剪彩仪式、庆典、联谊及各种赞助活动等；组织各种会议，如信息交流会、产品展销会、洽谈会等。

**4. 人员培训**　公共关系公司可代为客户进行各类人员的知识或技能的培训，使其具有足够的公共关系理论知识和实际操作技能。这方面公共关系公司可采用多种形式，或专家去委托单位指导，或接受客户的公关人员来公共关系公司实习，或者开设短期培训班。

---

**知识链接**

#### 中国公共关系业 2021 年度调查报告

中国国际公共关系协会（CIPRA）发布《中国公共关系业 2021 年度调查报告》（下称《调查报告》），以及 2021 年度 Top30 公司榜单和最具成长性公司榜单。中国国际公共关系协会业务主管单位为外交部，具有联合国经社理事会特别咨商地位，并由国家民政部授予行业管理资质。通过从公共关系公司的运营管理、业务发展和可持续发展能力等多个角度进行科学分析，最终形成的《调查报告》是中国公共关系业唯一的权威性行业调查。

2021 年度 Top30 公司榜单（排名不分先后）：注意力传播、明思力中国、蓝色光标、奥美、森博、罗德传播、传智数字、鱼得水、新意互动、尚诚同力、中青旅联科、君信品牌、迪思传媒、汪氏数字、时空视点、和智传信、际恒锐智、智者品牌、伟达公关、沃姆互动、百孚思、开普天下、爱创、相顺传播、狼卜、哲基咨询、朗知传媒、众行传播、嘉利智联、九九互娱。

【思考】

选择其中一家公司，通过公开渠道了解相关资料，并归纳其主要的业务内容和核心竞争力是如何形成的？

### （二）公共关系公司的特征

与组织内设置的公共关系部相比，公共关系公司在为客户提供服务方面有着独特的优势。

1. 公共关系公司不是其客户的下属机构，它们在观察、分析问题时能够摆脱当事人的局限，以"旁观者"的身份、立场和态度，兼顾客户和公众两个方面，所以得出的结论相对客观、准确。

2. 由于公共关系公司是由有关方面的专家组成的，所以具有明显的专业和智力优势。公共关系公司为客户提出的建议、策划的方案往往具有较高的专业水准，因而具有较强的权威性和说服力。

3. 公共关系公司在长期的工作中，往往与客户的外部公众，如政府部门、新闻媒介等保持良好的关系，有相对完善的信息网络系统和广泛、可靠的信息来源，掌握着丰富的信息资源。因此，公共关系公司能够利用自己的关系与资源优势，为客户提供完备的信息，协调各种关系，有效地帮助客户解决公共关系问题。

4. 公共关系公司提供的专业化服务，其水平往往高于组织内部设置的公共关系部，其成本从长远来看也相对低一些。组织可以有较大的灵活性，根据自己的实际需要和经济条件，请公共关系公司策划、实施相应的公共关系活动。

由于公共关系公司与客户之间尚有一定的距离，还需要有一个了解客户情况、与客户的有关部门和人员进行沟通的过程，所以在组织的内部公共关系方面，其效果往往不及组织内部的公共关系人员。在多数情况下，一个组织总是委托某个固定的公共关系公司，彼此之间形成长期、稳定的合作关系，以更好地相互了解和适应。

### 四、公共关系协会

公共关系协会是指社会上自发组织起来的、非营利性的从事公共关系理论研究和实务活动的群众组织或群众团体。其主要职责是做事业发展的推动者和行业的引导者。其主要任务是宣传普及公共关系知识，发动社会力量开展公共关系活动，组织公共关系理论研讨和工作交流，协调公共关系组织的关系，规范公共关系行业的行为等。公共关系社团包括公共关系协会、学会、研究会、专业委员会、俱乐部、沙龙、联谊会等公共关系机构。

### （一）公共关系协会的基本任务

1. 加强从业人员之间的交流、协调与合作。

2. 维护本行业专业人员的基本权力和利益。

3. 推动公共关系学术理论的发展，编辑出版会刊和专业资料，传播公共关系学知识。

4. 规范本行业的职业道德和行为准则，维护本行业的形象和声誉。

5. 培养和训练公共关系从业人员，不断提高业内人士的专业水准。

6. 为会员及各界人士提供公共关系专业方面的咨询服务。

7. 建立和发展本行业与社会各界及国外同行之间的联系与合作。

## （二）公共关系协会的主要活动内容

1. 联络会员，建立经常性的联系。

2. 规范本行业的职业道德和行为准则，维护本行业的形象和声誉。

3. 将专业培训作为一项经常性的工作。

4. 普及知识，向公众宣传和介绍公共关系。

5. 编辑出版公共关系方面的书籍、报刊。

当前，我国的公共关系协会已形成了不同层次和范围的网络，并正向国际化发展。

## （三）公共关系社团的类型

**1. 综合型社团**　综合型社团主要指基于不同地域范围的公共关系协会。如国际公共关系协会、中国公共关系协会、中国国际公共关系协会、上海公共关系协会、北京公共关系协会、天津公共关系协会等。这种类型的社团职能是服务、指导、监督、协调，经费有的是自筹，有的是民办官助（政府部门拨款）。

---

**知识链接**

### 国际公共关系协会与中国公共关系协会

国际公共关系协会（International Public Relations Association）是从事公共关系研究与实践的国际性社团组织。1955 年 5 月 1 日在伦敦成立。其宗旨是为从事公共关系事务的工作者提供交流观点和经验的渠道，提高公共关系人员的素质，在各国尤其在国际性的地区培训具有国际水平的公共关系人才，并通过在本行业内部普及公共关系知识和解释公共关系目标与方法来提高公共关系的价值和影响力，出版有关刊物，传播公共关系信息，推动公共关系事务在全世界的发展。该协会会员 1000 多人，来自 60 多个国家和地区。经费主要来自会员交的会费。组织机构有理事会、董事会、常务委员会。出版物有《国际公共关系协会评论》（季刊）《会议纪事》。会址在日内瓦。

中国公共关系协会成立于 1987 年 6 月，由公共关系专业机构、新闻媒体、教育、科研机构、政府有关机构和企业界人士等自愿组成，是经国家民政部批准成立的全国性、学术性、广泛性、非营利性的社会团体组织。协会的主要任务是从事公共关系学的理论研究与探讨，在理论与实践结合的基础上广泛加强国际合作和国内各行业间的横向联系；举办大型国际经济、文化活动，为促进各国人民经济之间的了解，为维护世界和平而努力。协会直属北京中关艺术公司，是全民所有制独立法人企业，业务范围是举办国内外大型文艺活动、经济交流活动等。

---

**2. 学术型社团**　学术型社团主要包括公共关系学会、研究会和研究所等学术团体。通过举办

理论研讨会、学术交流会，探讨公共关系的理论问题，把握公共关系的发展趋势和方向，及时为公共关系从业人员提供理论动态和信息，对公共关系实践进行理论指导。

**3. 行业型社团**　行业型社团是一种行业公共关系组织。由于行业不同，公共关系工作的目标和特点也有所不同，如 1935 年美国成立的学校公共关系协会（NSPRA），1939 年成立的美国图书馆公共关系理事会（LPRC），1946 年成立的美国妇女公共关系主管人协会（WEPR），1952 年成立的美国铁路公共关系协会（RPRA）等。行业型的公共关系社团由于在组织上保证了公共关系事业得以在某一行业的深入和发展，这种类型的社团是极具发展潜力的。

**4. 联谊型社团**　联谊型社团形式较为松散，一般没有固定的活动方式、组织机构和严格的会员条件，组织名称也各不相同，诸如公共关系俱乐部、公共关系沙龙、公共关系联谊会、公共关系酒会等。这种类型的社团，主要作用就是在成员之间沟通信息，联络感情，建立良好的人际关系。广东地区公共关系俱乐部是我国第一个联谊型的公共关系社团。

**5. 媒介型社团**　媒介型的公共关系社团是通过大众传媒和现代的通信手段进行联络，并以此建立的一种公共关系社团。其直接利用媒介来探讨公共关系理论与实务，以达到普及公共关系知识、广泛交流公共关系经验、传播公共关系信息的目的。目前，我国有关公共关系报刊已有 20多家，其中《公共关系学报》《公共关系导刊》《公共关系世界》杂志在公共关系界有一定的影响，也有公共关系网站和网址。

# 第二节　公共关系从业人员

公共关系人员，是对从事公共关系工作的职业人员的普遍称呼，公共关系人员的英文缩写为 PR（practitioner）。在欧美，除了 PR 以外，还有 PR Man（公关人员）、PR Officer（公关官员）等称呼。简言之，以从事公共关系实践工作为职业的人员，可称为公共关系人员。公共关系是一门正在崛起的职业，公共关系的职业化道路是发展公共关系事业的必由之路。从一个宽泛的角度来理解，它指的是以从事公共关系理论研究、教学活动和实践工作为职业的人员。国内学者喜欢把这些人员统称为公共关系工作者。随着我国公共关系事业的进一步发展，我们将需要越来越多的公共关系专业人员。

## 一、公共关系人员的日常工作

从企业内部的公关部门看，公共关系人员可分为公共关系领导人员和一般工作人员。

### （一）公共关系领导人员及其日常工作

公共关系领导人员是指公共关系部门的经理、主任，即负责人，是公共关系机构的领导者和管理者。他们负责统筹策划公共关系活动的全部环节，是组织中举足轻重的人物。他们的日常工作包括以下几类。

1. 确定工作目标，制定工作计划。

2. 对人力、经费、设备、时间加以预算和分配。

3. 领导全体公共关系人员开展工作。

4. 内调外联，协调各方关系。

公共关系机构的领导者往往由组织的领导成员兼任。这种由组织的领导成员兼任的公共关系领导人员，除了处理上述四类工作外，还要负责一些特殊的工作：一是出席组织最高领导层的工作会议，参与组织最高层的决策活动；二是充当组织的发言人，主持由组织主办的新闻发布会，负责向社会各界解释说明组织的有关政策和行为；三是充当组织的外交代表出席主持各种社交活动，在本组织与其他组织或公众的交往活动发生重大问题时，亲自到现场处理解决。

### （二）公共关系一般工作人员及其日常工作

公共关系一般工作人员是指组织内设公关部门中工作的各类人员。他们的日常工作身份有以下几种：

**1. 调查分析人员**  其主要任务是收集信息，预测公众动向和社会发展趋势，评估组织的形象和公共关系的工作效果，并寻找其形成的原因。

**2. 计划人员**  其主要任务是根据分析人员提供的资料，提出公共关系活动的目标、计划和方案，设计公共关系活动的项目。

**3. 传播人员**  其主要任务是按照既定的公共关系目标、计划和方案去开展、管理公共传播活动。

**4. 文秘人员**  其主要任务是撰写新闻稿、演讲稿、广告文稿、宣传手册、报刊文章、计划书和报告书、简报与通告、来往信函、起草文件等。

**5. 专门技术人员**  这主要是指财务人员、美工人员、摄影摄像人员、计算机技术人员等。

公共关系一般工作人员还需做好设计与创作传播资料、演讲与主持、宣传游说、与新闻界联系、同公众联络交往等方面的工作。

### 二、公共关系人员的基本素质与基本技能

随着公共关系职业化的发展，公共关系活动对公共关系从业人员的基本素质提出了越来越高的要求，这样如何培养和提高公共关系人员的职业素质成为一个重要的问题。另外，公共关系工作涉及面广，公共关系行业竞争日益激烈，这就对公共关系从业人员的技能提出了更高的要求。

### （一）公共关系人员的基本素质

素质是人的心理发展和生理条件的综合体，既有先天因素，也有后天因素。如人的心理、性格、才华学识、气质风度等都属于基本素质。公共关系人员的基本素质包括公关意识、心理素质和知识结构三个方面。

**1. 公共关系人员的公关意识**  公关意识，即公共关系观念或公共关系思想，就是将公共关系原则内化为内在习惯和行为规范，是一种现代经营管理和行政管理的思想、观念，是一种全新的思维方式和交往方式的体现。公共关系意识是公共关系人员应具备的基本素质的核心，主要包括以下几个方面的内容。

（1）**塑造形象的意识**  形象意识要求社会组织或企业及它的决策者、执行者以塑造组织形象为重要的目标，注意塑造和维护良好形象，并能经常自觉地意识到组织的一举一动、组织成员的一言一行都代表组织形象，展现并影响到组织形象，从而懂得用良好的形象为自身发展创造最佳的社会关系环境，赢得公众信任和支持，获得发展机会。

（2）**服务公众的意识**  公众意识要求社会组织或企业把自己看作是公众的产物，把公众看成是自己生存和发展的前提条件，把能否处理好公众关系看作自身事业是否成功的标志，时时刻刻以公众的利益为出发点来规范自己的行为。

（3）**沟通交流的意识**  沟通交流意识要求社会组织的活动或运行始终自觉地处在一种开放系

统、动态系统和反馈系统中，并清醒地认识到，封闭、隔离状态都会使组织处于窒息、束缚的境地，从而不断调整自己的行动姿态，适应变动着的社会环境，促进组织的生存和发展。

（4）真诚互惠的意识 在当今激烈竞争的社会环境中，任何组织都想塑造自己的良好形象，但这种形象的塑造，必须建立在诚实、透明的基础上，任何组织也都应通过公共关系工作，追求自身经济效益和社会效益的最佳统一。但这种追求，是以彼此尊重、平等互利为前提的，所以组织中的公共关系人员必须有这种真诚互惠的意识。

（5）角色行为的意识 公关人员要做好公共关系工作，必须具有很强的角色意识，有无角色意识及具备怎样的角色意识直接影响到人们的行为和行动效果。此外，应知晓自己应扮演怎样的角色和采取怎样的行为才能符合组织和社会公众对自己的期望，从而促进良好公共关系的形成和发展。

（6）勇于创新的意识 塑造组织良好形象的过程是一个组织不断创新的过程。公共关系是一门科学，指的是它有客观规律可循，有相对稳定的操作程序；说它是一门艺术，指的是它有突破固定程式、追求创新的特点。唯有创新，才能塑造出有个性的组织形象，才能使组织在竞争激烈的社会中，永远立于不败之地。

（7）立足长远的意识 塑造组织良好形象不是一朝一夕的事，而是一个需要长期努力、不断积累的过程。公共关系活动与广告或推销不同，如果说后者更多地着眼于眼前，注重较为直接的效益的话，那么，前者从根本上来说是立足长远的，追求长期的效益。任何急功近利，只注重短期效益的做法，都是与公共关系思想不相符的。

**2. 公共关系人员的心理素质** 心理素质指的是健全的人格、良好的心态、健康的心理，这是公关人员做好公共关系工作的必要条件。心理素质是职业素质的基础，公共关系人员应该具有以下几个方面的心理素质。

（1）开放的心理 开放的心理素质包含两层意思：①思想解放、不保守，善于接受新事物、新知识、新的思维方式和生活方式。②心胸开阔，宽容大度，善于求同存异，化敌为友，寻求共识。

（2）自信的心理 俗话说："自知者明，自信者强。"充满自信的人敢于面对挑战，敢于追求卓越，敢于超越他人。不自信的形象是卑微、平庸的。有人曾说："自信心对于事业简直是奇迹，有了它，你的才智将取之不尽，用之不竭。一个没有自信的人，无论他有多大的才能，也不会有成功的机会。"当然，自信不是盲目自负，而是建立在周密调查、全面掌控情况的基础上。

（3）热情的心理 热诚的人总是会以一种执着的精神去完成自己的工作，并会努力克服所有的困难。在群体中，具有热诚态度的人也常常具有比较强的亲和力和号召力，在人际交往的过程中，热诚又会表现为对他人的关心。一位西方哲学家说过："具有热诚心的男人或女人，总是会对与之接触的人们产生磁石般的吸引力。"公关工作是一种需要满腔热情去投入的工作。因为其行业特点决定，没有一定时限、一定范围和相对固定的服务对象，需要公共关系工作者全身心地投入其中。没有热情，对人对事提不起兴趣的人是做不好公共关系工作的。热情能激发智慧的火花，产生想象力和创造力。公共关系人员真正具备了这种热情的心理，才会充满激情，才能使服务工作常做常新，才能使自己和从事的事业不断创新。

总之，公共关系人员最佳的心理表现为乐于并善于与人交往，心气平和，充满自信而不自负，待人友善热情而不天真，以魅力吸引公众。

**3. 公共关系人员的知识结构** 公共关系工作头绪繁多、涉及面广，要求工作人员具有广博的知识。公共关系人员的知识结构一般由以下几方面构成：

（1）专业知识  公共关系人员需要具备专业的知识，包括公共关系基本理论和公共关系实务知识两方面。

（2）相关学科知识  公共关系从业人员为了更好地开展工作，还应该掌握一些相关学科的理论知识。与公共关系学科联系最紧密、对公共关系理论和实务影响最大的学科有管理学、传播学、社会学、哲学、政治学、心理学、伦理学、行为学、市场营销学、广告学、人际关系学等。

（3）特殊知识  公共关系从业人员在接受如国际市场公共关系、行业公共关系等特别的委托公共关系业务时，还需要了解相应地区的文化传统、风俗习惯及特定行业的基本知识等。

21世纪是信息爆炸、知识爆炸的时代，公共关系人员再勤奋也不可能全部掌握所需的公共关系知识，但每个公共关系人员都应以此为目标激励自己，不断学习，不断吸收最新的公共关系理论、实务知识、公共关系技巧及相关学科知识，努力使自己成为知识结构合理的公共关系人员。

### （二）公共关系人员的基本技能

公共关系是一项实际操作能力很强的工作。1999年，国家劳动与社会保障部提出公共关系的职业能力特征是：较强的口头与书面语言表达能力；协调沟通组织内外公众的能力；调查、咨询、策划和组织公关活动的能力。公共关系人员的基本能力，大致可以概括为六个方面：

**1. 表达能力**  表达能力包括书面表达能力和口头表达能力，"能说会写"是公共关系从业人员的基本能力。

（1）口头表达能力  就是通常所说的口才。从事公共关系工作，要与各类公众打交道，要求公共关系人员能清晰无误地传播信息，与公众进行言语沟通。口头表达是公共关系工作中实现信息双向交流沟通最主要、最直接、最迅速的传递手段。口头表达有在特定场合对公众发表专题讲话，以争取公众、引导舆论的演讲形式；也有在人际交往中与个别公众面对面沟通，进行解释、说服等的交谈形式；还有为争取组织利益而与其他组织采取的谈判形式。为此，公关人员要掌握口头表达的规律和艺术，能充分借助面部表情、动作体态等辅助语言，增强口头表达的说服力、亲和力和感染力。

（2）书面表达能力  就是写作能力和文字能力。公共关系人员在工作中涉及写作的范围非常广，从日常的信件函牍、公文告示到公关计划、调查报告、总结报告，从新闻稿、演讲词、广告语到公关手册、公关策划书，都需要公共关系人员有扎实的文字功底和写作技巧。因此，公共关系人员要熟练掌握包括新闻、信函、计划、总结、分析报告等各种文体，同时要注重严谨的逻辑思维和朴实流畅的文风。

**2. 社交能力**  社交能力是指通过人际交往传递信息、增加了解、强化感情的能力。社交能力是各方面能力的综合体现，如推销本组织的能力，与人相处的能力，吸引、改变、影响他人的能力，通晓并遵守社交场合的礼仪规范能力等。缺乏社交能力的人，往往在工作和生活中诸事不顺、困难重重。只有具备一定的社交能力，才能了解不同公众的心理和行为特征，知道如何与不同职业、不同地位的人展开公共关系活动。要想具备一定的社交能力，公共关系人员要有开朗的性格、热忱和蔼的态度，在交往中使人产生信任感、安全感；要善于交往，主动交往，不仅要保持与老朋友的联系，而且还要不断结交新朋友，要学会同社会各个领域、各种层次的人士打交道；要具备一定的交往技巧、交往艺术，灵活运用各种社交礼仪和方法，善于寻找实现交际和增进交际深度的契机；要具备一定的交谈技巧、交谈艺术，善于倾听他人的讲话，从各种意见中获取信息。

社交活动应掌握的技巧。

（1）成功亮相 首次亮相影响公众对公共关系人员的第一印象。而第一印象直接决定交往关系能否顺利发展。要做好准备工作，从服饰、体态姿势、交谈语言、交谈顺序、交谈内容到对方兴趣、爱好、特长等一般情况等都要精心准备。比如，在公共关系活动中，公共关系人员如果能叫出对方的姓名，那么对方一定会感到亲切；如果叫不出对方的姓名，对方一定会产生疏远和陌生感，增加双方的隔阂。

（2）细心聆听 公众陈述的开始阶段，公共关系人员最好是先倾听而不要指导，先顺应而不要阻止，先理解而不要纠正。要做一个优秀的听众，保持沉默，同时要显露出聚精会神的神态，表示高度重视公众信息。外国有句谚语："用十秒钟时间讲，用十分钟时间听。"乔·吉拉德与客户洽谈业务，就要签约成交时，对方却突然变了卦。客户说："你的失败是由于你没有自始至终听我讲的话。就在我准备签约前，我提到我的独生子即将上大学，而且还提到他的运动成绩和他将来的抱负。我是以他为荣的，但是你当时却没有任何反应，而且还转过头去用手机和别人打电话，我一恼就改变主意了。"此一番话重重提醒了乔·吉拉德，使他领悟到"听"的重要性，让他认识到如果不能自始至终倾听对方讲话的内容，认同顾客的心理感受，难免会失去自己的顾客。

（3）相互交流 要善于做双向的信息交流，否则就是表演独角戏。

（4）善于妥协 在公共关系交往工作中，要求公众完全服从社会组织要求是不现实的，也不利于建立持久牢固的人际关系。有时公共关系人员主动做些让步，不但可以维持社会组织的良好形象，而且有利于缓和相互间的关系，谋求双赢。与他人建立合作与信任的关系，要经常说以下36个字。

最重要的一个字是：您。

最重要的两个字是：我们。

最重要的三个字是：谢谢您。

最重要的四个字是：不妨试试。

最重要的五个字是：我们一起做。

最重要的六个字是：您的看法如何。

最重要的七个字是：您做了一件好事。

最重要的八个字是：我承认我犯过错误。

**3. 组织与协调能力**

（1）组织能力 公共关系计划、方案的实施，工作千头万绪、具体繁杂，没有良好的组织能力是很难顺利做好工作的。组织能力是公共关系人员从事公共关系活动的重要保证。在筹划一项公共关系活动时要深思熟虑，精心准备，制订详细周密的计划、措施，设想可能发生的种种情况；在活动开展过程中，要穿针引线，烘托气氛，应付自如；在活动结束后更要认真总结，仔细归纳得失利弊，任何经验教训都是下一次活动的基础和依据。

（2）协调能力 协调能力是指公共关系人员要随时并善于发现组织内外、组织与公众之间的矛盾和不平衡；善于发现各类公众对组织产生的误解或不信任，及时加以沟通、协调；或通过上级领导部门，或通过新闻媒介，或通过自己的劝导、游说进行调解，以维护组织的声誉。

**4. 应变能力** 应变能力是指应付突发情况的能力。世界上任何事物都处在千变万化之中，公共关系工作莫不如此。公共关系人员会经常遇到一些突发事件，公共关系人员必须在突发事件中处乱不惊，紧急应变，这就要求公共关系人员必须具有驾驭环境、坦然应变的能力。

**【案例】**

难卖的"沙发床"

在日本享有"最能干的推销员"美誉的伊藤光雄被派往爱知县某市去推销法国床。这个城市的居民相当富裕，但他们绝大多数按日本传统习惯睡"榻榻米"。通过调查伊藤发现，这里的居民很缺家具，许多家庭都想购置沙发。他还发现，当地居民对法国床一点也不了解。因此，他想在这种情况下直接推销是肯定会碰壁的。既然居民们想买沙发，那样就以沙发＋床＝沙发床，作为广告宣传，这样目标才能达成。于是他对爱知县居民宣传说："这种家具，白天可以用来做接待客人的沙发，客人会感到它既美观又大方；到了晚上，它又可以当床，先生、太太都能睡得很舒服。再也没有像这样一举两得的事了。"这样的宣传果然打动了许多人。在以"沙发床"为先锋的推销广告受到人们的欢迎后，伊藤又进一步推销起双人床、双层床、铁床……这个城市的市场终于打开了。这种通过产品名称来启发顾客消费需求、打开市场大门的手法，是值得借鉴的。

站在公共关系的角度看，伊藤的促销活动首先面临的就是公共关系概念上的"习俗障碍"。这时如果伊藤不知变通，不尊重爱知县的习俗，仍一味按常规宣传其商品，事情的结果肯定是另一回事。尊重公众习俗，在心理上投其所好，尽量寻找"席梦思"与"榻榻米"的相通处，并且巧妙暗示"席梦思"在某些方面超过"榻榻米"的优越性，这样也就达成了心理共鸣，从而获得成功。从某种意义上讲，公共关系活动正是在一定条件和原则下的"投其所好"。

**【思考】**

这位日本推销员成功的秘诀是掌握了公共关系人员哪些基本素养？我们应如何在日常生活中提高这些基本素养？

**5. 创新能力**　在竞争越来越激烈的现代社会，创新被提高到前所未有的高度，开拓创新也成为公共关系工作的重中之重，开拓进取成为公共关系人员的必备能力。如何吸引公众的兴趣和注意力，如何使组织形象给人留下深刻的印象，都需要公共关系人员能够洞察环境发展趋势，了解公众心理，掌握组织的最新动态，能够设计出别具匠心的公共关系活动，塑造出新鲜、个性的组织形象，具备创新的能力。要想做到开拓创新，公共关系人员要敏于观察，积极进取，能够从生活的细节中抓住有用的信息，产生灵感，找到新颖独特的解决方案；创新不能停留在空想的层面，必须付诸实践，敢于承担风险，勇于承受误解和压力，这样才能最终战胜困难和挫折，取得成功。

创新是指公共关系人员在公共关系工作中思维的创新、内容的创新和手段的创新。任何一种公共关系工作都要求公共关系人员充分发挥创造能力，设计出具有新意的公共关系活动，吸引公众，激发公众的兴趣。

**6. 思想政策能力**　新时代的公共关系从业人员要具有思想觉悟意识及政策运用能力，即公关人员要有正确的政治方向和高度的政治觉悟，善于分析形势，敏锐地把握社会发展的总体趋势。具体表现为坚持四项基本原则，坚持改革开放，坚持和发展社会主义市场经济；熟悉和掌握党和国家的各项路线、方针和政策，不同发展阶段的法律法规，尤其是现代企业发展过程中与本行业本组织有关的法律规范。公关人员的思想觉悟水平和政策运用能力关系到公共关系的发展方向，这也要求公共关系从业人员在进行内外公关交往时，要以维护国家和民族形象、捍卫国家利益为工作出发点。

---

知识链接

### 如何打开美国的白兰地市场

　　法国的白兰地酒誉满全球，但是一直进不了美国市场。美国人对他们国家稚嫩的酒业市场采取了政策保护措施。因此，任何关于酒类的商业性市场开拓策略对美国都无济于事。后来白兰地公司公关部的能人策划了一个稳操胜券的方略：用美国总统艾森豪威尔寿诞为机会，运作一个同样誉满全球的公共关系专题活动——"给总统祝寿"。白兰地公司经过两个月的舆论准备，使"以酒庆寿"的消息传遍欧洲、美洲和全世界。在美国总统艾森豪威尔 67 周岁寿诞之日，白兰地公司派专机和友谊使者将两桶窖藏 67 年且酒桶雕刻得精美绝伦的上等白兰地酒送到了总统官邸广场。使者把一桶酒赠送给总统本人，把另一桶酒当场打开，请在场的人们品尝，嗜酒的美国人品尝了真正的美酒后，群情激昂，强烈要求进口白兰地酒，总统只好顺乎民意，开放了禁锢多年的白兰地市场。

---

## 三、公共关系人员的培训

　　根据公共关系工作的实际需要，对不同的公共关系人员应该有不同的培养目标。一般认为，公共关系人员的培养应该朝两个方向着手：一是培养通才式的公共关系人才；二是培养专才式的公共关系人才，亦即公共关系人才培养的两种模式——通才式与专才式。

　　**1. 通才式的公共关系人才，可视为领导型人才**　这种人才需要具有企业家的头脑、宣传家的技能、外交家的风度。通才式的公共关系人才，知识面要广，头脑要灵活，思考要开阔，考虑问题要周全，具有较全面的智力结构、能力结构和完善的性格结构，在工作中能独当一面，担任公共关系工作的组织者和指挥官。他们即使没有某方面的专长，在知识和能力上也不是样样精通，但在组织和指挥方面却具备专长。这样的人虽然需求量不多，但对公共关系事业的成功关系重大。因此，必须通过系统的公共关系理论教育和实践技能的训练，造就一批优秀的公共关系领导人才，其定位是懂管理、会策划、善传播。

　　**2. 专才式的公共关系人才，可视为具体公共关系工作人才**　这样的人要求精通某一方面的公共关系技术，如新闻写作、广告设计、市场调查、美工摄影、编辑制作、绘画书法等。具有专业技术的人才，是一个健全的公共关系组织所不可缺少的，大量的具体公共关系工作需要他们去完成。这类人才在公共关系组织和企事业单位中需求量较大，同样需要专门的培养和训练。

## 四、全员 PR 管理

　　作为一种管理职能，公共关系的重要责任是管理一个组织的"无形资产"，即知名度、美誉度。正因为"无形"，大大增加了公共关系工作的难度。公共关系工作的成功，不仅需要专职的公共关系部门和公共关系人员的不懈努力，而且有赖于一个组织各个部门和全体人员的整体配合。所以，一个组织上至最高领导，下至每一个成员都是有形无形的公共关系人员。所谓全员PR 管理，即通过全员的公共关系教育与培训，增强全员的公关意识，提高全员公关行为的自觉性，加强整体的公共关系配合与协调，发动全员的公关努力，形成浓厚的组织公共关系氛围与公共关系文化。

## （一）领导的公共关系意识

组织的领导必须对自己组织的声誉和形象承担直接责任。因此，应该具备强烈的公共关系意识，关注组织的公共关系状况，在行政管理和经营管理中提出公共关系方面的要求，在实际工作中支持和指导公共关系的工作。公共关系业务的特殊性在于，它渗透到日常的行政、业务工作的各个环节，必须从全局和战略的角度加以协调管理。如果说一个企业的生产、技术、财务、市场、人事工作可以依靠有关的专家来分管，那么，企业组织的形象和声誉就必须由最高领导亲自负责。没有组织主要领导关心和支持，公共关系工作就不可能成功。国外的大中型企业，大多由一名副总经理甚至总经理主管公共关系工作，以便参与决策。即使是具体职能部门或基层的负责人，也需要了解自己的公共关系责任。

（1）弄清公共关系与自己工作职责之间的关系。

（2）努力使所属部门的业务工作支持整体公共关系目标。

（3）在工作中及时向公共关系人员寻求意见和协作。

（4）让公共关系部门了解本部门的计划、作业、人员变动及新产品等最新信息。

## （二）全员的公共关系配合

要将公共关系的经常性工作与全体员工的日常行政、业务、生产工作结合起来。各职能部门和生产单位在自己的工作范围内作决策、定计划时，都应该自觉地配合组织公共关系的目标。公共关系的好坏，也成为对各部门业务工作进行评价考核的一项标准。相应地，应该在有关的规章制度中明确每一部门或岗位对公共关系应负的责任，如生产部门的质量问题、销售部门的服务态度问题、人事部门的职工关系、宣传部门的新闻界关系、办公室的社区关系、门卫的仪表仪态、电话总机接线员的服务态度等，均从不同角度影响组织整体的声誉和形象。因此，需要经常在员工工作中进行公共关系的教育和训练，开展公共关系方面的评比和奖励。

## （三）组织的公共关系氛围

全员公共关系有赖于在组织内部形成一种浓厚的公共关系风气、公共关系氛围。应该在组织内部普及公共关系教育，使全体员工认识到，组织的形象、信誉这种无形资产比有形的资金、设备更为珍贵，更为难得。良好的形象能使组织所拥有的实物资产增值，恶劣的影响会使组织的有形资产贬值。创造和维护良好的形象和声誉人人有责，要靠大家共同努力；应该人人讲公关，人人做公关。凡是为组织赢得声誉的言论和行为，都应得到崇高的评价和奖赏；凡是损害组织形象的言论和行为，都应视作形象事故认真处理。组织应培养和引导全体员工在内外交往中公共关系意识和行为。

总之，公共关系人员要想做好公共关系工作，光凭借个人的努力和能力是远远不够的，必须依靠群体组合所产生的合力。公共关系人员优化的群体组合能使有限的公共关系人员综合产生出最大限度的群体能量，以使他们所从事的公共关系工作获得最佳的效果，另外，它也有助于公共关系人员相互学习，彼此补充，共同提高。

# 【本章小结】

公共关系的主体是社会组织，它是构成公共关系的三大基本要素之一，是公共关系的核心。它决定了公共关系的状态、过程和发展方向。公共关系主体主动开展公共关系活动，在同客体（公众）互动、互促、互联的关系网中，向公共关系客体积极地、有目的地施加影响，从而获得社会效益和经济效益，提高其美誉度和知名度。

公共关系组织机构，是专门从事公共关系工作的社会组织、团体及部门。其构成主要包括组织内设的公共关系部、专业化的公共关系公司和群众性的公共关系协会。

公共关系人员是专门从事组织机构公众信息传播、关系协调与形象管理事务工作，履行调查、咨询、策划和实施职责的人员。

公共关系意识是现代公共关系从业人员为人处世的观念和原则，体现了公共关系工作者的综合职业素养。

**【思考题】**

1.什么是社会组织？社会组织需要具备哪些要素？

2.假如你有意成为一名公共关系工作者，请列出你需要加强的几方面能力。

3.试给你所在组织建立一个虚拟公共关系部，并列出其相应的职责和权限。

**教学目标**

1. 掌握公众的概念和特征，以及处理各类公众问题的方法和技巧。

2. 熟悉各种常见公众，以及组织所面临的重要公众及其特点。

3. 了解公众的心理倾向与组织公共关系活动之间的联系。

【案例】

### 新冠疫情暴发之初的主流媒体报导

2020年新冠感染疫情暴发后，网络上出现了"双黄连事件""某医院患者出逃""某地有X万感染者"等一系列引发群体恐慌的谣言，在这种背景下，党中央高度重视并强调"要做好宣传教育和舆论引导工作，强信心、暖人心、聚民心"。

在武汉，面对骤然而至的"封城"，市民忧心忡忡，《武汉科技报》迅速制作上线针对疫情防控的网络科普知识有奖竞答小程序，及时普及相关知识疏导民众情绪。紧接着，该小程序经湖北省各媒体和全国各科技报推介后，参与人次超过300万，强有力地发挥了科技媒体科普影响力和舆论引导阵地作用。随后，《科学导报》《山西科技报》《重庆科技报》等全国20余家科技媒体及时发声，迅速推出一系列精心策划的抗疫特刊和专栏、专版，全力以赴进行疫情科学防控宣传教育，有力引导社会舆论，疏导情绪，增强大众信心。

比如，《科学导报》先后推出两期"战疫"特刊，从传达中央精神、专家解读疫情、抗疫一线报告，到防护科学认知篇、居家生活篇、出行指南篇、工作区域篇、科普新知篇、心理疏导篇、公共场所篇、公益广告篇等多个方面进行权威解读、理性引导，随后又陆续推出40余个"战疫"专版，报道一线科技抗疫故事、传递抗疫科研最新进展，并累计刊出20余篇相关评论，化解大众焦虑，提振抗疫信心，收到良好宣传效果。再如，《湖南科技报》紧急策划出版"抗疫情 保春耕 稳生产"抗疫专刊，连夜加印20万份下发基层一线，成为农村党组织与村委会宣传全民抗疫的权威应手资料。

【思考】

1. 主流媒体对公众的行为产生哪些影响？

2. 在全媒体时代，主流媒体应如何积极引导舆论？

公众是公共关系工作的对象，没有公众就不足以构成公共关系。不了解公众就难以做好公共关系工作。不熟悉组织所面临的公众，就不是一位优秀的公共关系人员。公共关系工作要想取得较好的成效，就应该从认真研究和分析公众开始。只有正确理解和把握公众的概念、特征和分类，明确目标公众，分析公众心理，才能正确地制订公共关系的目标、策略和措施。

# 第一节 公众的特征与分类

公众是公共关系学中的一个基本概念，正确理解公众概念对于把握公共关系的真谛极为重要。随着社会的发展，社会组织所面对的公众越来越复杂，只有对公众进行正确的认识和分析，才能为社会组织制订公共关系目标、策略和措施提供科学依据。

## 一、公众的含义

在公共关系学中，公众是一个非常重要的概念。公共关系的英文表述是"public relations"，其中"public"的中文翻译就有"公众"的含义。"公众"一词在日常生活中使用得很广泛，但它在公共关系学中的含义显然不同于我们日常意义上的"大众""民众""群众"等概念，它具有更鲜明的特指性。

一般而言，公共关系学意义上的公众，泛指与实施公共关系的社会组织具有相关利益关系或联系的人群，即是与社会组织存在某种利益关系或联系的个人、群体或组织的总和。它是与特定组织发生联系且相互作用的社会成员客观形成的社会集合体，是构成公共关系的客体因素，是组织开展公共关系工作的重要对象。

公共关系公众包含以下基本内涵：第一，公众是客观存在的，它作为主体作用的对象，与主体之间存在着不以人的主观意志为转移的客观联系；第二，公众是公共关系主体传播沟通对象的总称，包括个人、群体或组织等；第三，公众是独立存在的一种群体组合，是相对特定组织而存在的不具有组织意义的松散群体；第四，公众是因相同的或某种利益而连接起来，并与特定组织发生相互联系的个人、群体或组织的总和。

## 二、公众的特点

把握公共关系公众的特点，就可以在公共关系工作中正确地认识和区分组织的公众对象，准确地把握公众环境，为有效进行公共关系工作打好基础。作为公共关系学中的一个概念，公众有以下几个特点。

### （一）同质性

所谓同质性，是指公众的某种共同的特质，具体表现为某种共同的利益、共同的需要、共同的联系、共同的目的等。公众之所以成为公众，是因为公众的成员面临着共同的问题。这些问题从大的方面说，可以是国家的大事，甚至包括国际问题；从小的方面说，可以是家庭琐事或者个人的衣食住行。例如：商店里的顾客、火车上的乘客、医院中的患者等，这些都是有关组织的主要服务对象，是有关组织的公众。

公众面临因组织行为而引发的共同问题，这些共同问题把形形色色的群体与个体结合在一起，构成该组织主体的公众，其行为具有比较一致的趋向，通常他们具有共同的利益、共同的目标、共同的志向、共同的背景等共性特点。同质性表明了公众总是可以被确定的，并且是可以被量化的。

## （二）群体性

公众不是单一的某群体，也不是指具体的个体，而是指与某一组织运行有关的整体。任何组织的生存发展都离不开一定的公众环境，也就是在组织运行过程中必须面对的社会关系与社会舆论的总和。这些社会关系和社会舆论范围很广，涉及组织的内部和外部的方方面面，而且相互关联，结构复杂。例如：一家企业，既有内部的员工公众、股东公众，又有外部的社会公众，包括顾客、政府、社区、媒介等有关的团体、组织或个人。公共关系工作不能只注意其中某一类公众，而忽略其他公众。对其中任何一类公众的疏忽，都可能致使整个公众环境恶化，而公众环境的恶化必然影响组织的生存和发展。因此，应该将组织面对的公众视作一个完整的环境，要用全面、系统的观点来分析自己面临的公众。

## （三）相关性

所谓"相关性"是指与"特定社会组织的相关联性"。这里所讲具有相关性的"公众"并不是抽象或空泛的概念，而是与特定社会组织之间由于某种因素而产生相互联系的状态。相关性是组织主体区分公众的最关键因素，由于公众与社会组织的这种相关性，公众的选择和确定就成了公共关系的重要任务，以及制定公共关系策略的前提条件。公众虽然广泛存在，但实际与某一社会组织发生关系的公众都是有限的。所以，公众是具体的，是与特定的社会组织相关而形成的。它总是相对一定的组织主体而存在，不同的组织主体的公众对象应当是不同的。

## （四）多变性

由于社会组织的运行处于动态的过程之中，因此公众对象也处在变化中。公众会因为"面临的共同问题"而产生和存在，那么也会随着"共同问题"的变化而发生变化。这主要表现在，社会组织在运行过程中，组织主体必须随着环境条件的变化而随时调整自身的发展运行目标，相应的对象公众也会随着主体的条件、客观环境的变化而变化，新的公众会代替原来的公众，公众的范围也会随着"面临共同问题"者的增减而不断变化。此外，公众在与社会组织的交往中，其内部也是不断变化的，随着社会组织对公众面临的共同问题的解决程度的变化，公众的态度和行为也会不断变化，或者即使态度不变，其行为的数量比例也会变化。

了解公众的多变性，有利于我们在公共关系工作中，随时把握公众的变动趋势，明晰公众的范围和变化的关键点，以便采取具有针对性的举措，使组织对待公众的措施具有适用性和有效性，避免无目的的运作。

## （五）多样性

由于公众的组成结构不相同，公众对组织公关行为的认识和理解必然存在客观差异，这就造成了公众的复杂性，主要表现为公众的多样性特性。

公众的多样性，首先体现在它具有多层次的立体结构。公众由个人、群体和社会组织三个部分构成，因此具体的公众形式可以是个人，可以是群体，也可以是某些社会组织。其次，多样性还表现在不同的公众具有不同的需求和目的。虽然作为特定组织的公众，他们都面临着共同的问题，但在解决这一问题的过程中，他们所表现出来的利益追求和价值取向存在一定的差异。一般说来，如果利益一致或基本相同，就易形成和谐关系；反之则可能产生对抗性。最后，公众的多样性还表现为它有多种类型。有的公众与组织发生直接关系，如员工；有的公众与组织发生间接关系，如员工家属。即使是同一类公众，也可以有不同的存在形式。比如消费者公众，可以是松散的个体，也可以是特殊的利益团体（如消费者协会），还可以是一个严密的组织（如使用产品的某家公司乃至政府）等。

了解公众形式的多样性，才能按照具体公众的特殊性进行分析，制定相应的公共关系措施。

### 三、公众的分类

对公众进行分类的目的是为了使组织进行公关活动时更具有针对性。每个组织的性质、内容、服务对象、自身规模及地域的差异决定了与其相对应的公众是不同的。一个组织面对的各类公众，他们因同质性直接或间接地联系在一起，是一个由各种规模和类型的公众所组成的集合体，也是一个随时可以发生变化的复杂的公众网络系统。在该系统中的公众，其数量、范围、性质、态度是随时间而不断变化的。

#### （一）根据公众与组织有无归属关系分类

根据公众与组织有无归属关系可以将公众分为两大类：内部公众与外部公众。

**1. 内部公众** 内部公众是组织的构成部分，与该组织构成有最直接、最密切的利害关系。它包括社会组织的全部成员，如股东、管理人员、技术人员、销售人员等。

**2. 外部公众** 外部公众是指与某一特定组织机构之间不存在归属关系但存在利益关系的外部组织机构或个人。依照组织主体性质不同，外部公众所包括的范围有一定的差异。一般而言外部公众主要是社区公众、政府公众、媒体公众、同业公众、消费者公众等。从严格意义上讲，消费者公众是组织主体所面临的最大公众群体，也是组织最主要的外部公众。大量的公共关系活动都是以消费者公众为目标而进行的。

公共关系的政策需要内外有别。内部传播和外部传播在形式、尺度、时间等方面都有区别，因此在公关活动中要灵活把握。

#### （二）根据公众发展的状况分类

根据公众发展的状况可将公众分为非公众、潜在公众、知晓公众和行动公众。

**1. 非公众** 非公众在特定的时空条件下，处于组织主体的影响范围之中，但却与该组织无直接利益关系，即不受组织行为的影响，一般也不会对组织产生任何后果。区分非公众的目的在于明确公共关系活动对象的针对性，提高公共关系活动效率。非公众也是公关活动应关注的对象，若公关工作有效，这类公众会产生有利于组织的转变。

**2. 潜在公众** 潜在公众是指由于面临着潜在的共同问题而形成的隐性公众（或未来公众）。简单地讲，就是事实上已与组织发生某种关系，但尚未意识到的公众。它们与组织的关系尚处于潜伏时期。潜在公众还未发展为现实的公众对象，因此，潜在公众也称为潜伏公众、隐性公众，是社会组织需要关注的对象。

**3. 知晓公众** 知晓公众是指不仅面临着共同的问题，而且本身也意识到了问题的存在，迫切需要进一步了解问题的缘由及解决办法的公众群体。这部分公众已构成对社会组织的舆论压力。知晓公众是潜在公众逻辑发展的结果，他们已成为组织不能回避的沟通对象，此时，公共关系工作的重要任务之一就是面对事实、必须向知晓公众讲真话。这时，真实信息的及时传播与有效措施的抉择尤为重要，以尽量争取得到知晓公众的理解、谅解和合作，防止事态的激化，使知晓公众的态度和行为向有利问题解决的方向转化。

**4. 行动公众**  行动公众不仅意识到问题的存在，而且准备（或已经）自行采取行动以求得问题的解决。他们会对组织构成相当大的压力，甚至迫使组织被动地采取相应的补救行动。行动公众对社会组织已构成现实的行为压力，是社会组织必须全力以赴进行沟通的公众对象。他们的形成对组织的生存发展有极大的影响，对他们开展公关工作，比对潜在公众和知晓公众开展公共关系工作的难度更大。

### （三）根据公众对组织的重要程度分类

根据公众对组织的重要程度可将公众分为首要公众、次要公众和边缘公众。

**1. 首要公众**  首要公众是指关系到组织生死存亡，决定组织成败的那部分公众。例如，学术造诣或工作级别较高的人士、新闻媒体的相关人员、员工纠纷中的意见领袖等。这些公众群体是社会组织正常运行和发展的主要动力，与社会组织息息相关，是构成社会组织结构和功能的基础，是公共关系活动的首要对象。一般来说，首要公众占组织公众群体的20%以下，但他们对组织的影响力在80%以上。这种通用的"二八定律"在公关工作中具有普遍性。

**2. 次要公众**  次要公众是指虽然对组织的生存和发展有一定的影响，但不一定具有决定性意义的公众。首要公众和次要公众的划分只是相对的，而且两者之间也可能存在着转化关系。

**3. 边缘公众**  边缘公众，在同一组织机构的各类公众中，其重要性最小的那类公众。

公共关系的资源投入必须区分轻重缓急，不应绝对地平均使用。所以对公众根据其重要程度灵活地进行区分，有利于在开展公关工作过程中将有限的资源放在关键点，取得投入产出的良好效果。

### （四）根据公众对组织所持态度分类

根据公众对组织所持态度可将公众分为顺意公众、逆意公众和中立公众。

**1. 顺意公众**  其意见和态度与组织的行为相对保持一致的公众群体。顺意公众对社会组织的生存和发展具有重要的影响和作用，社会组织应该对这一部分公众进行精心的维护，把这一部分的公众群体看成自己的无形财富。

**2. 逆意公众**  逆意公众即对组织的政策与行为持反对态度而提出否定意见的公众群体。其形成的原因通常由于组织与公众在利益上发生了冲突，或者由于沟通不畅而使公众产生了误解。逆意公众需要社会组织加强公共关系工作的力度，尽可能做好其转化工作，做到"化敌为友"，即使不能将其转化为顺意公众，也应该促使这部分公众成为中立公众。

**3. 中立公众**  中立公众也称为独立公众或不确定公众，是指对组织奉行的政策和采取的行为持中立态度，或尚未表态、态度还不明朗的公众。做好这部分公众的沟通工作，争取他们对社会组织的了解、支持和合作，是公共关系工作的重点。一是这类公众人数最多；二是对中间力量的争取，有助于增加顺意公众的人数，进而从正面影响逆意公众。

### （五）根据组织对公众的态度分类

根据组织对公众的态度可将公众分为受欢迎公众、不受欢迎公众和被追求公众。

**1. 受欢迎公众**  受欢迎公众即组织期望与其发展关系而对方也有相同需求，并主动对组织表示兴趣和交往意向的公众群体。这部分公众与社会组织之间是一种"两相情愿""互利互惠"的关系，是社会组织十分重要的公众。例如：主动前来进行新闻采访的记者、学校里自觉努力学习的学生、慕名前来购物的顾客等。

**2.不受欢迎公众**　不受欢迎公众，是指违背组织的利益和意愿，并对社会组织构成潜在或现实不利影响甚至威胁的公众群体。他们常常对社会组织持一种不友好的态度和行为，对社会组织造成一定的压力和负担。例如：强拉赞助者、追踪报道负面新闻者、无理取闹或有意制造矛盾者。社会组织对这类公众一般采取回避的态度，尽可能减少与其接触。

**3.被追求公众**　其行为与组织目标相吻合，但其对组织本身却不感兴趣，缺乏主动交往意愿的公众群体。例如，在学术上或社会生活中，具有一定影响力的人物。这部分公众是任何社会组织都愿意主动努力去争取的，并愿意与其建立良好关系。组织希望通过与他们建立良好关系来扩大影响，这就需要运用公共关系策略，做有针对性的细致工作，形成对双方都有益的氛围。

### （六）根据公众的组织状况分类

根据公众的组织状况可将公众分为零散公众和有组织的公众。

**1.零散公众**　零散公众是组织公共关系活动中面对的无组织性的公众，包括流散性的公众、临时性公众、周期性公众等。

**2.有组织的公众**　有组织的公众是指公共关系活动中的特定社会组织所面对的公众对象，包括社区性公众、环境性公众、管理性公众等。

公众的分类还有很多方法，在此就不一一列举，需要我们在实践过程中分析和把握。上述各种分类可以单独运作也可以综合交叉，甚至还可以在上述分类的基础上依据组织自身需要再进行详细分类。

# 第二节　公众的心理分析

不同的公众对同一件事的认识反应具有差异，其表现的行为自然不同，这与公众的文化背景、心理差异有关。要把握公众的心理特征，首先应该清楚地知道公众的流行心理及其特征。公众的流行心理也称为从众心理，是指人们自觉或不自觉地以某种习惯或多数人的意见为准则，做出判断并确立态度的现象。"随大流"就是一种典型的从众心理的表现。当然有时在公众中存在"问题领袖""主要公众"等有极大影响力的个体，他们人数不多而影响大，同样会使其他公众出现"从众心理"。

公众为什么会抛弃自己原有的感觉，而趋同于那些甚至不认识的人的行为呢？研究表明，这主要是因为"压力"。影响公众压力的动因涵盖六个方面。

**1.利益驱使**　利益驱使人们遵从别人的意见或态度，甚至模仿别人的行为，是因为人们觉得这样做会对自己有利，也是为了与多数人保持一致的安全心理。

**2.喜随大流**　人们倾向于相信多数人，认为随大流不会吃亏，从而怀疑自己的判断是否准确。因为人们觉得，多数人正确的概率总是较高的。人们尤其是在对一些模棱两可的问题上，表现的更加突出。

**3.害怕非议**　个人遵从群体的另一个原因是他们不愿意被看成是"不合群的人"或"异类"，在非极端的环境里，这种现象会表现得较为突出。

**4.智力因素**　观察能力和分析判断能力弱、专业知识少的人，比较容易从众。

**5.自我印象**　自尊心和自信心强的人、主观任性的人不容易从众。

**6.性格特征**　独立型性格的人不易从众；顺从性格的人，容易从众。

公众的流行心理主要有哪些社会表现呢？我国自改革开放后，公众流行心理的典型表现是时尚、流言、舆论这三类社会现象。

## 一、时尚及公共关系策略

### （一）时尚的含义

时尚是指在社会生活的某一时期中由极少数人作为表率，带动越来越多的社会人群对特定的思想、语言、行为、生活情趣及消遣方式等的遵从与追求，特别在炫富心理诱导下，少数人的突出性表现容易被多数人所追捧，时尚自然就成了社会发展演变的阶段性特点。

### （二）时尚的心理机制

**1. 求新求同意识**　希望新颖的言行举止得到社会人群的关注；求同于有地位、有魅力、前卫的人；求同于符合现代社会的价值观念、生活方式；求同于高于自己的现有文化状态。

**2. 求异出众意识**　求异于与自己同层次的大众，求异于低层次的生活方式和观念，希望以此得到人们的尊敬或关注。

### （三）时尚作为一种心理现象的三个基本特征

**1. 时尚的迅速性**　传播面广、迅速快捷、影响力大。例如：电影《我和我的祖国》《我和我的家乡》《我和我的父辈》引发全民家国情怀；经典国货"回力鞋"成为时尚青年的追捧等。

**2. 时尚的下行性**　时尚的发源地一般是社会、政治、经济、文化发达的地区，而且其倡导者多是有一定社会地位、经济实力、有影响力的人物。例如：知名学者的学术评价、政治家和企业家的言行举止、社会知名人士的业余爱好等。

**3. 时尚的时限性**　有一定的时间阶段，时尚的变动性很大，过了一定的时间就不再时尚，不再流行，时尚在历史上往往表现出"昙花一现"的特质。因此，会促使人们产生一种追赶心理。

### （四）如何结合时尚的基本特征开展公共关系工作

根据时尚的迅速性特点，在进行公共关系活动时可以采取对组织形象和产品进行集中性的宣传活动，以争取达到组织形象和产品在短时期内被公众认可与崇尚之目的。

根据时尚的下行性特点，进行公共关系活动时应该设计出在一定时期内符合本民族心理、本地区公众普遍的消费心理和审美观念等的"时尚"产品，从而引导消费。

根据时尚的时限性特点，公共关系应该根据社会发展的趋势，预测流行、制造时尚、引领时尚。

## 二、流言及公共关系策略

### （一）流言的含义

流言是没有确切根据的人为传言，由人们不经思考或有意相互传播并不断被扩散加工导致真相扭曲，并强烈影响公众心理行为的"人造"消息。流言的直接作用：引发消极心理，歪曲事实真相。

### （二）流言的消极作用

流言使人们对原本就关心的问题更加关心，使本来不会被关注的问题成为被高度关注的问题。"千里之堤，溃于蚁蝼之穴"，流言的破坏力极大，很多危机皆是因流言而起。因此，社会组织必须予以高度的警惕，当流言初起时，就需要冷静观察，积极应对，防患于未然。流言的危害在于处理不当则导致危机，大则国家和社会可能面临政治混乱、战争；小则使单位或个人的形象受到不同程度的损害。

### （三）流言产生的社会条件

流言产生和增多的社会条件一般有三个方面。

**1.流言产生的社会环境** 公众一般都希望就某一问题得到真实的信息，而通过正常渠道得到的信息不准确、模糊或自相矛盾时，好奇心就会促使人们急于了解情况的真相。此时，猜测、想象、捕风捉影、道听途说的流言对人们的猎奇心理就会起到一种补偿作用，信息不对称、不透明、不准确是流言产生的社会环境条件。

**2.流言产生的心理基础** 公众可能对某些人或事感到不理解或憎恶，但没有得到正常的对待，如群众普遍反感的人事或工作安排、福利待遇上的不公平等都会引发不良心理反应。此时，任何符合自己意愿的话语都会引起心理共鸣，使对立加深，有意或无意中就会出现流言。如果我们处于一个情感融洽、彼此信任、互相关心的群体气氛和社会环境中，就不易产生对立情绪，就不会有滋生流言的人际氛围。

**3.流言传播的社会基础** 大多数人对流言都不能进行较好的区分。有的持将信将疑的态度；有的不假思索地贸然接受，并在一定的范围内广泛传播。而且在传播过程中，人们会基于自身的心理，对流言进行自我意识支配下的加工修饰，甚至断章取义。结果是越传越离谱，越传越离奇。

### （四）针对流言的公共关系策略

只要不涉及特殊商业秘密的信息，均可以有选择地对公众进行公开。广开言路，营造出一种和谐融洽的群体、社会氛围，以及提高公众的素质和鉴别能力是消除流言及其影响的根本措施。

**1.增加信息的透明度** 俗话说："纸包不住火。"这其实是公共关系人员应该普遍清楚的由物理现象引申而出的深刻哲理。

**2.建立与公众沟通的公开渠道** 例如，"新闻发言人""听证会""接待日制度"等。

**3.保持流言出现后的理性思维** 不要被铺天盖地的流言冲昏头脑，适时采取处置措施，切忌延误。

## 三、舆论及公共关系策略

### （一）舆论的含义与特征

舆论是指人们在相互交流或沟通以后，以明确的语言和态度表现出来的对某一种事物的评价。舆论的性质由交流者的思想意识所决定，因此存在正确与错误之分。凡符合人类发展，具有科学性的为正确舆论；凡违背自然规律，不利发展的、不科学的为错误舆论。舆论是一种社会的心理现象，有约束或鼓励个人或群体行为的作用。

舆论作为引起人们思想波动的语言或文字图像及事件的传播状态，一般由五个部分组成，其组成结构包括：制造者（可以是个体或群体）；语言或文字图像及事件的具体内容；接受者；接受者对内容的态度；引发的后果。

舆论的特征有五个方面。

1. 舆论是公众的意见并且有多数人支持。

2. 舆论通常针对不符合常规的特殊现象。

3. 舆论一般具有一定的合理性，也具有相应的目的性。

4. 舆论具有巨大的影响力，能改变具体事件中当事人原先的态度和意见。

5. 舆论是有具体指向的行为，可以来自政府或领导，也可以来自公众。

鉴于上述特征，公共关系面对公众的任何活动都应该注意把握和引导舆论，因为舆论对公共关系活动本身体现了"水可载舟，亦可覆舟"的深刻道理。

---

**知识链接**

### 舆论的三种存在形态

就"舆论导向"这个研究视角而言，将舆论作广义理解更有意义，这便于深刻而全面地把握舆论。即将它视为规模公众的信念、态度、意见和情绪的总和。这样，舆论便有了三种基本的存在形态：潜舆论、显舆论和行为舆论。

**1. 潜舆论**

所谓潜舆论，包括两种类型：一是没有公开表达的信念；二是知觉到而又不易确切捕捉到的公众情绪。在舆论客体出现之前，每个人不论是否意识到，都有着预存立场，即以往积累的生活经验和较为牢固的判断事物的标准。这些东西有意无意地决定着个人意见的基本倾向。预存立场相近的公众，其信念则构成舆论的深层内容，需要通过对具体舆论客体的接触才会显露。

**2. 显舆论**

显舆论是指在一定范围内相当数量的公众，以各种公开的形式表达的对舆论客体的态度，它或是由外界刺激直接引起，或者是由情绪型潜舆论经过一段时间的酝酿，转化而来。显舆论在意见倾向方面相对清晰，但由于毕竟是自发的社会观念形态，具体的表达呈多样化，无法达到精英型意见的形态。

**3. 行为舆论**

行为舆论是指主要以行为的方式表达的舆论，这种情形中通常还会夹杂着语言和文字的意见表达，严格说是一种综合型舆论，在行为中既有情绪的表达，也有公开的言语。例如一定规模的时尚展示、社会公益活动、游行示威、自发狂欢等。从社会学的角度看，行为舆论是社会集合行为中的一类，它与其他社会行为的主要区别在于行为目的是为了观念的传播或情绪的发泄。

**【思考】**

1. 舆论对社会组织的行为有何影响？

2. 社会组织应如何正确应对不同舆论？

## （二）舆论的社会作用

舆论是一种社会力量，也是一种社会压力。舆论的目的是使事件当事人改变意见和态度。因此，舆论可以对单位、组织和公众的行为产生巨大的影响力。就舆论的社会功能而言，正常情况下，舆论是实施社会控制的杠杆。

在社会层面上，传播系统（舆论引导者和新闻媒体，以及人际环境）把社会中发生的重要事件，重要的社会变化信息传递给社会成员，同时也把公众就此形成的舆论传递给社会决策阶层。

在组织层面上，舆论服务于社会集团或组织总目标。组织舆论分为内部舆论和外部舆论。内部舆论不仅为组织的决策者提供信息，而且为组织成员的角色行为取向提供信息；组织的外部舆论，是指组织的外部公众对组织运行状态的意见和态度，外部舆论可以帮助组织协调自身与环境的关系。组织的决策行为仅仅依据内部舆论是不够的，外部公众的舆论指向也是组织决策必不可少的参照系。现代公共关系的宗旨就是"内求团结，外求发展"，这正是对组织内外两种舆论环境深刻认识的体现。

在个人层面上，舆论在一定程度上体现了个人所属社会群体的群体规范，并以双向辐射的方式提供环境信息以引导个人的行为取向。

## （三）针对舆论的公共关系策略

**1. 倾听舆论**　以此作为公共关系决策的依据之一。

**2. 顺应舆论**　民心不可辱，民意不可欺，若不顾舆论之向背，一意孤行就会破坏自己的生存环境，甚至走上绝路。

**3. 引导舆论**　通过宣传、解释、劝导，及时引导公众舆论，使之朝着有利于组织的目标发展。

### 四、公众的心理倾向

公众以其自身的兴趣、需要、价值取向、自我意识及决策风格反作用于公共关系的主体，从而构成二者之间的互动和相互调适，因此应该高度重视对公众心理倾向问题的研究。

## （一）公众的兴趣倾向

兴趣是人们积极探索某种事物或爱好某种活动的认识倾向和情感倾向。正是这种认识倾向和情感倾向使人们对某种事物或活动予以特别的关注、面对某种事物时给予优先的注意。在公共关系实务活动中，公众的兴趣倾向表现为公众对某个组织，以及组织开展的某项活动的选择性态度和积极的情绪反应。兴趣与人们的年龄和职业特点有联系，公众的兴趣倾向是影响公众与组织关系的重要因素。

公众的兴趣倾向是建立在需要和动机上的。需要是对现实需求的客观反映；动机是为了满足需要而激励主体采取行动的内隐性意向。二者相关紧密，引发满足需要和动机的事物易引起有意关注，成为知觉对象。反之，则易被忽略。兴趣是动机的发展，体现为外观性意向，是人们为寻求认识某种事物或爱好某种活动的倾向。例如：集邮、钓鱼、书法等。

**1. 从社会学角度分**　从社会学角度可将兴趣分成三大类：

（1）物质的兴趣　例如，收集奇石花草、古玩、鱼虫、卡通人物造型等方面的兴趣。

（2）精神的兴趣　例如，对文学作品、体育运动等方面的兴趣。

（3）社会的兴趣　例如，对社会活动、社会交往、外交斡旋等表现出的兴趣。

**2. 公共关系对兴趣的运用**　对外，要善于组织公众感兴趣的公共关系活动，让公众积极参与并配合，在引导建立兴趣的过程中使组织得到有益的帮助。对内，要使组织内的职工对所从事的工作感兴趣。此所谓最好的管理，就是让员工快乐地工作。

在制定公共关系策略时，要研究不同公众的兴趣，在此基础上设计出符合公众兴趣的公共关系策略，并依据公众兴趣的转移规律，对公关策略进行相应的调整。

## （二）公众的需要倾向

需要指人们对特定目标的渴求与欲望，是推动行为的直接动力。需要反映了有机体对其生存和发展的现状所表现出的不满，反映了改变现状的渴望。凡是生物物种均存在着不同的需要，作为高级动物的人类，总是存在除生存需要之外的千奇百怪的需要。

根据美国著名心理学家马斯洛的"需要理论"，需要分为五个层次：活下去的要求，生理的需要；受保护的要求，安全的需要；有了基本条件后的要求，社交的需要；条件堆积后的心理变革，自尊的需要；人生发展目的，自我实现的需要。在五个层次中，从生理需要即生存需要开始，总是在台阶式的深化个体的需要。一般而言，只能是逐层次上升，若跨越就会产生不良后果。

公众的行为往往同时受多种需要的支配，在诸多需要中起主导作用的叫"优势需要"。优势需要决定行为。在公关工作的具体实施中，要争取公众的支持，就必须注意到满足公众的不同需要。

## （三）公众的价值倾向

### 1. 价值与价值观

（1）价值　价值是揭示外部客观世界对于满足人的需要的意义关系的范畴，是指具有特定属性的客体对于主体需要的意义。

（2）价值观　是社会成员用来评价行为、事物及从各种可能的目标中选择自己合意目标的准则。价值观通过人们的行为取向及对事物的评价、态度反映出来，是世界观的核心，是驱使人们行为的内部动力。它支配和调节一切社会行为，涉及社会生活的各个领域，价值观一旦形成就较为稳定，很难改变。公共关系工作要依据人们的价值观来设计、调整、传播沟通的方略。

**2. 影响价值观的因素**　个人的成就感、事业心；过去成功与失败的经历；周围环境、生活条件的影响；所确定的目标和具体情况是否接近或吻合。

公关工作要激发人们去实现价值观的愿望，去引导公众的价值取向，组织与公众的价值取向接近或一致后沟通就容易了。这里必须注意的是，公关工作很难改变公众的价值观，但可以用生动的运作程序引导公众，使其不够正确的价值观得到抑制，使正确的价值行为得到发扬。

## 五、公众的自我倾向

### （一）自我

自我指个体对自身及其与外部环境关系的认识、评价、态度等心理倾向。自我是弗洛伊德"本我"理论上的认识。"本我"是自然属性，与生命同在，而"自我"则是具有社会属性的个体，是存在多向性变动的个体。通过学习或环境氛围的影响，少部分人可以进入"超我"的境界，即进入人们所说的超凡脱俗状态。那么，自我都有什么内涵和外延呢?

（1）生理自我　对自身的生理属性、物质属性及外部世界中属于自己的那一部分的认识，属于"本我"的状态。

（2）社会自我　社会关系中的自身地位、作用的认识、评价和态度，被尊重的程度，现实中的个体，升降沉沦变数大。

（3）精神自我　精神自我是对自身心理活动的状况、过程、特征的认识，如：个人的毅力、奉献社会无怨无悔等，是个体的一种高级精神状态。

### （二）两类自我倾向

不同的人对自身的认识、评价、态度存在不同，心理学将自我分为主我倾向和客我倾向两类。

**1. 主我倾向**　主我倾向是强调自身的主体地位的心理倾向。此类人往往对自己的认识和评价过高，通常按自己的主观意志办事。他们的人际交往原则为不理睬、批评、惩罚，俗称"电筒主义"。但这些都是消极的办法，不理睬，就有可能失去这一类公众；批评惩罚的行为方式会造成对立。

**2. 客我倾向**　客我倾向是一种强调环境的制约作用的心理倾向。其特点是对眼前一切事物消极的成分较大，主动性较差，很少主动发现问题和解决问题，缺乏竞争活力。

公共关系活动的针对性主要在于对"自我"与自我倾向严重的公众进行正面引导，使其符合公众的主流思想，体现理性行为。对这类人群开展工作具有艰巨性和复杂性，是公关工作的难点，但是做好他们的工作所产生的作用会很大。

### 六、公众的决策倾向

决策是人们根据需要，对具体事物拿主意、下决心、做出决定的过程。决策具有渗透性、选择性、层次性和二元性四个特点。

**1. 渗透性**　渗透性表现在两个方面：决策渗透于一切管理的过程中，无论是做计划、组织实施、领导指挥都要涉及决策；决策的渗透性还表现在所有的管理层次都包含着决策。

**2. 选择性**　进行决策时要在几个方案中选择一个，假如只有一个方案，则决策不能成立了，只要按此方案去执行即可。

**3. 层次性**　在组织的不同层级中，上级的方案是本级的目标，而本级的方案是下级的目标。

**4. 二元性**　决策都包含着目标和方案两个方面，这里所说的目标是指一个决策要达到什么样的目的；方案是指要达到目标所采取的方式和手段。任何决策都包含这两部分，缺少任何一部分，决策就不会完整。

在决策这一环节，公共关系需要做的工作就是通过科学合理的启发引导，使自己的公众或对手向合作态度转化。俗话说："江山易改，禀性难移。"要做好引导公众改变决策思维轨迹的工作，必须进行细致的策划。

### 七、公众的心理沟通

在进行公关活动时，要对公众基本情况进行了解，了解公众的心理倾向、心理特征等，其目的都是为了与公众达成良好的沟通。心理沟通一般包括意见沟通和情感沟通等。

### （一）意见沟通

在现代公关活动中，主张不一致、意见不统一是常见的事，意见分歧如不加以解决，就会导致分歧和矛盾的逐渐扩大，从而影响合作和整个外部氛围的和谐。意见沟通因人而异、因事而异，但通常有以下几种形式：投诉、意见箱、专线电话、接待来访等。近年来，国家就政府与民众的信息沟通问题做出了巨大的努力，例如，抗击新冠感染疫情期间利用微博、微信、抖音、B站等新媒体平台对不实信息进行辟谣。

在进行意见沟通时，要有广阔的胸襟，要有主动意识，积极征求意见，而且征集意见的范围要广泛，在倾听意见或发表意见的过程中要以尊重对方人格尊严为出发点，而且在意见沟通的过程中，要树立一个宗旨，那就是沟通的目的是为了消除分歧，从而营造出一个和谐的发展氛围。

### （二）情感沟通

人们的行为通常受自己的情感所支配。高尚的情感能指引人的行为向符合社会基本伦理道德的方向发展，并为目标而不懈努力。如果一个人处于恐惧不安的情感状态下，会导致人的思想和行为的混乱，易出现不符合常规的行为。感情作为一根无形的纽带它牵引着人与人之间的关系。所以我们在进行公关活动时要重视与公众的情感沟通，贴近公众，与公众建立起友好、融洽的合作关系。要善于体察公众的情绪，对于公众变化的情绪采取相应的做法，要设身处地地为公众的切身利益着想，要满足公众自尊、友爱、理解、自我表现等方面的情感需要，要以真诚而负责的态度对待公众。在情感沟通问题上，自欺和欺人都是不明智的。因为人都有思想，都会感悟，一旦公众认识到组织的欺骗之后就会带来很严重的后果。

# 第三节　基本目标公众

每一个社会组织都有特定的目标公众对象，目标公众是构成一个社会组织公共关系对象的基本成分。组织的性质、类型不同，具体的目标公众对象也不完全相同。识别公众的权利和需要是公众分析的关键，是组织进行公共关系工作的重要内容。组织的任何公共关系活动都必须从公众的利益出发，加强与公众的沟通，倾听公众的意见，尊重公众的权利，满足公众的需要，争取公众的理解，赢得公众的支持。

对各类公众与本组织相关的利益要求做出正确的分析和判断，并将其与组织的目标和利益加以权衡和比较，以此作为组织制定公共关系策略的出发点。以企业组织为例加以说明。

## 一、内部公众

**1. 内部公众的概念**　内部公众是指社会组织内部沟通、传播的对象，包括社会组织内部全体成员构成的公众群体，具体对象包括全体职员、工人、管理人员等。内部公众既是内部公共关系工作的对象，又是外部公共关系工作的主体，是与组织自身相关性最强的一类公众对象。从企业的角度来看，内部公众主要包括员工和股东。

**2. 内部公众的特点**

（1）利益直接性　内部公众与组织有最直接、最密切的利益关系，主要是指工资、福利待遇、奖金、工作条件和工作环境、个人发展升迁机会等。在提倡人性化的现实社会中，人格尊严被很多视为高度关注的个人"利益"。得到尊重的价值在这些人群心目中往往高于具体的经济利益。利益是内部公众所关注的一个焦点，也是内部公共关系的一个最为敏感的问题。

（2）相对稳定性　与组织的外部公众相比较，组织的内部公众具有一定的稳定性。这种稳定性是企业生存和发展的基本保障，也是内部公共关系工作努力追求的目标。

（3）组织严密性　任何一个组织都是具有一定的组织程序、组织纪律和规范的机构，组织的内部公众受组织程序、组织纪律，以及规范所制约和约束。

（4）团结协作性　组织的内部公众都存在着共同利益，团结协作是这个共同利益的保证。各内部成员间只有相互支持，精诚团结，才有可能使共同利益最大化。

**3. 员工公众与组织关系的协调**　在内部公众中，员工是最普遍、最重要的一种。整个社会组织的公共关系就是从员工关系开始的。员工是组织关系中关系最密切的公众，是组织赖以生存和发展的基础。只有在"内求团结"的基础上，才能"外求发展"。著名的 IBM 创始人沃特森曾说："你可以接收我的工厂，烧掉我的房子，但只要留下这些人，我就可以重建 IBM。"

市场经济中，一个优秀的企业是由一群优秀的员工创造的，在企业的众多资产中，员工是最重要的资产。要使用户或消费者对企业和产品满意，就要让员工满意，不断提高员工对企业的忠诚度。员工对就业安全和适当的工作条件、合理的工资和福利待遇、培训深造和不断发展的机会、了解公司的经营状况、社会地位、人格尊严和心理满足、和谐的人事关系、参与组织管理和表达自身意愿的机会等问题都十分关注。

针对员工，公共关系的基本工作目标是培养员工对本企业的认同感及归属感，增强企业的向心力和凝聚力，创造和谐融洽的人事环境。具体包括四个方面：

（1）让员工认同组织的愿景　没有共同的愿景，缺乏共同的信念，就没有良好的共同协作。所以，员工认同组织的愿景和价值观是建设和完善员工关系的前提和基础。

（2）增强员工对组织的认知　在内部公共关系中，努力增强内部员工对组织的认知是处理好员工关系的重要任务之一。企业要着力培养和强化组织形象的个性特色，充分理解和正确对待内部员工对组织的期望和要求，同时不断增大组织的透明度。

（3）激励员工的主人翁动机　企业要针对员工采取相应的激励措施，激励内部员工充当组织主人翁的良好动机。

（4）营造组织轻松愉快的氛围　企业要在日常管理过程中，在组织内营造一种尊重、平等对待的气氛，要切实解决员工的后顾之忧，为员工创造良好的工作学习环境。

**4. 股东公众与组织关系的协调**　股东是组织内部公众的重要组成部分。搞好同股东之间的关系有利于争取股东和潜在的投资者了解和信任组织的可靠性和发展能力，创造有利的投资环境和气氛，稳定已有的股东队伍，吸收新的投资者，扩大组织的财源，使组织得到进一步的发展。

在内部公众中，股东总是力求保障其参与利润的分配、增持股票、资产清理、股份表决、检查公司账册、股票转让、董事会的选举、清楚公司的发展状况，以及其他各种附加权利。为了实现股东的这些权利要求，企业可以从如下方面入手。

（1）促进组织与股东的相互了解。

（2）定期向股东通报组织经营状况，以密切组织同股东的联系。组织可以定期向股东汇报组织的经营状况、组织面临和曾经出现过的重大问题。组织公关部门应根据股东关心的问题经常性地通报与沟通。

（3）了解股东的需要，维护股东的合法权益。从组织公共关系的角度看，维护股东的合法权益，实际上也是维护了组织长期、稳定发展的基本目标。

## 二、社区公众

**1. 社区公众的概念** 社区普遍存在于城市生活中，一般是以居住区域集中自然形成的。社区公众是指组织所在地的区域关系对象，包括当地的政府部门、地方团体组织、左邻右舍的居民百姓。社区关系亦称作区域关系、地方关系、睦邻关系，是一种受社会主流文化影响的、在地理位置上和思想与行为交流上接近的微妙关系。在一个社区内，组织一般是最具有人力、物力、财力的社会成员。因此，组织的社区关系重点，应着眼于尽可能满足该社区对它的基本要求。

**2. 社区公众的特点** 社区在地理上与组织密不可分，是一个组织生存和发展的基本环境，是组织的根基。社区公众与组织有着共同的生存背景，是一种"准自家人"的特殊关系。社区公众的特点包括三个方面：近距离接触而缺乏沟通、存在共同的利益关系、可以因管理者的思想与行为而改变距离的关系。

**3. 社区公众与组织关系的协调** 社区是企业组织的根基所在。企业的生存发展有赖于良好的社区环境。社区公众实际上是组织内部员工的延伸，许多员工就是当地社区的居民，社区居民又往往是最稳定的顾客，组织作为法人又是社区的公民，所以要争取社区的支持。

协调好同社区公众的关系对于提高社区居民生活质量，扩大就业，化解社会矛盾，促进和谐社会建设具有重要意义。要充分发挥组织在社区服务中的作用，至少需要做到三点。

（1）了解社区需求，为社区居民服务 企业要着眼于居民多层次、多样化的物质文化需求，特别是对居民最关心、最需要、通过努力又可以解决的问题及时提供服务，为社区居民排忧解难。

（2）加强与社区居民沟通，重视与周边社区互动 组织应该为居民提供就业机会以提升当地的经济生活水准，并运用各项资源参与社区事务和公益活动，提供必要的援助，推行义务活动，促进社会福利，解决自然生态环境及社区各项问题。

（3）热心社区公益事业 社区是一个生活共同体，社区的建设和繁荣也离不开团体居民的努力，企业应该成为所在社区的"好居民"。要热心社区事业，关心社区建设，积极参与社区的各项公益活动，努力为社区出力，做奉献。

【案例】

### 社区卫生服务中心助居民"康复在社区"

"用鼻子吸气，慢慢将我的手顶起来。"病房里，一位老人正在接受康复治疗。呼吸训练进行几个回合后，血氧仪上的数字从 96% 上升到了 99%。

这是 2023 年春节期间发生在北京市朝阳区南磨房社区卫生服务中心的一幕。接受治疗的刘奶奶今年 87 岁，感染新冠后发生了肺炎，加上此前接受过颈椎手术，运动功能也受到了影响。

据她的家人介绍，在刘奶奶到朝阳医院检查、就诊后，医生为她开具了治疗方案，随后转回离家更近的南磨房社区卫生服务中心治疗。现在，专业康复师每天会为她进行呼吸训练和运动训练，她的肺部功能和运动功能也在慢慢恢复。

南磨房社区卫生服务中心是北京市朝阳区两家达到二级康复医院标准的社区医院之一。据中心副主任任菊介绍，该中心分为两个院区，开设 5 个社区卫生服务站，共服务辖区 9.43 平方公里、将近 13 万的人口；开设综合病床 100 张，共 26 个家庭医生团队为居民服务。总体能够满足辖区内居民的基本医疗和公共卫生需要。

　　康复治疗是南磨房社区卫生服务中心的一大服务亮点。今年春节期间，该中心的所有科室对外开放，满足市民就医问药需求。康复病房内，十余位患者的康复治疗也会照常进行。

　　在南磨房社区卫生服务中心康复科，除了新冠感染后的康复工作，还可以为居民提供手术后的运动康复、产后康复等多种服务。在一对一康复训练的过程中，康复师会根据个体情况，为每一位患者制定专属计划。

　　目前，通过建设医联体模式，朝阳区初步形成了"大小一体化、上下一体化、城乡一体化"的工作格局，加强了大医院与基层医院之间的互动。有效促进常见病、多发病、慢性病、康复期患者回归基层医疗卫生机构就诊。

【思考】

　　1. 医联体模式对社区公众的影响有哪些？

　　2. 应如何处理好与社区公众的关系？

## 三、顾客公众

　　**1. 顾客公众的概念**　顾客公众是指购买、使用企业提供的产品或服务的个人、团体或组织。例如，商店的购物者、酒店的客人、药店购药的患者或亲友、医院的病患等处于准备或正在进行购买行为和其他消费行为的个人。良好的顾客关系能够为组织带来直接的利益，同时良好的顾客关系也体现了企业组织正确的经营理念。

　　现在顾客公众的范围较为广泛，既包括个人消费者也包括社团组织用户。非营利性的组织也有其产品和顾客，如学校的产品就是它所提供的教育及合格毕业生，其顾客是学生（及其家庭）和用人单位；政府部门也提供产品，即公共安全、市场监管、市政服务等"公共产品"，其顾客可以是市民、纳税人。

　　**2. 顾客公众的特点**　顾客公众能够为组织带来直接经济效益，顾客就是市场，良好的顾客关系有利于组织的市场销售，能够给组织带来直接的利益。顾客公众是接受企业商品或服务的最大量的公众，是企业外部公共关系的主要对象。满足顾客的需要是企业一切活动的中心和出发点，是企业生存的前提。

　　**3. 顾客公众与组织关系的协调**　顾客公众是与企业具有直接利益的外部公众，是企业组织传播沟通的重要目标对象。现代社会中，任何企业只有把顾客真正放在第一位，才可能取得经营的成功。因此，顾客公众在组织的对外关系协调中占据重要地位，公共关系工作中要充分利用现有资源，为顾客服务，努力留住老顾客，发展新顾客。这种良好关系的协调可以从多方面入手。

　　（1）坚持以顾客为中心的理念。

　　（2）向顾客提供优质的产品或服务。企业"以产品求生存，以质量求发展"，就是要针对不同的顾客的具体要求提供优质的产品或服务。

　　（3）收集、存储、分析和整理顾客信息，了解顾客的心理。

　　（4）对顾客进行情感投资。

　　（5）妥善处理顾客投诉。任何一家企业的产品和服务水平再高，也有白玉微瑕的地方。只要有瑕疵就会有顾客投诉，关键是如何处理顾客投诉。企业要培养员工形成正确对待顾客投诉的理念，建立顾客投诉的反应机制。在处理顾客投诉的过程中，企业及其员工要站在顾客的立场，设身处地为顾客着想，想方设法地平息顾客的抱怨。

总之，企业应以市场为导向，为消费者提供合格的商品和满意的服务，加强信息的传递与沟通，坚持诚信经营，正确引导消费，勇于创新，积极塑造良好的公众形象。企业应及时处理与顾客公众的矛盾，重视与顾客公众的信息沟通，尊重顾客公众的基本权利。良好的顾客关系，可使顾客产生良好的印象和评价，使"回头客"比例逐渐提高，这对提高企业的知名度和美誉度，增加市场影响力和吸引力，具有重要意义。

---

**知识链接**

### 医药市场的顾客特征

与一般商品相比，医药产品或服务具有高度的生命相关性、社会福利性、高度的专业性、需求缺乏弹性、质量要求高等多方面的特点。这些特点会对消费者购买行为产生影响，消费者在购买医药产品或服务时表现出以下几方面的特征。

**1. 代理性**  消费者无论是购买处方药还是非处方药，购买决策很少是由消费者本人做出，具有较强的代理性。一方面，消费者在购买处方药时，必须凭借执业医师或助理执业医师的处方方可调配和购买。由于处方药的高度专业性，消费者作为被代理方，对医生处方行为的影响十分有限，购买处方药品时处于一种被动接受的状态。另一方面，在非处方药购买过程中，虽然消费者具有一定的自主性，但却经常受到销售人员的影响。消费者在购买非处方药时通常希望获得专业人士的指导，多数情况下会依据专业人士的建议进行购买。在这种情况下，虽然消费者在购买行为上具有较多的自主权，但其购买行为的代理性特征仍然十分明显。

**2. 质量优先**  医药产品作为与人们的生命健康高度相关的商品，质量合格的产品可以治病救人，不合格的产品不仅不能救人，甚至还会对人体健康造成危害。正是由于医药产品的这一特性，医药消费者在购买医药产品时首先考虑的是产品质量和疗效，其次才是价格、品牌等其他方面的因素。因此，质量是医药产品的生命线，是影响消费者购买决策的核心要素。

**3. 预期性差**  疾病的发生、发展往往具有不可预期性，而人们一旦患病，对医药产品的需求却又十分迫切。单从个体上讲，由于人们对疾病的不可预期，医药消费者的购买行为预期性差，波动性极大。同时，突发性的公共卫生事件也会引起医药消费者购买行为的巨大变化，这种变化的预期性也很差。

【思考】

1. 如何处理好与医药顾客的关系？

2. 这个案例给我们哪些启发？

---

## 四、媒介公众

**1. 媒介公众的概念**  媒介公众是指新闻传播机构及其工作人员，如报纸、杂志、广播电视、互联网及其编辑、记者等。新闻媒介是专门从事社会公众信息传播的，它一方面是组织公共关系的工作对象，是组织的外部公共关系的公众，具有对象性的特点；另一方面它又负有将组织的有关信息扩散、传播到社会上去的责任，新闻媒介是组织与其他社会公众建立广泛而深刻的联系的桥梁和纽带，具有工具性的特点。由于新闻媒介具有的信息传播功能直接关系到组织的信息扩散及组织在公众舆论中的形象，所以新闻媒介关系对于组织来说就显得尤为重要。

**2. 媒介公众的特点**　媒介公众是公共关系工作对象中最重要、最敏感的一部分。这种关系具有双重性：一方面，新闻媒介是组织与广大公众沟通的重要中介；另一方面，新闻界人士又是需要特别争取的公众对象，是媒介与公众对象的合一。因此，媒介公众成为组织对外传播的首要公众。

**3. 媒介公众与组织关系的协调**　公共关系的一项重要任务，就是为组织创造良好的公众舆论，争取舆论的理解和支持。与媒介之间建立良好的关系，有利于争取媒介报道的机会，形成良好的公众舆论环境。组织可以从如下几方面入手。

（1）尊重新闻媒介的基本权利，与新闻机构及其从业人员建立相互信任的关系。

（2）对新闻媒介要以礼相待，对待各新闻机构和记者、编辑，要友好热情，提供必要的帮助和服务，不要和新闻媒介发展庸俗关系；要以诚相待，对不同级别的新闻媒介一视同仁；同时要注意正确处理媒介或者记者的失误报道。

（3）组织必须主动、自觉地打破传统的封闭性，主动与媒体组织及其人员协调好关系，主动邀请他们来宣传、报道组织的正面消息。同时，要注重这项工作的长期性和持续性，对待新闻媒体不能急功近利，不能采取"临时抱佛脚"的实用主义态度。

（4）组织应熟悉新闻媒介工作形式和活动方式，熟悉新闻媒介的特点，例如传播方式、渠道等，以便于在公关过程中，能及时选择适宜的传播媒介，同时提供适当的新闻素材，以增强传播效果。

## 五、政府公众

**1. 政府公众的概念**　政府公众是指社会组织与政府沟通的具体对象，包括政府各行政机构及其工作人员，诸如环保部门、税务部门、审计部门、公共卫生和质量检测部门等。

**2. 政府公众的特点**　任何社会组织都必须接受政府不同程度的管理和制约，因此需要与政府的有关职能机构和管理部门打交道，这是所有传播沟通对象中最具有社会权威性的对象。因此，政府公众是一类特殊的公众群体，它是综合协调、宏观调节社会组织行为的权力机构，是社会组织与外部公共关系中最为重要的关系之一。

**3. 政府公众与组织关系的协调**　政府与社会其他组织相比，在拥有权力、掌握资金、了解信息、控制舆论上拥有较大优势，因此组织应处理好与政府的关系，争取政府对组织的了解、信任和支持，从而扩大组织影响，可以从如下方面入手。

（1）组织要自觉接受政府的管理和指导　熟悉政府公众各项政策、法规，恪守政府有关政策法令。

（2）积极参与政府组织的社会公益活动　帮助政府解决就业、环保等难题，如通过公益广告对政府的政策、法规、重大的社会活动表示支持；通过赞助活动为政府排忧解难等。

（3）熟悉政府机构的部门设置及其职能　组织与政府日常交往的主要对象是其主管部门或一些相关的具体职能部门，熟悉政府机构的内部分工、工作范围、工作程序等，可减少"公文旅行"等现象，提高办事效率。

（4）注重自身形象，吸引政府对组织的关注和支持　组织要想获得政府支持，需要加强形象管理，避免恶性事件的负面形象。

## 六、名流公众

**1. 名流公众的概念**    名流公众是指那些对于公众舆论和社会生活具有显著影响力和号召力的社会名人，比如政界、商界的首脑人物，教育和学术界的有影响人士，从流行的社会特性思考，文化、艺术、影视、歌坛和体育方面的明星也可以纳入此类公众的范畴。名人是新闻或社会舆论关注的热点，能在舆论中迅速"聚焦"，对扩大组织的传播起着推广的作用。组织要取得名人效应，必须与社会名流建立良好的关系。

**2. 名流公众的特点**    这类公众的数量较少，但对公众的影响力很强，社会能量很大，能够在社会舆论中起到焦点的作用。公共关系部门通过名流公众进行本组织的公众传播工作，具有事半功倍的效果。名流公众以宣扬社会道德、引导公民遵守各种法律、法规及倡导良好的社会风尚作为自己的基本职责，也有名流不注意名节而对公众产生误导，对此类因利益而产生的权利要求应该加以制约，以达到净化社会风气的目的。

**3. 名流公众与组织关系的协调**    与名流公众建立良好的关系，可以通过向权威专家请教，提高决策能力，并且借助名流公众的地位、身份和声誉提升组织的身价和知名度。同时，利用名流的社会关系网络及其相应影响，能扩大组织公共关系的范围，搭建吸纳社会资源的通道，创造更多有利于组织发展的良机。在名流关系中要尽可能避免两种现象：一是名人泡沫；二是法律纠纷。

## 七、国际公众

**1. 国际公众的概念**    国际公众是指组织在国际性活动中面对的不同国度和不同文化背景的公众，包括政府、媒介和顾客等。

**2. 国际公众的特点**    国际公众是一种跨文化传播与沟通的对象，涉及与公关主体所在国不同的语言、文字、历史、风俗、社会制度和公众心理。国际公众具有与政府公众、媒介公众和顾客公众相同的权利要求。

**3. 国际公众与组织关系的协调**    全球经济一体化使我们认识到，建立良好的国际公共关系的目的就在于争取国际公众和舆论的了解和支持，为社会组织塑造良好的国际形象，实现社会组织效益的最大化，使社会组织获得一个良好的国际生存和发展环境。

## 八、其他公众

除了上述公众外，还有金融公众、竞争公众等其他公众也是比较重要的。

**1. 金融公众**    金融公众是指各银行等金融机构及其工作人员。没有银行的支持，社会组织的业务开展、经营活动的进行就举步维艰，难以生存和发展。因此，社会组织必须与金融界保持良好的关系，为社会组织的发展提供各种有利的外部环境。

**2. 竞争公众**    竞争公众是指社会组织与自己的竞争对手。与竞争公众的竞争要遵循相关的法律、法规。良好的竞争关系，是社会组织在社会主义市场经济条件下的一种良性竞争，是社会组织长远发展的基础。社会组织在良好的市场氛围下，通过平等、公正的竞争得以共同提高和发展。

公共关系中的公众是一个包罗万象的群体，不同的情况就会有不同的公众，不同的公众组合必然存在各种差异，这给公共关系的工作带来随时的变化。所以，首先要了解公众才能做好与公众的沟通，熟悉公众才能使公关工作落到实处，干出成效。知己知彼，百战不殆。在公共关系的科学理论体系中，公众是实施公关工作的关键所在。

# 【本章小结】

公众是组织赖以生存的基础，是公关主体开展公共关系活动的对象。衡量公关工作的成败的标准是公众需求满足的程度。

在现实生活中，公众是一个极其复杂的网络系统。公众按照各种分类标准可以分为许多类型，不同的社会组织，社会组织的不同发展阶段，面对不同的公众，具体的公共关系目标是不同的。

公共关系的过程是组织与公众之间经过传播沟通活动相互影响、相互制约的过程。作为公共关系对象的公众并非完全被动，其观点意见、态度和行为在公关过程中会不断发生变化，组织在开展公关活动前，必须对公众进行分类，了解和掌握公众的心理状态，才能确定公关目标从而制定公关计划。对公众进行必要的分类，把握其内在规律性，是公关人员必须掌握的基本功。

公关主体在组织运行过程中必须高度重视公众的利益，了解公众的意见，满足公众的需求；必须加强与公众的沟通，争取公众的理解，赢得公众的支持。

**【思考题】**

1. 简述公众的含义、特点与分类。

2. 分析流言对公众行为的影响。

3. 分析内部公众在社会组织中的重要作用。

4. 对于保健品广告宣传来说，如何界定其目标公众？

5. 公共关系人员应该如何协调和不受欢迎公众之间的关系？

# 第五章
# 公共关系的传播

扫一扫，查阅本章数字资源，含PPT、音视频、图片等

## 教学目标

1. 掌握公共关系传播的内容、类型和模式。
2. 熟悉组织传播的类型和大众传播媒介的特点。
3. 了解具有代表性的大众传播。

## 【案例】

### 中医孔子学院——开启中国文化传播的新窗口

2010年6月20日，习近平同志在澳大利亚墨尔本出席皇家墨尔本理工大学中医孔子学院授牌仪式并发表讲话。他强调："文化教育交流，贵在心灵沟通。中澳两国虽然历史文化不同，但多年来两国在人文领域相互借鉴和交流合作取得丰硕成果。中医药学凝聚着深邃的哲学智慧和中华民族几千年的健康养生理念及其实践经验，是中国古代科学的瑰宝，也是打开中华文明宝库的钥匙。中医文化充分体现了中华优秀传统文化的核心价值观念、原创思维方式，融合了历代自然科学和人文科学的精华，吸收了儒家、道家乃至佛家文化的智慧。它是古代唯一流传至今并且仍在发挥重要作用的科技文化形态。"

中医孔子学院把传统和现代中医药科学与汉语教学相融合，不仅开创了孔子学院办学的新模式，也为澳大利亚民众开启了一扇了解中国文化新窗口，为加强两国人民心灵沟通、增进传统友好搭起一座新的桥梁。作为中医药文化传播的平台，中医孔子学院最重要的任务是向国外民众介绍中医药知识和中医药文化，向世界展示中华民族的认知方式、价值取向和审美情趣，增强中医药文化的国际竞争力和吸引力。中医孔子学院是我国在海外设立的以推广和传播中医药文化为宗旨的机构，它建立的背景是"中医热"全球升温，学习中医药知识和中医药文化成为世界各国的迫切要求。

## 【思考】

1. 结合此案例，思考中医药文化传播对中医药发展的意义？
2. 结合当前实际，思考如何更好地促进中医药的广泛传播？

优秀的公共关系传播人才，不仅需要深厚的文化底蕴、扎实的专业基础，而且还需要具有相应的公关素养：通晓传播知识、深谙传播规律、掌握传播技巧、善于驾驭不同的媒介。

# 第一节　公共关系传播的要素和模式

## 一、公共关系传播的含义与内容

### （一）传播的含义与内容

汉语中的"传播"，与英语中的 communication 相对应。在《新英汉词典》的解释中，communication 一词包含着丰富的含义，诸如通讯、通知、信息、书信；传达、传授、传播、传染；交通、联络；共同、共享等。在汉语中，"传播"一词使用的历史其实非常悠久。据考证，传播最早出现在 1400 多年前，见于《北史·突厥传》中的"传播中外，咸使知闻"。从其使用可见"传播"从诞生起就与信息密切相关。今天，"传播"是指人们通过有意义的符号和通道，表达与理解某种事实、观点、态度或情感，输出与接收某种信息的社会互动过程。对于这个定义，应从以下几个方面来理解：

**1. 传播是人类的活动**　人是传播的主体和轴心。人既是信息的传播者，也是信息的接收者；既是行为的施控者，也是行为的受控者；既是产生传播的原因，又是导致传播的结果。对此，传播学者施拉姆和波特曾论述道："传播是人做的某种事。它本身没有什么不可思议的，除非是传播关系中的人使之成为不可思议；信息本身并无含义，除非是人使之有含义。"因此，传播是人类的独创和特权，传播也因此充满了社会性。

**2. 传播是信息的交流**　传播与信息密不可分，信息是传播的内容，传播因信息而展开，没有了信息就没有了传播。在信息传播过程中，传播者不是简单地输出信息，还包含有复杂的双向交流；受传者也不是被动地接收信息，还包括主动地收集与反馈。因此，传播的过程中充满了信息的传递、采集、理解、接纳、制作、回馈等具体行为。在传播中，一切围绕信息而展开。

**3. 传播离不开符号和媒介**　媒介负载着符号，符号负载着信息。换句话说，符号是信息的具体表露，媒介又是符号的物化载体。没有听觉符号、视觉符号等各种感官符号，信息内容就难以表达；同样，没有报纸、广播、电视、网络等各种媒介，符号就无法进入人的感觉器官。所以，符号与媒介是一切传播活动赖以实现的中介。而这也恰是让人类的传播行为成为一种意识行为，从而区别于其他生物界的无意识的、本能的传播行为的根本标志。

**4. 传播的目的是希望发生相应的变化**　不论是传播信息还是接受信息，每一个参与活动的人都是有意图的，不管他是否意识到。只要人在传播中发生了相应的变化，至少可以说明三点：传者送出了信息，受者收到了信息，并且产生了传播效果。这种"相应的变化"并不专指态度与行为的改变，还包括情报资料的获得、知识的增加、见闻的扩大、感情的沟通、精神的愉悦、情况的了解、事实的澄清等。总之，人不会无缘无故地传播信息，也不会莫名其妙地接受信息。

### （二）公共关系传播的含义与内容

公共关系传播是传播行为在公共关系领域的具体体现，是社会组织为了提高知名度和美誉度，通过包括大众媒介在内的各种媒介，有意识、有计划、有目的、有规模地与公众进行双向的信息交流与沟通的活动。与一般性的传播行为相比，公共关系传播具有三方面内容。

**1. 公共关系传播的主体是组织**　在一般性的传播行为中，传播的主体既可以是个人，也可以是群体，还可以是组织，以及专门的信息传播机构，如大众媒介。但是，在公共关系传播中，传播的主体却非常明确，即力图通过公关传播来塑造自身形象的组织。当然，以组织为主体而展开的公关传播中，同样会出现个人传播、群体传播、大众传播的行为或现象，但是，这些行为或现象均是为组织的公关传播而效力，或者说，它们是组织总体的公关传播中的部分而已。

**2. 公共关系传播的客体是公众**　服务于组织公共关系活动的传播，其客体当然与组织公关活动的客体相一致。公共关系传播的客体包括两部分，一部分是组织内部公众，内部公众是构成一个组织的重要因素，公共关系传播的任务之一，就是要沟通、协调组织内部的信息联系，消除各种不利因素，使组织达到团结、和谐的局面。另一部分是与组织构成某种特定联系的外部公众。这些外部公众构成了组织生存和发展的外部社会环境，组织绝不能忽视他们对自己的认知、态度和情感。而要知晓这些并影响他们，组织只有借助公关传播的手段。

**3. 公共关系传播的内容是对组织有利的信息，而不是有损组织声誉的信息**　塑造组织形象，提高知名度和美誉度，是组织公共关系的终极目标。因此，只传播对组织有利的信息，也就成了组织公关传播的潜规则之一。当然，这一规则仍要基于事实，而不能粉饰和歪曲信息。组织公关传播所传播的有利信息，既包括利好消息，也包括对负面消息的澄清和解释。其中，传播前者对组织的形象塑造有直接的意义，旨在促进；传播后者对组织的形象塑造有间接的意义，旨在挽救。

### 二、公共关系传播的要素与模式

#### （一）公共关系传播的要素

与一般性的传播行为一样，一个完整的公共关系传播也包含六个基本要素，分别是：传播者、传播内容、目标公众、传播通道、传播环境和传播效果。

**1. 传播者**　公共关系传播者是组织信息的采集、发布者，是代表组织行使传播职能的人。公共关系传播者是公共关系的主体，因为它是构成传播过程的主导因素。在协调公众关系、改善周围环境的过程中，在树立自身形象、提高信誉的过程中，在沟通内外联系、谋求支持与合作的过程中，公共关系传播者居于主动地位，起着控制者与组织者的作用。它的任务，是将外部的信息传达给组织内部公众，同时将有关组织的信息发布出去，传递到目标公众那里。

**2. 传播内容**　公共关系传播内容是指传播者发出的有关组织的信息。虽然公共关系传播具有规模化的信息量，但并不是所有有关组织的信息都适宜对外传播。严格地说，公共关系传播的内容只是能有助于提升组织形象的信息。就类型而言，大致有两类。①告知性内容，即向公众介绍有关组织的情况，如组织的目标、宗旨、方针、经营思路、产品情况和服务质量等。在信息传播过程中，告知性内容往往以动态消息或是专题报道的形式出现。②劝导性内容，即号召公众响应一项决议，呼吁公众参与一项社会公益活动，或者劝说人们购买某一种品牌的商品。此类内容的传播多采用广告的形式。

**3. 目标公众**　公共关系传播的目标公众是指与组织有着一定利益关系的特定公众，包括组织内部公众和组织外部公众。他们是组织意欲影响的重点对象。目标公众是公共关系传播的终端，特点是：①目标公众是具体、可知的，也就是说，每个组织都有自己特定的目标公众。②目标公众是复杂的，尽管某些个人由于某种共同特性构成了某一组织的公众，但他们之间有着明显的差异。③目标公众往往趋向集合，即当组织与公众之间的利益关系变得突出时，原来松散的公众个体就会趋向集中，从而显示出其集体力量。

**4. 传播通道**　传播通道是指信息流通的载体，也称媒介或工具。人们通常把用于传播的工具统称为传播媒介，把公共关系活动中使用的传播媒介统称为公共关系媒介。可供公共关系人员使用的传播媒介有两种，一种是大众传播媒介，一种是人际传播手段。具体地说，公共关系传播媒介是各种各样、丰富多彩的，常见的有：①文字媒介，如报纸、书籍、海报、传单、组织名片与函件等。②电子媒介，如广播、电视、电影、网络等。③标识，如商标、门面、包装等。此外，还有非语言传播媒介，如表情、体态、目光等。

**5. 传播环境**　在公共关系传播中，时空环境和文化背景这两大因素会极大地影响传播的效果。

（1）时空环境对公关传播的影响是不言而喻的。就时间而言，传播时机的选择，对传播效果会产生间接甚至直接的影响。比如，在组织遭遇了谣言诋毁时，面对由此造成的负面影响，组织该何时出面发表声明，显然存在一个传播时机的问题，而且该时机的选择直接影响到危机公关的效力。就空间而言，其对传播效果的影响主要涉及环境的气氛，而气氛又涉及人和物两个因素。一场原本气氛极佳的会议，可能因为一位出言不逊的参与者而冷场；还可能因为环境的嘈杂而难以取得理想的传播效果。

（2）文化背景也是公关传播必须关注的重要因素。传播总是在特定的文化背景下进行的，在传播过程中，传受双方的思维方式、价值观念、风俗习惯等都会对传播效果带来影响。为此需要重点考虑的是传受双方文化的纵向差异，如两代人之间，以及横向差异如跨文化传播。

**6. 传播效果**　公共关系传播效果是指目标公众对公关传播的反应，也是公关人员对传播对象的影响程度。传播效果理论先后出现过"传播万能论""有限效果论""两极传播模式""多极传播模式"等。传播效果理论的演变告诉我们，大众传播媒介固然能够影响受众原有的观念，但其效果不是无限的。在实际工作中，公共关系人员不能把大众传播媒介作为唯一的手段，而应当将它与人际传播、群体传播等多种方式结合起来，以便收到更好的效果。同时，受众的被动地位是相对的，他们对信息的注意、理解和记忆都是有选择的。公共关系人员可以通过各种调查手段（如观察、访问、文献分析、抽样调查等）了解公众对信息的接受程度，知己知彼，百战不殆。此外，为了追求强势的传播效果，还要重视专家、学者、社会名流等"意见领袖"的引领作用，设法通过他们影响公众。

## （二）传播模式

传播模式是指为了研究传播现象，采用简化而具体的图解模式来对复杂的传播现象、传播结构和传播过程进行描述、解释和分析，以求揭示传播结构内部因素之间的相互关系。20世纪20年代以来，西方传播学研究中出现了反映不同观点和不同研究方法的多种模式，但还没有一个被普遍接受的模式。早期多为单向线性模式，50年代以来普遍强调传播是双向循环过程。具有代表性的传播模式有两级传播模式、施拉姆模式、拉斯韦尔"5W"模式、香农－韦弗模式和德弗勒模式。

**1. 两级传播模式**　20世纪40年代由美国社会学家P.F.拉扎斯菲尔德提出，此模式强调"舆论领袖"的作用。西方研究者认为，两级传播模式综合了大众传播和人际传播，但夸大了"舆论领袖"的作用及其对大众传播媒介的依赖性，把传播过程简单化了。将受众截然分为主动和被动、活跃和不活跃两部分，不符合传播的现实情况。此模式以后演变为多层次的N级传播模式（图5-1）。

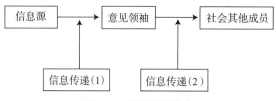

**图 5-1　两级传播模式**

**2. 香农－韦弗模式**　香农－韦弗模式又称传播的数学模式，1948 年由美国数学家 C.E. 香农和 W. 韦弗提出。其特点是将人际传播过程看作单向的机械系统。西方研究者认为，此模式开拓了传播研究的视野，模式中的"噪声"表明了传播过程的复杂性，但是"噪声"不仅仅限于"渠道"（图 5-2）。

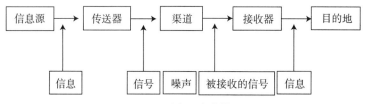

**图 5-2　香农－韦弗模式**

**3. 拉斯韦尔"5W"模式**　拉斯韦尔"5W"模式又称传播的政治模式，1948 年由美国政治学家 H.D. 拉斯韦尔在《传播在社会中的结构与功能》一文中提出，之后被广为引用。

①谁（who）。

②说了什么（say what）。

③通过什么渠道（through what channel）。

④对谁（to whom）。

⑤取得什么效果（with what effects）。

可以看出，这五个 W 是按照一定的内在顺序呈线性排列，组成了简单的传播过程。

西方认为"5W"模式概括性强，对大众传播的研究起了很大的推动作用，但它忽略了"反馈"传播因素，因而无法体现人类传播的双向互动的特质，有一定的局限性（图 5-3）。

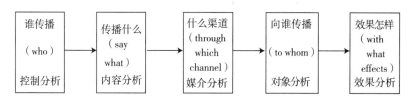

**图 5-3　拉斯韦尔"5W"模式**

**4. 施拉姆模式**　施拉姆模式 20 世纪 50 年代由美国传播学者 W. 施拉姆提出，是较为流行的人际传播模式。此模式强调传者和受传者的同一性及其处理信息的过程，揭示了符号互动在传播中的作用。图中的"信息反馈"，表明传播是一个双向循环的过程（图 5-4）。

**5. 德弗勒模式**　德弗勒模式又称大众传播双循环模式，20 世纪 50 年代后期由美国社会学家 M.L. 德弗勒提出。在闭路循环传播系统中，受传者既是信息的接收者，也是信息的传送者，噪声可以出现于传播过程中的各个环节。

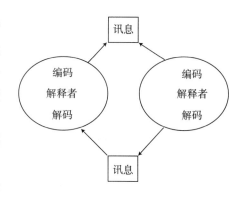

**图 5-4　施拉姆模式**

此模式突出双向性，被认为是描绘大众传播过程的一个比较完整的模式（图5-5）。

图 5-5　德弗勒模式

## （三）公共关系传播的模式

公共关系传播的模式主要有新闻代理模式、公共信息模式、双向非平衡模式和双向平衡模式4种。

**1. 新闻代理模式**　新闻代理模式的运用，通常是旨在追求大众传媒对一个组织有利宣传的公共关系活动，且时有某种欺瞒的方式。

**2. 公共信息模式**　公共信息模式是组织内的公共关系人员利用大众传媒对外发布相对客观的信息，它像控制组织内通讯、宣传册、邮递信件那样试图去控制媒介。

**3. 双向非平衡模式**　双向非平衡模式是运用调查等一系列手段来设计并传播那些旨在劝服公众按组织意图行动的信息。

**4. 双向平衡模式**　双向平衡模式是通过建立公共关系数据库，搜寻、跟踪日益复杂的公众变化的信息，不断调整，积极有效地开展公共关系工作。

新闻代理和公共信息这两种模式都是单向公共关系的模式，它们并不是建立在调查和战略计划的基础上。新闻代理、公共信息和双向非平衡模式也都是不平衡的，因为它们只求改变公众的行为，而不愿改变组织的行为。双向平衡模式是一种理想的公共关系传播模式，它符合现代社会通过谈判、协调、合作，追求双赢、和谐、可持续发展的理念，但它不是当今公共关系实践的唯一模式。

# 第二节　公共关系传播的类型

人类社会的传播类型可以分为人际传播、组织传播和大众传播。这三种传播类型对公共关系均有特定的意义。

## 一、人际传播

### （一）人际传播的含义和特点

**1. 人际传播的含义**　人际传播是最常见、最广泛的一种传播方式，指的是个体与个体之间的信息相互作用。人际传播有两种类型：①面对面进行的直接的人际传播，它一般通过语言、动作和表情等媒介进行交流。②通过中介进行的间接的人际传播。它通常通过电话、电报和书信等媒介进行交流。社会进步对人际传播的影响，突出表现为不断更新和扩大第二种人际传播方式。

**2. 人际传播的特点**　人际传播具有如下特点：

（1）感官参与度高，情感性强　在直接性的人际传播活动中，由于是面对面的交往，人体全部感觉器官都可能参与进来，接收信息和传递信息。即使是间接性的人际传播活动，人体感官参与度也相对较高。

（2）信息反馈的量较大，速度较快　在面对面的信息传播中，我们可以迅速获悉对方的信息反馈，随时修正传播的偏差。传播对象也会为传播者情感所打动，主动提供反馈意见。如果有了传播媒体的中介作用，信息反馈的数量和速度都将受到限制，因为冷冰冰的媒体可能会使传播对象不愿参与反馈意见。

（3）信息传播的符号系统多　人际传播可以使用语言和大量的非语言符号，如表情、姿势、语气、语调等。许多信息都是通过非语言符号获得的。大众传播所使用的非语言符号相对较少。

## （二）人际传播的网络

人际传播的网络是相互交流信息的人们之间所形成的某种交往状态的模式。在社会错综复杂的交往关系中，一个人可以定位于多种人际传播网络的模式中。国外学者 H.J. 里维特为了测定不同的传播模式对于解决问题的影响，进行了一个在 5 人群体中设定 4 种人际传播网络的实验，即环形网络、链形网络、Y 形网络、轮形网络。H.J. 里维特（1951 年）研究了 5 人群体的几种典型的沟通网络，各型的集中化程度不同，信息交流的自由度也不一样。在环形网络中，全体成员是平等的，每个人只能与两个邻居交流，这种结构的集中化程度最低，自由度最高。在链形网络中，处于两端位置的人只能与一个邻居交流，最为不利；另外 3 个成员从可以交流的人数上看是平等的，但中间的人更有利。链形结构的集中化程度也较低。在 Y 形网络中，处于末端的 3 个人各有一个交流者，另外两人中，一个能与两人交流，一个能与 3 人交流，Y 形网络的集中化程度较高。在轮形网络中，处于中间地位的人能与其他成员自由交流，其他成员只能与他交流，这种结构的集中化程度最高，交流的自由度最小（图 5-6）。

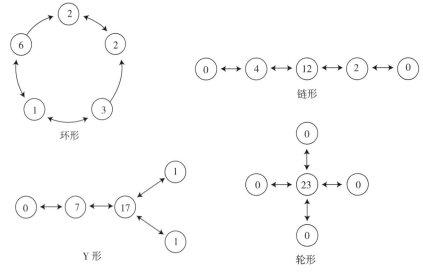

**图 5-6　人群中几种典型的沟通网络**
（圆圈中的数字表示处于那个位置上的人被选为领导的次数）

实验表明，沟通网络的类型能影响群体生活的许多方面，如群体士气。里维特发现，沟通网络的集中化程度越低，成员间交流的自由度越高，则群体成员的满意度越高。那些能够与每个成员都自由交流的人最满意。相反，处于沟通渠道末端的人只能与一个人交流，满意度最低。由于群体的整体士气依赖于所有成员的满意，而不只取决于某个核心人物是否高兴，所以环形结构群体的整体满意度最高，因为这种结构中每个成员的沟通机会均等。

**1. 有效的人际传播是培养组织内部"家庭式氛围"的必备条件** 重视内部公众关系是现代组织的一个特点，内部公众关系的和谐依赖于有效的人际传播。人际传播和沟通的工作做得好，有助于组织内部形成和谐、融洽、一致的人事环境，会使人们感到置身于组织之中犹如置身于自己的家庭之中，从而形成理想的"家庭式氛围"。日本的一些企业在这方面，具有独到之处。如松下集团倡导的"和亲一致"的内部公关理念，正是致力于营造"家"的氛围。

**2. 有效的人际沟通是增强组织凝聚力和向心力的重要因素** 凝聚力和向心力是将组织内部各个成员吸引在集体里面的合力。一个组织的凝聚力和向心力通常是评价组织形象的重要指标。在一个群体里，通过有效的人际传播和沟通，可以让员工体会到尊重、理解、公正、公平，从而使每个人对集体产生深深的心理认同，继而增强组织的凝聚力和向心力。

**3. 有效的人际传播有助于提高工作效率，顺利完成组织的目标** 如果人际传播做得好，彼此之间没有信息盲点，组织成员间可以通力配合、群策群力，心往一处想，劲往一处使，必然有利于提高效率，促进工作目标的顺利完成。反之，假如人际传播不力，彼此之间存在信息壁垒，必然缺乏默契，甚至相互猜疑、抵触，把大量的精力浪费在错综复杂的人际内耗中，从而影响工作效率的提高和群体目标的实现。

### （三）人际传播的技巧

**1. 有效的人际传播要求人们相互尊重和理解** 尊重是一种礼貌，理解意味着共鸣，两者相加，构成有效人际传播的重要基础。礼貌能让沟通双方拉近距离、启动对话，做到"知无不言"；共鸣能让沟通双方话语投机、由浅入深，做到"言无不尽"。如此，人际传播便不仅能顺利完成，更能事半功倍。否则，不仅可能出现"话不投机半句多"的情况，还可能使人际沟通彻底中断。例如，销售人员在为顾客服务时，开始还算礼貌，但是后来面对顾客太多挑剔的询问产生了厌烦，说出"你哪来这么多问题"之类的话，可以想象，这次的人际沟通必然以失败告终，销售人员的销售目的也必然难以达成。

**2. 有效的人际传播要求人们最大程度地消除障碍、实现双向沟通** 沟通由传递和反馈两个阶段组成，它是表达－理解－表达循环往复的过程。它要求传受双方消除障碍、双向沟通，最大限度地提高信息互动的质与量。在沟通过程中，常常会出现的障碍包括语言障碍、观念障碍、习俗障碍和知识障碍。要排除这4种交际障碍，传受双方必须尽量扩大共识区域，包括共同的语言工具、知识背景、文化背景、价值观背景等。例如，公共关系人员在传播时，如果忽视了对方的专业知识差距，不注意对术语进行通俗化的讲解，或者不注意使用规范的普通话，那么顾客就会不知所云。如此一来，人际传播的障碍就形成了，并且会直接影响到公关目的的达成。

**3. 有效的人际传播要求人们注重协调、力求平衡** 有效的沟通是由不平衡走向平衡的过程。平衡理论认为，为了达到平衡，传受双方均应以成人的姿态参与沟通，即 A–A 式平行沟通。A–A 式平行沟通来源于人格结构的 PAC 沟通理论。PAC 是人的 3 种自我状态的简称。其中，P（parent state）表示父母状态，它以优越感和权威为标志，其语言和行为往往带有批评性、支配性和评价性；A（adult state）表示成人状态，它以稳重和理性为标志，其语言和行为充满自信、分析和理解，富有教养和平等精神。C（child state）表示儿童状态，它以变化无常和感情冲动为标志，其语言和行为往往是任性、随意和草率的。可见，A 状态是一种成熟、理性、符合逻辑的思考和表达方式，也是一种理想的沟通和交流形式，对实现平衡、谋求和谐具有重要意义。P、C 两种状态往往影响沟通，不利于人际关系的融洽和协调。因此，A–A 式平行沟通也是人际传播和沟通的重要原则。

## 二、组织传播

### （一）组织传播的含义与特点

**1. 组织传播的含义**　组织传播是指围绕着相应的组织目标，组织成员之间和组织与外环境之间所进行的信息传播以达到组织内外关系协调的活动。通俗地讲，组织传播就是某个组织凭借系统的力量进行的有领导、有秩序、有目的的对内和对外的信息传播活动。

**2. 组织传播的特点**　组织传播最主要的特征就是传播必须凭借组织自身的系统进行。最简单的组织传播例如上司同下属的谈话，它与两个普通人间的自由交谈的区别在于：上司同下属的关系是组织系统的一部分，在这个系统中，上司和下属分别担当着特定的角色，形成了特定的权利、义务关系，因而在信息传播方面，上司就有按照组织的意志下达指示的权利，下属则有认真听取并执行的义务；反过来，下属也有提出意见、反馈情况的权利，上司则有认真听取并加以研究或向上转达的义务。由此可见，组织传播是以组织系统自身固有的强制力来保证的，从传播内容到传者和受传者的关系都要符合组织的规范，因而不同于一般的人际传播。

### （二）组织传播的类型

根据组织所展开的信息传播范围，可以将组织传播分为组织内传播和组织外传播两种类型。

**1. 组织内传播**　组织内传播是组织维持其内部统一，实现整体协调和整体运行的过程。组织内传播一般有两种信息渠道，即正式渠道和非正式渠道。

（1）组织内传播的正式渠道　指的是信息沿着一定的组织关系（部门、职务、岗位及隶属或平行关系）在组织内流通的过程。其传播形态可分为纵向传播和横向传播两种。

1）纵向传播有单向流动的特点，根据信息的流向，又分为上行传播和下行传播。

①上行传播。上行传播指的是下级部门向上级部门、部下向上司汇报情况，提出建议、愿望与要求的信息传达活动。上行传播通常是为了请示、询问、建议、汇报等目的。从上一层管理者来看，上行传播是对下行传播的反馈，但是，上行传播可能遇到一些问题。首先是信息过滤的问题，由于下级倾向于向上传递那些会加强他们地位的信息，同时倾向于过滤掉对他们不利的信息，从而导致"报喜不报忧"。其次是延迟的问题，下情上传往往要经过层层传达，若再遭遇因责任心缺失而带来的耽搁，必将导致信息大大滞后。促进上行传播主要通过建立鼓励沟通的传播制度。首先，应该制定鼓励上行传播的规章制度，保障下级向上级反映问题的权利，规定下级向上级如实反映问题的义务。其次，要保护员工提出与高层管理者不同意见和建议的权利，建立保障这种权利的组织规则。另外，还应制定广开言路的具体制度，包括组织内部的小组咨询会、职工大会、职工代表会、意见调查、领导信箱等。

②下行传播。下行传播是信息从上级流向下级的传播过程。组织内权力的行使必须通过下行传播才能实现。同上行传播一样，下行传播也会遇到一些问题。首先，下行传播可能会过多依赖

书面传播的方法，缺少面对面的直接沟通。其次，下行传播还面临信息过载的问题，即信息量超过接收者所能处理的限度。此种情况下，下级员工往往采用筛选法过滤信息，从中挑选一部分进行处理，而将其他的束之高阁。第三，多头指示、相互矛盾。在下行传播中，很可能出现几个上司就同一件事对同一个下级下达相互矛盾的指示，造成信息不明确，从而影响办事的效率。第四，只发指示，不解释意义。有的上级人员认为上级指挥下级，下级必须服从，理解要执行，不理解也要执行，没有必要解释。这种观念是错误的，人非机器，理解行为的意义对人的行为具有动力作用。

2）横向传播。横向传播又称水平传播，是指组织内部的个人与个人之间、部门与部门之间因组织需要按照组织程序所进行的传播，双向性强，互动明显。其目的是为了相互之间的协调配合。在横向传播中，传播双方不具有上下级隶属关系，平等的协商与联络是传播的主要形式。横向传播是否活跃，对组织具有重要意义。如果横向渠道不畅，轻则会带来各部门、岗位之间的相互推诿、互不合作，严重影响组织的工作效率；重则会造成各部门、各成员之间各自为政，形成隔阂、矛盾和冲突，破坏组织的有机统一。因此，在一个组织内，横向传播也必须得到制度的有力支撑。

（2）组织内传播的非正式渠道　指的是制度性组织关系以外的信息传播渠道。非正式渠道中的信息传播，不是出于组织的安排，而是组织中人际互动的结果。这样的传播方式具有交流的速度较快、交流的双向平等、交流的信息广泛等特点。

在组织中，非正式渠道传播的促进因素是信息特征、传播情境条件和传播者的动机。任何组织都存在非正式传播，它弥补了正式传播的不足，满足了人们分享信息、交流情感的需要。但是非正式传播存在信息失真、泄密和谣传等问题，因此是利弊参半。

总之，正式渠道的传播体现了组织成员作为"组织人"的特点，非正式渠道的传播体现了组织成员作为"社会人"的特点。非正式渠道能弥补正式渠道的缺陷和不足。加强和疏通非正式传播渠道，在组织内部营造一个积极、健康、活跃的人文环境，能够增进成员的一体感和向心力，使其在组织中的行为更能建立在自觉自愿的基础上，而每个成员的良好精神状态和积极性的发挥，也必将对组织目标的实现产生巨大的推动作用。

（3）组织内传播的形式　组织内传播也是通过多种多样的媒体形式进行的，各种媒体都有自己不同的功能和特点。这些媒体主要包括：

①书面媒体。指以文字形式书写的文件、报告和信件等。书面媒体的好处是信息保真性强，可以防止因传递环节过多而发生的信息变形和转义现象。因此，组织内的重要信息如规章制度、正式决议等，通常都采用书面的形式。但是书面材料的形成需要花费时间，传递速度慢，如果事无巨细都要求采用书面媒体，势必带来形式主义和文牍主义的危害。

②会议。会议是有关人士聚集到同一场所进行议事的一种传播形式。组织中的会议，包括布置工作、收集反应、讨论协商等各种类型，一般都有明确的议题。会议是组织传播的常见形式，其优点是传播面积大、面对面的会场氛围能使与会者集中精力关注特定的问题。但是会议要讲究质量与效果，久议不决的拖沓会风会影响组织的工作效率。

③电话。现代组织的各部门、各岗位之间，一般都由电话系统相互连接。电话是一种简单、灵活、快捷而且具有双向互动性的媒介，可以用于多种传播目的。但是电话仅仅传递声音信息，具有一定的局限性。同时，电话传播的是口头信息，有可能造成信息的失实或失真。

④组织内公共媒体。如一些大型组织的内部报刊、闭路电视等。这些媒体以组织全员为对象，信息内容广泛，从组织目标、宗旨、规章制度的宣传到组织内外的动态新闻；从有关组织活动的论文、建议到个人的诗歌、散文创作；从组织成员的趣闻逸事到丰富多彩的娱乐活动，几乎

无所不包。组织内公共媒体除了具有工作上的指导意义外，更重要的功能是在组织中营造出一种浓郁的人文氛围，活跃组织成员生活，增强成员对组织的凝聚力和向心力。不过，创办这些媒体需要一定的财力、人力、物力，所以中小型组织多采用简报或通讯刊物的形式。

⑤计算机通信系统。计算机通信系统不仅与外部相连，而且是组织内传播的综合性基础设施。它信息处理量大，速度快效率高，集多媒体于一身，而且实时传播能力强，双向互动性显著，其出现与发展使组织传播正在发生革命性变革。

**2. 组织外传播**　组织外传播是组织与其外部环境进行信息互动的过程，它包括信息的输入和输出两个方面。以医药企业为例。

（1）组织的信息输入活动　这是组织为进行目标管理和环境应变决策而从外部广泛收集和处理信息的活动。以医药企业为例，医药企业的目标是生产。生产的医药产品是否为患者需要、能否在市场上卖出去，直接关系到医药企业经营活动的成败。同时，消费者需求和市场是不断变化的，能不能及时把握这些变化并根据变化来调整医药企业的生产活动，同样会对医药企业的生存和发展产生重大影响。因此，医药企业必须建立有效的信息输入渠道。

医药企业的信息输入渠道是多方面的。报刊、广播、电视等大众传媒及互联网等是医药企业重要的信息来源。在现代企业中，一般都设有专门的信息收集和分析部门，如市场调查部、营销部等。这些部门除了担负日常的基础信息的收集和处理任务之外，还对涉及生产和经营的一些综合项目或专项项目进行系统的调研活动。在企业自身的信息采集和处理能力不足或进行一些重大决策之际，企业往往还会聘用外部专家参与，或委托独立咨询机构或大学科研机构进行可行性论证。

现代社会已经进入了信息时代，在市场竞争激烈、环境瞬息万变的条件下，能否拥有一个迅捷可靠的信息系统，是制约医药企业生存和发展的关键。近年来，许多医药企业已经意识到了这一点，正在大力开发将组织智能与计算机智能相结合的新型信息系统，如 MDSS（医药决策支援系统）、MMIS（医药战略信息系统）、MPOS（医药销售数据系统）等。

（2）组织的信息输出活动　组织的信息输出活动也是多方面的。从广义上说，组织任何与外部有关的活动及其结果都带有信息输出的性质。例如，企业组织生产和销售的产品、员工的形象、公司的运输工具等，都携带并输出着组织的有关信息。现代社会，组织的信息输出活动大致分为三个类型：公关输出、广告输出和 CIS 输出。其中，公关输出是指组织通过其策划、开展的任何公关活动向社会公众所传递的有关组织的任何信息。广告输出是组织在自己的所有商业广告和非商业广告中向公众传达的有关组织的任何信息。CIS 输出是组织通过专门设计的标识系统来向公众进行的有关组织的信息传递，一般多为带有自身特色的视觉或听觉符号。

## 三、大众传播

### （一）大众传播的含义与特征

**1. 大众传播的含义**　大众传播是借助报纸、杂志、广播、电视、网络等大众传播媒介，将大量复制信息传递给广泛、分散的受众的传播活动。

**2. 大众传播的特征**

（1）受众的广泛性和异质性　大众传播因为借助了强势的专业媒介，所以拥有人际传播无法比拟的广大的受众，接受传播的人数可以从几百到成千上万乃至数以亿计。同时，因为大众传播的接受者面广量大，他们属于不同的社会阶层和群体，因此具有典型的异质性。

（2）信息通道上布满"把关人"　大众传播与其他几种传播方式的一个很大区别在于信息通

道是高度专业化的媒介机构，如报纸、广播、电视。这些专业化的媒介机构在进行信息整合时，每一个环节都有对信息进行选择、加工、制作的专门人员，他们构成了一个个过滤器，对信息拥有生杀大权。他们是决定某一信息最后能否呈现于公众面前的"把关人"。

（3）信息传递的即时性和超越性　大众传播是凭借大众媒介实现的，它能够在极短的时间内将信息传递给最广大的受众。即时性还意味着同时性，广播、电视、网络的传播可以基本做到同步。不仅如此，大众传播运用日益先进的技术装备，超越时间和空间的能力也不断加强。

## （二）大众传播媒介的种类

大众传播媒介是指以社会公众为传播对象的信息交流中介物，包括书籍、报纸、杂志、广播、电视、网络等多种形式。

**1. 书籍**　书籍是用文字、图画等符号记录和传播知识、文化、思想、经验等为主要内容的印刷出版物，是大众传播媒介家族最古老的一种形式。

（1）优势

①与报纸、杂志等其他印刷媒介相比，书籍的篇幅和容量都要大得多，少则几万字，多则几十万甚至上百万字。因此，书籍的内容丰富，论述和描写详尽、深入、系统。

②适合收藏：书籍可以长期保存信息，长期利用、反复利用。

（2）劣势

①出版周期长，时效性、新闻性较差。

②成本较高，限制了受众对其进行消费的频率。

鉴于书籍的特点，书籍对于组织的公共关系传播而言，一般只是在组织的周年大庆和修订组织公共关系年鉴时，才会考虑使用该种媒介。

**2. 报纸**　作为大众媒介家族中年纪仅次于书籍的形式，报纸的历史已逾千年。时至今日，报纸面对众多电子媒介的冲击，不仅没有削弱其在大众传播中的魅力，反而日益凸显出其不可取代性。报纸的种类很多，可以有很多种分法。根据出版周期，可以分为日报、周报、旬报和半月报；根据内容，可以分为综合性报纸和专业性报纸；根据报纸的性质，可以分为公办报纸、民办报纸、机关报纸、社团报纸、同仁报纸、党派报纸等；根据报纸发行的范围，可以分为国际性报纸、全国性报纸、地方性报纸、地区性报纸；根据出版时间，可以分为晨报、午报、晚报、周末报、星期日报等。

（1）优势

①成本较低：无论是报纸作为阅读品被消费，还是作为公关媒介被使用，价格均是比较经济的。

②内容丰富：报纸上有关于人们社会生活的方方面面的信息，一应俱全。

③选择性强：受众在阅读报纸时，自由度比较大，既可以自由选择阅读的时间和地点，也可以自由选择阅读的版面和内容。阅读报纸，主动权完全掌握在受众自己手中。

④易于保存：作为实物媒介，报纸以纸张作为载体，所以给保存提供了便利。

⑤深度报道：同样一则消息，报纸的报道和分析通常比其他媒介更为详尽、周密、细致。报纸作为知性媒介，其读者往往文化程度较高，因此也可以对报纸的内容反复咀嚼、仔细琢磨、深刻理解。

（2）劣势

①时效性较差：报纸的生产要经过记者的采访、写稿、编辑、组版、印刷、发行等一系列环

节，所以要滞后于新闻事件本身，这是报纸难以克服的硬伤，也是报纸相对于广播、电视、网络来说最相形见绌之处。

②吸引力较弱：报纸以文字传播为主，配以少量的图片，不像广播、电视、网络那样声情并茂，所以缺乏足够的吸引力。

③读者面局限：报纸是知性媒介，其读者群必须有一定的文化基础。报纸的受众面会受到一定的影响。

④缺乏强制性广告影响力：读者买了报纸之后，对于报纸的阅读和支配便有了绝对的自由度。人们对报纸的消费方式是各取所需，只有需要寻找消费指南的读者才会特意去浏览广告。

**3. 杂志**　杂志从诞生至今已有 300 多年的历史。作为人们普遍使用的大众媒介之一，杂志也是组织的公共关系传播必须关注的信息载体。就内容来说，杂志可以分为综合性杂志、专业性杂志和文摘性杂志 3 类。综合性杂志如《半月谈》《瞭望》等；专业性杂志根据专业的不同又可分为文学类、科技类、体育类、军事类、时尚类等；文摘性杂志如《读者》《新华文摘》等。就出版时间来分，杂志可分为周刊、旬刊、半月刊、月刊、双月刊、季刊等。

（1）优势

①信息容量大，有的大型杂志一册的容量甚至比一本书还大。

②内容丰富，社会生活的方方面面都能涉及，这一点与报纸相似。

③印刷、设计和装帧更精美，尤其是封面和封底，因此吸引力更大。

④便于携带、保存和收藏，便于流传，在传播新思想、新观念和新时尚方面，影响更大。

（2）劣势

①时效性较差。杂志的出版周期最短的也是周刊，因而不适合作为时效性信息的传播渠道。

②成本较高，限制了其发行量与流量。

书、报、刊 3 种印刷媒介各具有特点，三者各有所长，也各有所短。

就信息传播的时效性而言，报纸最强，杂志次之，书籍最差；就保存价值而言，书籍最具保存价值，流传时间最久，杂志其次，报纸的生命力最短，属于易碎产品；就印刷装帧的精美程度来看，杂志的用纸和印刷最为考究，最具吸引力，书籍次之，报纸最差。

**4. 广播**　无线电广播是在电话和电报发明的基础上产生的大众传播媒介。1837 年，美国人摩斯发明了电报机；1875 年，美国人贝尔发明了电话。19 世纪末，意大利人马可尼和俄国人波波夫先后进行了无线电试验，并获得成功。从此，世界的广播事业开始起步。

（1）优势

①传播及时。广播可以同步直播，时效性得到了充分保证。

②受众面广。广播是听觉媒介，收听广播不受文化程度的制约，只要是听觉正常的人，都可以作为广播的受众。因为收音机价格低廉，所以广播是最容易普及的媒介。在交通不便的农村和山区，在文盲较多的落后地区，广播往往是传递新闻信息、传播文化知识的最佳途径。

③使用方便。由于晶体管的发明和使用，收音机可以做得很轻薄。袖珍收音机可以随身携带，随时可以收听。收听广播受时间和地点的限制较小，人们可以边听广播边从事其他活动，这是其他媒介所无法做到的。

④参与性强。如今的广播节目大多采用直播，并开通热线吸引听众参与，这既赋予了广播以更多的亲和力，也使得收集反馈更为方便、及时。

⑤可以跨国界传播。由于电波穿透力强，不受国界限制，许多国家都把国际广播作为对外宣

传本国的政治、经济、文化的主要手段。国际广播主要通过短波波段进行，因为短波传播的距离较远。目前，国际广播还可以借助卫星进行传播，使得广播的传播范围更广。

⑥廉价媒介。广播节目制作相对简易，制作成本是电子类传媒中较经济的。

（2）劣势

①保存性差。广播用电波传输，属于非实物媒介，就媒介本身的特质来说，不具有保存性，除非专门录音储存。

②选择性小。广播是用时间串起来的一条线，属典型的线性传播，对于受众来说，几乎不存在进行节目选择的余地。

③误差较多。单一的声音传播，误差、歧义往往难以避免。

**5. 电视**　电视是 20 世纪初才开始出现的大众媒介。世界上第一家电视传播机构是 1936 由英国广播公司建立的电视发射台。此后，苏联、美国、中国等国先后开始了自己的电视事业。在电视的发展史上，先后经历了由黑白到彩色、由地面传播到卫星传播、由无线传播到有线传播、由模拟信号到数字信号、由被动接收到选择接收的几个历史阶段。时至今日，电视在传递信息、引领时尚、提供娱乐、改变人们生活方式方面发挥着无法替代的作用。

（1）优势

①传播迅速，时效性强。电视可做同步直播，所以时效性近乎百分之百。

②形象生动，感染力强。电视集声色之美、兼视听之乐，能给人以全方位的感受，仿佛身临其境。

③直观真实，理解度高。电视是通过视频途径，将某一物体直接传送于观众面前，还可以进行多角度展示，对事物进行还原描述。

④弥补障碍，普及度高。无论盲人还是聋哑人都可以享受电视。从受众的身体障碍度而言，电视拥有最高的普及度。

⑤显著的强制性广告影响力。电视丰富的表现力，使得它的吸引力非常之大，所以对于精彩的节目，人们往往欲罢不能。在电视节目中插播广告，往往可以借助人们的留恋心理实现强制性的广告影响力。

（2）劣势

①昂贵媒介。电视节目制作成本高，影响效果强，所以相应地使用电视这种媒介的支出往往价格不菲。

②保存性差。靠信号传播的媒介，就其特质来说，本身不具有保存性。除非有针对性的录像储存。

**6. 网络**　网络作为一种大众媒介，诞生于 20 世纪 60 年代，兴起于 20 世纪 90 年代。网络的出现加剧了时代的信息性，主要表现为信息的传播量大大增加，信息的传播范围大大扩展，世界进入"地球村"时代。

（1）优势

①多媒体传播。网络传播可以实现声、图、文并茂，使传播的内容与形式极大丰富。

②即时性强。网络设备可以实现同步的声、画传播，实效性有足够的保证。

③滚动报道、实时更新。网络传播比电视传播更优越的地方在于不停地实时刷新的报道，能够最大程度地跟进新闻事件本身。同时，网络的文字承载量又使得它兼顾了报纸的特点，可以对新闻做详尽报道。

④强烈互动。网络传播相对于报纸、广播、电视这 3 种传统的大众媒介来说，最大的优点就

在于其强烈的互动性。在网络传播中，传者与受者的界限被打破，传播真正实现了平等。这一特点对于公共关系工作来说，最大的价值就是：反馈的收集不仅变得可能，而且易如反掌。

⑤跨时空传播，渗透力强。传统的大众传播方式或者受到国界的限制，或者受到天气的制约。唯有互联网，将世界各国联系在一起，打通了传播的疆界，实现了不分地域、国家、民族、种族、信仰的平等传播。尤其是观念的传播，在这里可以天马行空，不受约束，因此非常有助于影响他人的人生观、世界观和价值观。

⑥检索方便，具有高度的灵活性。网络传播虽然信息量大、内容庞杂，但是使用起来方便、快捷，因为它拥有高效的检索方法。只需借助一个或几个关键词，就可以迅速指向自己所想要的信息。

（2）劣势

①虚拟平台。网络只是虚拟空间，其中的信息也往往带有虚拟性，让人真假莫辨。因此，如何解决网络传播信息的信誉问题，是组织在公关传播中必须要思考的。

②普及受经济发展状况的制约。互联网的相关设备要求较高，包括电脑、电信服务等几大方面。在我国，目前占人口大多数的是农民，网络正在逐渐被广大农村人群接受。

③容易失控。在网络技术尚未健全、网络道德体系尚未建立的情况下，网络的恶意攻击行为时有发生，突出的问题是病毒和黑客。尤其是网络黑客，往往难以预料且无法防范。一旦组织的数据库被黑客攻击，会给组织的工作带来极大的麻烦。

④网络传播的知识产权问题尚待解决。

---

**知识链接**

### 马歇尔·麦克卢汉的媒介理论

**1. 媒介即讯息**　从长远的角度看，真正有意义的讯息并不是各个时代的媒介所提示给人们的内容，而是媒介本身。换句话说，人类只有在拥有了某种媒介之后才有可能从事与之相适应的传播和其他社会活动。媒介最重要的作用就是"影响了我们理解和思考的习惯"。对于社会来说，真正有意义、有价值的"讯息"不是各个时代的媒体所传播的内容，而是这个时代所使用的传播工具的性质、它所开创的可能性及带来的社会变革。

**2. 热媒介与冷媒介**　这是麦克卢汉在媒介分类方面提出的两个概念。"热媒介"的特点是信息具有"高清晰度"和"低参与度"。其信息含量多而且清楚，接受者不必动用很多的感官和联想活动就能理解，比如书籍、报刊、广播、照片等。"冷媒介"则相反，它传达的信息含量少而模糊，在理解时必须以更多的感官和丰富的想象活动来填补其信息量的不足，如漫画、电视、有声电影等。麦克卢汉理论的意义在于，它开拓了从媒介技术角度出发观察人类社会发展的视角，并且突出了媒介技术在社会历史中的巨大作用。此外，麦克卢汉"媒介是人的延伸"的观点可以启发我们从不同的角度来理解不同媒介各自的作用机制，他的关于"地球村"的预言也已经为社会的发展所证实。

**【思考】**

麦克卢汉"媒介是人的延伸"的观点对于当前公共关系工作的发展有何影响？

### （三）大众传播理论

**1. 影响大众传播效果的因素**

（1）谁来说——影响传播效果的第一个因素就是信息来源　信息来源是决定信息信誉的重要因素。美国的心理学家做了一个实验，将听众分为3组，把同一篇关于少年犯罪的演说，由3个不同的人来讲。在介绍演说人时说，第一位是法官，第二位是普通人，第三位是既无法律知识、品格又有问题的人。演讲后由听众对演说人进行评分。第一人即法官的演说被评为"正"，即有积极的改变态度的影响；第二人即普通人的演说被评为"中立"，即无什么影响；第三人即品格有问题的人的演说被评为"反"，即有负面影响。这个实验进行了数十次，结果都是类似的。这表明，"谁来说"直接影响到传播的效果。

如何保证传播内容的信誉呢？研究表明，可以从四个方面去保证：①保证信息的权威性，经由权威部门如党政部门发布的信息，往往人们会觉得真实可靠。②保证信息的专业性，即经由有关业务机构或专家学者发布的信息，具有更大的信誉。③保证信息的知名度，即名人明星，作为公众人物，他们的话也具有相当的信誉。④保证传播者的超然态度，即尽量通过别人的嘴来传播，避免引起"王婆卖瓜、自卖自夸"的嫌疑。

（2）如何说——影响传播效果的第二个因素是传播基调的问题，即到底是诉诸感性还是诉诸理性　单纯的理性或者单纯的感性往往都是有所欠缺的。当把情和理相结合的时候，比例到底应该是多少呢？美国心理学家曾做过一个实验。这个实验是针对中学一年级学生的牙齿保健讲座。将学生分为3组，对每一组分别采用不同的恐吓水平。第一组牙医在传播的时候，只是单纯地讲了牙齿保健的理性知识，没有进行任何的情感感染，没有任何恐吓。第二组牙医在传播的时候，在牙齿保健的理论知识的基础上，配合幻灯片放映了一些有轻微牙齿问题的照片，并且恐吓同学们：如果不科学地进行牙齿保健，就会出现这些牙齿问题，给自己的生活带来麻烦。第三组牙医在传播的时候，没怎么讲牙齿保健的知识，而是直接放映一些非常严重的口腔问题的照片，并且威胁同学们说：看到了吧，如果不保健，就会和他们一样，烂牙齿、烂嘴巴，最终有生命危险。讲座做完后，对3组学生进行了跟踪调查，结果发现，第二组绝大部分接受了牙医的忠告，效果最为理想。这样的实验反复做了数次，结果都是一样的。这个实验的结果表明，在传播的时候，情和理都参与传播过程，同时要以理为主，以情为辅，即在讲道理的基础上适当地运用情感感染，传播效果才是最好的。

之所以情和理都参与传播效果最好，原因在于，单纯的情感感染只能引起对象表层认识和态度的改变，随着人们文化层次的逐步提高，越来越多的人倾向于了解事物内部的深层次的原因。

（3）说几次——影响传播效果的第三个因素是重复率的问题　传播学的研究表明，被传播者对于信息存在着一系列的选择性，即选择性注意、选择性认识和选择性记忆。在媒介越来越丰富的当今社会，这种选择性更是非常突出，如果传播中不能保证相当的重复率，信息就可能在受众的选择中被过滤掉了。

---

**知识链接**

**《中华医药》电视节目对健康大众传播的启示**

《中华医药》栏目于1998年6月1日在中央电视台中文国际频道开播，每周首播1次，时长50分钟，是中国电视媒体中唯一一档向海内外传播中国传统医药文化的大型电视健康栏目。国家广播电视总局推荐《中华医药》作为中央电视台 12 个创新创优典型电视栏目之一。《中华医药》作为介绍中医、传承中医的一档电视栏目，不仅为老年人喜爱，也受到很多年轻人的瞩目，主要就在于其内容覆盖面广，这与中医的博大精深有关，更与内容的巧妙编排有关。如在《中华医药》一期特别节目《我的健康我做主》中，讲述从小就肥胖的小伙儿赵奕然的健康减肥故事，在事件人物的选择上就很贴近对中医不太感兴趣的年轻人。另外，《中华医药》杜绝虚假信息，向观众传播有价值的医药资讯，而不是蓄意夸大功效误导观众，广受大众好评。

由此可见，医药类电视栏目可以通过丰富、连贯、优质的健康养生内容引导受众、获取观众青睐，日后通过出版与其配套的书籍、音像资料及广告费等来提高资金收益，实现电视出品方与观众的双赢。

【思考】

你认为《中华医药》电视节目对健康大众传播有何启示？

### 2. 大众传播影响受众的理论

（1）模仿论　模仿论认为，由于对社会生活的描述是媒介传播的经常性主题，而各种生动形象的描述及形象本身的展示，都可以成为人们模仿的榜样。榜样通过不断地重复刺激，引起认同、模仿，最后逐步在个体身上固定下来。

模仿论是现在比较公认的一种大众传播影响受众的理论，它认为媒介影响受众是通过三个步骤：

①受众接触到媒介关于某种形象或行为模式的描述。

②接触者与媒介倡导的榜样模式发生心理认同，并开始有意无意地模仿这一榜样。

③接触者的尝试模仿获得了成功，可以表现为得到了相应的利益或是心理满足。接触者便开始继续重复该模式直到其在自己身上定型。

可以看出，在模仿论阐述的媒介影响受众的步骤中，最关键的是"认同"，没有这个环节，大众传播将失去意义。

（2）含义结构论　大众媒介在表现和描述现实世界时，赋予语词和其他符号一定的含义并同时暗示出一定的观念指向，从而影响到受众对于现实世界的思考和理解，进而对受众的行为产生作用。含义结构论认为，媒介从四个方面来塑造人们脑海中的含义结构。

①含义的确立。受众通过媒介对某一事物的描述和命名，开始认识某一语言符号。例如，SARS 这个符号原本在人们的印象中无任何含义，但是 2003 年"非典"过后，人们通过媒介的描述和命名已经确立了该符号的明确含义。

②含义的延伸。通过媒介内容的更新，人们不断扩展原已熟悉的符号含义的内涵和外延，使概念的含义逐步丰富。例如，中文的"同志"，因为网络传媒的再定义，拓展出了"同性恋"的含义。

③含义的替代。媒介内容完全替代受众含义结构里储存的含义信息。例如，英语的 clone，本意是"植物的无性繁殖"，但是自从世界上第一只克隆羊诞生后，这个词语经媒介的描述和解释，留给受众的意思完全变成了"动物的无性繁殖"。

④含义的强化。在以上 3 种作用的基础上，媒介反复传播，不断强化，将媒介含义牢牢锁进受众脑海。

【案例】

中医药文化：受众认可才能有效传播

中医药是中华优秀传统文化的重要组成部分和典型代表，已传播至190多个国家和地区。2022年7月，在中国对外书刊出版发行中心（国际传播发展中心）、中华中医药学会联合主办的首届中医药文化国际传播论坛上，与会专家认为，要用受众认可的方式和语言向世界展示中医药文化魅力。

中医药作为中华民族原创的医学科学，从宏观、系统、整体角度揭示人的健康和疾病的发生发展规律，体现了中华民族的认知方式，深深地融入民众的生产生活实践中，形成了独具特色的健康文化和实践。

如今，中医药已成为感知中华文化的生动载体。中国外文局局长、中国翻译协会会长杜占元介绍，《中国国家形象全球调查报告2020》显示，有30%的海外受访者接触或体验过中医药文化，超过80%的体验者对中医药文化持有好印象。

世界针灸学会联合会主席刘保延介绍，目前，针灸已在193个国家和地区得到应用。世界针灸学会联合会贯彻"以针带医、以针带药、以针载文"的理念，在多个国家举办文化展览、义诊等活动，与世界卫生组织、上合组织等国际组织密切合作推动传统医学发展。

在对外出版方面，外文出版社社长兼总编辑胡开敏介绍，从20世纪70年代开始，外文出版社用英、法、西、俄、阿、德、日、韩等多种文字出版了300多种传统中医药典籍、中医医学、中医养生保健、中医药汉外词典等方面图书。尤其是关于中国针灸的英文版系列图书，在让世界认识中医药、感知中医药文化魅力方面产生了重要影响。

国家中医药管理局局长于文明认为，今后要深化中医药交流合作，促进中医药文化海外传播与技术国际推广相结合；积极拓展中医药文化交流传播新途径，创新中医药文化国际传播新范式，让中医药成为中外人文交流的亮丽名片。

中国中西医结合杂志社编辑部主任郭艳认为，只有让受众更好地理解中医药，才能够推广中医药文化、让更广大人群受益于中医药。

为统一中医药术语翻译行业标准、提高中医药术语翻译质量，中国外文局翻译院、中国对外书刊出版发行中心（国际传播发展中心）、外文出版社在论坛上联合发布"中医药文化国际传播抗疫相关术语英译参考"，正式启动中医药术语英译行业标准相关工作。论坛后还将开展"走读中国·中医药文化体验行"系列主题活动，邀请国际青年代表、中医药高校海外留学生、中外媒体等走进有代表性的中医药产业基地和文化体验馆感受中医药工艺流程，并拍摄微纪录片，在国内外各主流媒体平台进行立体化传播。

【思考】

谈一谈中医药文化怎样才能有效传播？

# 第三节　公共关系网络传播

2021年9月26日，世界互联网大会乌镇峰会在浙江省桐乡市乌镇开幕，主题为"迈向数字文明新时代——携手构建网络空间命运共同体"，国家主席习近平向2021年世界互联网大会乌镇峰会致贺信。习近平指出，数字技术正以新理念、新业态、新模式全面融入人类经济、政治、文化、社会、生态文明建设各领域和全过程，给人类生产生活带来广泛而深刻的影响。当前，世界百年变局和世纪疫情交织叠加，国际社会迫切需要携起手来，顺应信息化、数字化、网络化、智能化发展趋势，抓住机遇，应对挑战。习近平强调，中国愿同世界各国一道，共同担起为人类谋进步的历史责任，激发数字经济活力，增强数字政府效能，优化数字社会环境，构建数字合作格局，筑牢数字安全屏障，让数字文明造福各国人民，推动构建人类命运共同体。

互联网是当下和未来最重要的传播手段之一，因此，"互联网＋"公共关系的重要性不言而喻。传统企业面临转型创新，公共关系更是如此，因为公共关系自诞生以来，一直依托传统媒体，如今媒体形态发生了革命性变化，若不进行创新，将无法适应形势的变化，而且可能因失位而被淘汰。

网络公共关系也称网络公关，兴起于互联网和电子商务的发展、网络传播方式的创新及公关业发展的需要。网络公共关系是组织为改善自身形象，以互联网作为信息传播手段所开展的公共关系活动，是信息技术和互联网飞速发展带来的一种创新形式。信息技术的发展和应用改变了经济体系中信息的分配和接受方式，改变了人们生活、工作和交流的环境，使企业必须积极利用网络技术变革自己的传播理念和传播方式。

## 一、公共关系网络传播的内涵

网络公关（public relations on line）又称为线上公关，它利用互联网的高科技表达手段营造企业形象，为现代公共关系提供了新的思维方式、策划思路和传播媒介。由于网络公共关系刚刚兴起，目前业界尚未形成统一的定义。大多学者认为，网络公关是指组织机构借助联机网络、电脑通信和数字交互式媒体的威力来实现公关目标的行为。

网络公关是由于计算机网络的迅猛发展而给传统公关带来的一种创新形式，它以互联网作为信息传播的手段来开展公关活动。网络空间存在着形形色色的"大众群体"，组织机构通过其网络上的各种存在形式，以及通过采取各种方式与网络公众增进了解，进而维持与公众的良好关系与互动，以此增强品牌影响力，促进品牌推广。因此，网络公共关系的主体是组织机构，传播媒体主要是指互联网，客体是网络公众。网络公关的目的是维护和改善组织形象，提升组织知名度，以获得更多的发展机会。

网络公关是公共关系发展史上一个重大转折点，也是公关发展史上的一座里程碑。网络作为最新型的大众传媒，在作为公共关系载体上有即时传播、多媒体整合、有效重复阅读、目标公众直达、多对多的互动交流、全球化的信息覆盖等多重优势。目前国际互联网已连接了世界上240多个国家和地区，50多万个局域网把世界连接在一起。网络传播成为新的媒体，在国际传播中发挥着越来越大的作用。作为新兴的传播方式，网络传播在国际传播中的地位明显上升。只要世界上有重大事件发生，网络就成为媒体进行国际传播和受众查看新闻的重要渠道。目前网络公关在国内发展的现状是喜忧参半。可喜的一方面是，中国公关业和企业有了自己的门户网站和宣传平台，可以以最快的速度向国内外交流企业的信息，对于国家、企业、个人等在公共关系处理方面具有重要作用。不少大型企业已经开始配备专职人员做网络媒体代表，负责处理协调网络媒体传播事项；许多企业的市场推广部开始在核心媒体名单里加入网络媒体，对核心的网络媒体做重点沟通与维护。但是另一方面，很多企业的公关部在做网络公关时，因为缺乏系统的操作体系，往往顾此失彼，难以组织有效的立体式网络公关活动，从而使企业公关宣传的效果大打折扣。

当今世界是一个充满竞争和机遇的新经济时代，各个组织为了达到其经营目标并应对市场的种种挑战，不得不使出浑身解数，想方设法地吸引受众的注意力。网络可以直接触动数以亿计的网络用户，随时与遍及世界各地的公众进行交流沟通，便捷而灵活地开展宣传和公共关系活动，因此，网络公关作为新兴的低成本、高效率的传播方式迅速被广泛使用，公关的网络化已成为一股不可抵挡的趋势，并成为组织竞争的重要战略环节之一。

---

知识链接

### 电子沟通者

电子沟通者是指组织从传统形态向网络过渡中出现的一种新的公共关系人员群体。学界把这种混合了传统公共关系与网络沟通所创造出来的对客户具有前瞻性的、一体化的商业活动的主体定义为电子沟通者（e-communicator）。不管是一名新进入公共关系领域的成员，还是一位富有经验的全方位管理专家，或者是一位长期从事媒体关系的公共关系人员，在网络环境下，需要按照电子沟通者的规则做事。

电子沟通者主要包括公共关系构建者、记者、技术人员、财务人员、信息收集人员、律师、网络顾问、教育家、市场人员、试验人员等。

---

从公共关系结构的三个要素分析网络公关，其中机构是网络公关主体的组成部分，但不是唯一主体，网络公关的主体还包括政府等各种社会组织及个人，统称为网络化的社会组织。而企业网络公关是网络公关发展的动力，是探索网络公关发展的"先锋"。网络公关的传播媒介是网络，从技术角度来看，网络包括电信网络、有线电视网络和计算机网络，其中，计算机网络即为互联网，这三种网络中的每一种都是公共关系的重要传播手段。公关对象是有针对性的目标受众，网络公关也不例外。网络公关的客体就是经常浏览网页、与网络组织有实际或潜在利害关系或相互影响的个人或群体的总和。

综上所述，网络公关的定义根据网络媒介的三种不同类型分为狭义和广义两种。广义上的网络公关是指网络化组织以电信网络、有线电视网络及计算机网络为传播媒介，来实现营造和维护组织形象等公关目标的行为。狭义上的网络公关是指组织机构以计算机网络即互联网为传播媒介，来实现公关目标的行为。本书主要讨论狭义上的网络公关概念。

### 二、公共关系网络传播的渠道与手段

网络公关总体上有两种渠道：一是建立组织自身的网站，二是利用其他新闻服务商和媒体。组织拥有自己的网站，便等于拥有了一个具备很强自主性的宣传媒体，依靠这个媒体，组织可以通过网络发布组织信息、及时与公众进行互动交流等，但组织的站点建设需要不断维护、更新，添加能够吸引公众的新鲜内容，才能达到最初的建站目的。由于公众对事物的认知需要一个过程，在组织网站建立初期，组织可以在相关宣传媒介上（如组织报纸、产品说明书、产品宣传活页等）来推广组织网站。这一时期，组织的网络公关可以借助专业门户网站或影响大的综合性网站，依靠这些网站的人气来提升组织的认知度，并且为组织的网站聚敛人气。组织网站建成后，传统媒体和其他网站的辅助公关功能也是不可或缺的。

### （一）公共关系网络传播的渠道

**1. 通过建立自己的网站进行公关传播**　组织首先需要做的事情就是建立自己的网站，其目的就是对外宣传和交流，树立良好的组织形象。设计独具特色的主页，公众往往通过主页与组织进行首次接触，而设计完美的主页有助于有效引导公众的需求。企业主页应该兼具艺术性、可读性和实用性。

**2. 通过其他各种网站进行公关传播**　组织可以通过各种网站来做宣传，首先可以选择一些规模大、有名气的门户网站（如搜狐、新浪、雅虎等）进行广告宣传或者是刊登有关组织的新闻信息，吸引一些潜在的公众；其次可以在与组织相关的专业网站上发布信息，这样做可以有的放矢，提高传播效率，同时还可以降低媒体使用费用。

**3. 利用网络论坛进行公关传播**　论坛是网络上一种广泛应用的信息交流工具，不论是公开浏览方式，还是管理严格的远程登录方式，对公共关系而言，都具有特殊的传播沟通功能。首先是信息发布功能，组织和公众都可以通过 BBS 发布信息；其次是非实时讨论功能，组织可以将要发表的信息写成文章后，以比较条理和完整的方式发表在 BBS 相应的讨论区；最后是实时讨论功能，组织可与公众在"聊天区"进行实时交流，拉近组织与公众之间的距离。利用某个特定机会，如展会举办、新品发布或某个特殊意义的事件，邀请公司的高管进行在线访谈，与网民进行在线互动。这种宣传公司的产品和品牌的网络交流方式，已经成为公关人员越来越熟悉的手段。一则新闻在论坛的新闻库里保留很长时间，选择在与组织相关的论坛上贴新闻，可能会带来长达几年的效益。

网络论坛是一个双向交流的平台，个体可以很方便地跟企业主体互动，因此在设计网络传播方式时，要注意运用新的创意和策略，让公众与内容互动起来，主动传播并分享体验，从而实现公关传播的价值。2020 年 11 月 15 日，由中国科学院计算机网络信息中心主办的"第二届中国互联网基础资源大会·未来网络论坛"在北京召开。论坛围绕网络终端的发展、网络应用场景的变化和网络能力的演进等主题，深入讨论了未来网络新需求和新技术、未来网络发展趋势及应用前景，促进了网络安全"产、学、研、用"各界的交流，推动我国未来互联网基础资源网络安全方面的技术创新、产业发展和人才培养。

### （二）公共关系网络传播的手段

网络因其低成本、定位准确、传播速度快、影响范围广等特性被越来越多的公共关系活动所运用，微博、微信、播客、Facebook、社区、社交网络等相互连接，形成一个庞大的信息流通网络，给网络公共关系活动带来无限可能。互联网时代，新技术和新应用层出不穷，公关从业者必须随时予以关注，否则很快将被时代淘汰。下表展示了 2021 年我国各类互联网应用用户规模和网民使用率。（表 5-1）

表 5-1　2021 年我国各类互联网应用用户规模和网民使用率

| 应用 | 2020 年 12 月 | | 2021 年 12 月 | | 增长率 |
|---|---|---|---|---|---|
| | 用户规模（万） | 网民使用率 | 用户规模（万） | 网民使用率 | |
| 即时通信 | 98111 | 99.2% | 100666 | 97.5% | 2.6% |
| 网络视频（含短视频） | 92677 | 93.7% | 97471 | 94.5% | 5.2% |
| 短视频 | 87335 | 88.3% | 93415 | 90.5% | 7.0% |
| 网络支付 | 85434 | 86.4% | 90363 | 87.6% | 5.8% |
| 网络购物 | 78241 | 79.1% | 84210 | 81.6% | 7.6% |
| 搜索引擎 | 76977 | 77.8% | 82884 | 80.3% | 7.7% |
| 网络新闻 | 74274 | 75.1% | 77109 | 74.7% | 3.8% |
| 网络音乐 | 65825 | 66.6% | 72946 | 70.7% | 10.8% |
| 网络直播 | 61685 | 62.4% | 70337 | 68.2% | 14.0% |
| 网络游戏 | 51793 | 52.4% | 55354 | 53.6% | 6.9% |
| 网络文学 | 46013 | 46.5% | 50159 | 48.6% | 9.0% |
| 网上外卖 | 41883 | 42.3% | 54416 | 52.7% | 29.9% |
| 网约车 | 36528 | 36.9% | 45261 | 43.9% | 23.9% |
| 在线办公 | 34560 | 34.9% | 46884 | 45.4% | 35.7% |
| 在线旅行预订 | 34244 | 34.6% | 39710 | 38.5% | 16.0% |
| 在线医疗 | 21480 | 21.7% | 29788 | 28.9% | 38.7% |
| 互联网理财 | 16988 | 17.2% | 19427 | 18.8% | 14.4% |

**1. 电子邮件**　电子邮件在公关活动中发挥着重要作用，它是一种快捷高效、经济实惠、使用方便的网上信息传播工具。组织利用电子邮件既可以针对某一个人发送信息，也可以向多人发布信息。

电子邮件的私密性与交互性，也使其成为网络公关的一个很好的载体。组织可以通过 E-mail 与公众或潜在公众建立起"一对一"的亲密关系，把专门服务于该公众或潜在公众的信息或广告通过电子邮件发送给他，同时通过组织的 E-mail 信箱，接收该公众或潜在公众的相关反馈信息，迅速对其信息作出反应，并提供及时的帮助。通过电子邮件向公众包括消费者、投资者和媒体在内的外界发送时事通信的做法，受到众多组织的欢迎与喜爱。

**2. 微信**　微信是我国当下最流行、用户量最多、用户体验最好的社交媒体。它集即时通信、传播媒介、社交工具、交易平台和支付手段为一体，正在繁衍出一个与普通大众息息相关的生态系统。公众号与朋友圈，很好地实现了群体传播、组织传播、大众传播和人际传播的融合，人与人之间交往的间隔越来越小。可以每周推送一次消息的服务号和每天推送一次消息的订阅号，较好地解决了接触频度的问题，正在兴起的微店很有可能是电子商务的下一个超级平台。

**3. 微博**　微博，即微博客（microblog）的简称，是一个基于用户关系的信息分享、传播及获取的平台，是 SNS（即社会网络化，social networking services）社区的一种。用户可以通过

WEB、WAP，以及各种客户端组建个人社区，以 140 字左右的文字更新信息，并实现即时分享。最早同时也是最著名的微博是美国的 twitter。微博是一种通过关注机制分享简短实时信息的广播式的社交网络平台。微博提供了这样一个平台，公众既可以作为观众，在微博上浏览你感兴趣的信息；也可以作为发布者，在微博上发布内容供别人浏览。微博最大的特点就是发布信息快速、信息传播的速度快。

**4. 播客** 随着互联网的深入发展，出现一些新的公关方式。它们在互联网公关传播中也能取得很好的成绩，引起社会对企业的关注，打造良好的企业品牌形象，应该引起公关从业人员的重视。播客是 ipod + broadcasting，它是数字广播技术的一种，出现初期借助一个叫"iPodder"的软件与一些便携播放器相结合而实现。Podcasting 录制的是网络广播或类似的网络声讯节目，网友可将网上的广播节目下载到自己的 iPod、MP3 播放器或其他便携式数码声讯播放器中随身收听，不必端坐电脑前，也不必实时收听，享受随时随地的自由。更有意义的是，还可以自己制作声音节目，并将其上传到网上与广大网友分享。

播客公关的传播过程即设计播客内容，播客内容应该具有趣味性、娱乐性和争议性，传播的播客内容应该要引起社区的关注，引发社区话题和讨论。具备良好的可传播性的播客内容包括：有产品、理念置入的故事短片，创意性较强且未播出的电视 TVC 广告，和产品相关的有趣味性或话题性的短片等。

**5. Facebook** 基于互联网技术在人际传播、群体传播、组织传播、大众传播等传播过程中，出现了新的传播范式与传播层次结构，个性化、社会化的 web2.0，对内容分享、沟通、互动等要求越来越高，一个个跨终端的、虚拟现实的一站式平台不断出现。Facebook 于 2010 年 11 月 15 日推出了集电子邮件、即时通讯和短信等为一体的全新通信平台。

**6. 视频** 视频影像无论对普通受众，还是企业人士，其冲击力都无法阻挡。因此，视频逐渐成为网络公关的一种优选方式。但这种方式往往需要配合新闻、论坛，甚至博客等方式。从某种意义上说，视频就是电视广告的延伸。

此外，还有 IM（QQ、阿里旺旺群）、（文字、图片、视频）、短视频平台（抖音、快手）、百科知识、小红书等多种网络公关方式。随着手机阅读和手持阅读器的兴起，手机平台也成为公关方式的延伸。组织可以通过网络开展一些公益性公关活动，如帮助网络社区成员解决问题，以提高组织形象、建立组织的网上信誉；为社区成员安排活动，来吸引网民。

### 三、公共关系网络传播的优势、劣势及挑战

#### （一）公共关系网络传播的优势

**1. 网络公关主体的主动性强** 网络是完全自由和开放的世界，人们可以超越现实中人为划定的地理范围和心理中认同和归属的群体概念在网络中享受到开放的空间，今天互联网的触角几乎已经延伸到了世界的每一个角落，信息在网上的流通已经不再受到时间和空间的限制，网络公关也突破了传统公关的时空限制、传统媒体的限制，使组织拥有更大的主动权和传播优势。网络媒体具有即时性、互动性、无地域时间限制、信息化、全球化多媒体、低成本及全方位传播等多重特性，摒弃了传统公关必须借助传统传媒及必须通过其"把关人"信息过滤的方式，使组织能够即时发布信息而不必借助传统媒体，可以直接与公众交流，对公众产生影响，从而绕开新闻媒体严格的审查，以免贻误商机。同时，网络公关可以充当组织的新闻发言人，成为媒体获知组织最新信息的新闻源。网络公关即时、灵敏的反应速度为组织的信息传播提供了有力的工具，也为组

织提供更多人性化的增值服务创造了可能。自人民网于1999年12月报道澳门回归，开辟"澳门回归"大型专题，并派网络记者一线采访，这是国内权威媒体首开先河之举。现在每年的"两会"报道时，各地的新闻网站都十分注重对重大事件的报道，并投入了巨大的人力和物力。

**2. 网络公关传播媒体的互动性高**　网络媒体的互动性使组织和公众都拥有了更大的主动性，这一点对公关的客体来说意义更大。在互动过程中，客体不只是单一的信息接收器，也成为了信息传播源，公众可以对网络信息自由选择、编辑、加工等。例如议题性新闻报道，即指先设置好有关的话题或者议题，然后推出不同层次的专题。最成功的案例就是人民网的"BBS强国论坛"，精心选择的议题、丰富的背景资料、自由热烈的网上交互、及时的新闻配合报道，在国内外网友中已形成一个著名的品牌。

**3. "一对一"模式的可能性**　美国公共关系学者格鲁尼格在《公共关系管理》一书中指出，公共关系实践有四种模式：新闻代理模式、公共信息模式、双向非对称型模式和双向对称型模式。双向对称型模式被认为是最理想模式。传统媒体传播过程中，受众是被动地接受信息，没有发言权，是"一对多"传播。网络媒体使上网的每个人都可以通过论坛、电子邮件等互动形式将自己的观点、看法等传达给很多人，从而实现"多对多"传播。"多对多"传播从本质上保证了传播的双向性和对称性，提高了公众的参与度，从而使组织在公共关系实践中更有可能实现双向对称型模式。

此外，传统公共关系的公众是信息传播者按照人口统计的某些标准归类为具有相同特征的群体，组织的公关活动基本上是针对目标公众群体设计的，但具体说来，公众仍是模糊的、难以把握的；网络媒体使组织与公众建立起"一对一"互动的新型关系。在"一对一"的接触中，了解公众在使用产品或接受服务时遇到的问题和对产品或服务的意见和建议，实现组织对公众的个性化服务，以此来进行有效的市场运作，甚至拓展新的市场需求。另一方面，也使得消费者得到了来自组织的更大需求满足，两者相互促进，形成组织与公众良好的动态循环。

**4. 网络公关成本低效果佳**　传统公共关系策略在实施过程中，财力物力是制约其发展的重要因素，而网络公关的开展却相当方便，一封友好的电子邮件、一个引人注目的论坛都可以成为公关开展的方式。在效果方面，传统公共关系的效果一般都是潜在的、远期的，且很难量化。而网络公关有着立竿见影的效果，且容易进行统计。如一个简单的记数器就可以统计本网页的浏览量。

## （二）公共关系网络传播的劣势

**1. 网络的"虚拟性"**　网络的"虚拟性"，存在由鼠标和键盘带来的隔膜及由于网络传递带来的心理距离，使网络公关易缺乏人情味。"在网络社会，人们处在一个具有讽刺意味的囚徒困境当中。一方面，新型全球化社区通过传播传输技术正在或者已经形成；而另一方面，整个社会可能变成一个'熟悉的陌生人'社区。技术可以超越空间，却不能够超越情感；技术可以促进沟通，但却不能保证建立信任"，"网络技术从根本上改变了人际和社会关系的质、量、度，削弱了社会作为一个共同体的内在和谐关系，关系的频度虽然增加了，但关系信度却降低了；关系长度虽然延长了，但关系效度却减少了。"在网络上，组织的真实性、可靠性等信誉，由于网络发展过程中存在的一些弊端而更难建立。

但是随着网络逐渐成为人们工作、生活不可或缺的辅助工具时，必然会采取各种方式来增强其可靠性，如目前正在推行的"网络实名制""网络新闻规范制度"等，都是对这一"囚徒困境"的突破。另外，组织在现实社会中切实的良好口碑，也有利于其在互联网上建立信誉，组织在网络上长期与公众平等、真诚的沟通，也会使组织逐渐建立公信力。

**2. 不利信息传播速度快，易形成"公关危机"** 不利信息主要来自两个方面：一是网络上的恶意攻击行为，如竞争对手对组织形象的恶意丑化，散布流言，黑客的入侵并对组织网站的恶意涂改等行为；二是组织负面事件形成的不利信息。

"好事不出门，坏事传千里"，与组织正面信息相比，负面的内容往往容易传播扩散。在互联网上，借助网络传播面广、速度快等特性，"坏事传千里"的负面效应更加凸显，使世界上任何角落的一个小小信息都可能对组织造成灭顶之灾。以日本"东芝事件"为例，一位顾客购买东芝录像机时，因销售人员对他言辞欠妥，结果被顾客录下来并贴到网上，引得 500 万人次去听，最后东芝社长不得不亲自出面道歉，但这件事仍对组织产生极为不利的影响。

**3. 网络安全性问题** 网络具有高度开放性、虚拟性和交互性等特点，特别是匿名性，它是网络使用者的网络行为的一大特征，人的真实行为和真实身份不再具有明显的对应关系，这种模糊性加大了网络公关的难度，使网络的信息安全出现先天性不足和脆弱性。而来自网络技术方面的主要是指有针对性的网络犯罪，如电子交易支付中的漏洞等。软件安全专家认为，在电子商务的网络零售站点里，全部的购物应用软件中，约有 1/3 的程序设计易被调换价格标签的欺骗性手段进行攻击。韩国一家向移动电话用户提供信息服务的网站就曾遭到过黑客的袭击。黑客通过电子邮件威胁说，如果不拿出 1 亿韩元就破坏其网页，在要求没有被答应的情况下，黑客通过瞬间发送数万封电子邮件使网站的服务系统陷入瘫痪。这样的攻击持续了三天，使这个很有前途的公司差点倒闭。

### （三）公共关系网络传播的挑战

传统的公关传播手段，局限于举行新闻发布会、组织媒体参观工厂或研发中心、组织高层专访、维护日常媒体关系等，手法相对来说比较单一，而互联网的出现，使得公关面临以下新的挑战：

**1. 需要更快速的反应** 在传统媒体条件下，当企业出现了负面报道，公关从业人员有比较充裕的时间去澄清基本事实，进行公关应对。而在互联网时代，企业的一个负面报道会在非常短的时间内呈现在互联网的各个角落，从而使得公关人员的应对时间被极大压缩，带来了巨大的挑战。

**2. 需要更全面的反应** 在互联网时代，公关人员面对的媒体日益增多，尤其需要随时追踪新的技术、动态和关注点。例如，一开始网民可能会在若干的门户聚集，后来网民的兴趣分散了，可能会在一些大型的论坛聚集；而现在的网民则可能出现在一些社区，比如 51 网、校内网，或者是一些更加新型的 web2.0 社区空间。而公关人员如果想要针对受众进行定向传播，就必须研究网络受众的行动规律，从而达成传播的规律。

**3. 需要应对更复杂的局面** 传统媒体与网络媒体的互动对公关从业人员的素质、技能提出更高的要求。以往，传统媒体记者的新闻来源比较有限，而现在他们往往会从网上很方便地找到企业的某个负面或者热点话题，接着开始深度报道。网络编辑则会将传统媒体记者的深度报道在网络上进一步转载，使事态不断升级，进而引起更多地区的平面媒体和网络媒体的关注。这样网络与传统媒体的互动轨迹就很清晰了：①传统媒体从网络新闻、论坛或是其他地方寻找相关负面信息然后开始报道。②网络媒体跟进报道。③传统媒体根据网络最新报道及时跟进，循环往复。传统媒体和网络媒体互动后危机会明显扩大。

此外，公关从业人员需要协调的各方力量趋于多元化与复杂化，要应对的舆论压力也会很大。

现在消费者也可以把自己的意见发到论坛上，消费者的利益需要得到尊重和满足。另外，一些传统媒体的记者也会就某个厂商的负面话题建专题网站，然后将专题链接在记者群中扩散，引起舆论热点。这就给公关人员带来新的挑战。公关人员处理相关事件时，需小心谨慎应对。

**4. 需要随时关注新技术和新应用**　在互联网时代，新技术和新应用层出不穷。公关人员必须随时予以关注，否则很快将被时代淘汰。

互联网给公关传播提供了很多新的机会与挑战。机会在于互联网给公关提供了界面更加便捷、互动性更强的平台；挑战在于随着技术的进步和时代的变迁，公关人员必须熟悉网络传播规律和特点，才能应对随时可能出现的危机，做到趋利避害，获得更高的关注度和更强的影响力。只有这样，网络公关才能更好地支持、维护组织形象，树立组织品牌。

# 【本章小结】

本章探讨了公共关系传播的基本知识，讲述了公共关系传播的要素和类型及公共关系基本传播模式的含义和特征。传播是人与人之间信息的传递与分享，公共关系传播是信息交流的过程，也是组织开展公共关系工作的重要手段。离开了传播，公众无从了解组织，组织也无从了解公众。公共关系传播具有传播者、传播内容、目标公众、传播通道、传播环境和传播效果6个基本要素。公共关系传播主要包括人际传播、组织传播和大众传播3种类型。其中，人际传播是最常见、最广泛的一种传播方式，是个体与个体之间的信息相互作用，有两种类型：一种是面对面进行的直接的人际传播，另一种是通过中介进行的间接的人际传播。组织传播是某个组织凭借系统的力量进行的有领导、有秩序、有目的的对内和对外的信息传播活动，根据组织所展开的信息传播范围，可分为组织内传播和组织外传播两种类型。大众传播是借助报纸、杂志、广播、电视、网络等大众传播媒介，将大量复制信息传递给广泛、分散的受众的传播活动，具有受众的广泛性和异质性、信息传递的即时性和超越性等特征。大众传播媒介理论认为，公共关系传播借助的媒介可以大体上分两类：一类是大众传播媒介，在这种媒介中主要使用的是新闻媒介；一类是以人际传播为主的各类媒介。现代社会的信息传播越来越多地通过新媒体进行。因此，要获得有效的公共关系传播，就必须善于利用新媒体，进行有效的人际传播。新时代，网络公共关系具有很多优势，它可以维护和改善组织形象，提升品牌知名度，以获得更多发展机会。

**【思考题】**

1. 什么是公共关系传播？其有什么内容和模式？
2. 公共关系传播理论对中医药文化的传播有何启示？
3. 医药企业如何运用传媒组合搭建合理的大众传播平台？
4. 互联网的出现，使得公关面临新的挑战，你认为网络公关应该如何应对新挑战？

扫一扫，查阅本
章数字资源，含
PPT、音视频、
图片等

**教学目标**

1. 掌握公共关系的职责。
2. 熟悉公共关系的功能。
3. 了解公共关系的各种模式。

【案例】

### 雪莲冰块保卫战

2022年夏天，"雪糕刺客"火了，数十元的雪糕躲在偌大的冰箱里，让消费者根本防不胜防。

13年不涨价的雪莲冰块，因此被顶上了热搜。起因是网上传出疑似雪莲冰块生产车间环境脏乱差的图片，雪莲冰块立马注册了官方账号，并且在发布声明的同时，拍摄了一段现代自动化生产车间的视频。不得不说辟谣的速度相当迅速，回应了商标繁多、质量品次不一等问题的同时，这次看似危机的事件反而让网友们对雪莲冰块来了一波大推崇，各个平台接连出现了雪莲冰块的新闻。

作为日常消费品，高价雪糕已经成了消费者的痛点。这次雪莲冰块成功公关的背后，反映出的是大众对"雪糕刺客"的不满。品牌自身还是应该从消费者口碑等落脚点出发，雪莲冰块虽然存在小品牌供应链能力弱的问题，但让大众看到了它在品牌口碑上长期的坚持，这也是网友这次偏爱这个"老实品牌"的原因。

【思考】

雪莲冰块为何要拍摄并发布生产车间的视频？

当今社会，各种社会组织日益呈现高度专业化和社会化的特征，社会组织或集团成为社会结构的基本单位，彼此之间的相互依存程度也日益加强。社会组织在日常的经营管理活动中，不可避免地需要公共关系工作，而且随着我国社会主义市场经济的高度发展及相应的社会联系与竞争机制的不断增强，公共关系的职责、功能与模式也会逐渐彰显与丰富。

# 第一节 公共关系的职责

公共关系的职责是公共关系活动在组织中为完成工作使命所承担的一系列工作任务及其相应责任。本节从组织发展及其无形资产管理的角度来阐述公共关系活动的四方面基本职责，即管理信息、宣传组织、营造文化和协调环境。

## 一、管理信息

信息是公共关系工作必须重视的基本资源。当今社会是信息爆炸的社会，信息资源通过各种各样的途径传播。公共关系部门作为组织的重要部门，要在服从组织管理、服务组织整体利益的基础上，发挥组织信息中心的职责，管理好组织的全部信息资源。因此，公共关系部门首要的基本职责是管理信息，充当组织的"耳目"，开展组织的信息管理工作。

公共关系部门的管理信息职责有别于组织的其他部门（如人事、财务、销售等）和组织管理中心的信息工作。在一个现代社会组织中所有部门都会有大量的信息流动，因此对信息的管理都会进入其日常工作流程。但组织的其他部门永远有其主干工作与核心职责。无论组织的管理中心如何重视信息工作，也必然是以组织决策为其核心职责，信息工作只能是服务于决策的工具，或者重要工具。公共关系部门作为组织信息中心，应当承担起管理信息的基本职责，并以向组织的其他部门和管理中心提供真实、快捷的信息服务的方式来协助达成组织的既定目标。管理信息在组织的其他部门是服务于核心工作的工具，而在公共关系部门，管理信息本身就处于核心地位。

公共关系的管理信息职责履行可以分两步走。采集信息是公关管理信息工作的第一步，也是一切公关工作的必要前提。采集信息之后，有效地整理和开发信息，是组织通过公共关系来提高经济和社会效益的一个重要途径。

首先是采集信息。组织里涉及信息采集工作的不局限于公共关系部门，但公共关系部门应当是组织采集信息的主要工作部门。公共关系，就本质而言可归入信息产业，组织管理中心的最主要信息来源集中于公共关系部门。公共关系以对与组织有关信息资源的充分发掘为管理信息职责。没有采集到信息，管理信息工作就成了无米之炊的空壳。获取信息也是提供咨询建议的前提。缺乏足够的可用信息，所谓咨询和建议只能是清谈，不值得信任与采纳。因此，无论是内部公关工作还是外部公关工作，都应从采集信息开始，这样才能做到《孙子兵法》所主张的"知己知彼、百战不殆"。采集信息职责具有日常性，公关人员必须具有信息意识，对于复杂多变的组织内部与公众环境均保持一定的敏感性，能够通过各种途径与方法，注意随时采集与组织相关的信息。2020年10月1日，旺旺推出了旺仔牛奶职业盲盒，盲盒罐的设计围绕"旺仔锅盖头"的基本核心造型进行延伸，同时加入了加油打气的胜利手势，契合了职业需要打拼的内涵，又与原始的旺仔造型保持了高度一致的萌感和憨憨调性。在职业信息采集的基础上，旺旺设计的这套职业盲盒共有25款，其中18款为常态职业罐，还有7款隐藏职业罐，涵盖了大众化和小众化的不同职业选择。常态款包括了程序员、记者等，覆盖传统的服务行业和新兴的互联网行业，大多数人都能从中找到和自己匹配的职业。隐藏款的职业则涉及社会出现的新业态，比如购物达人、说唱歌手、电竞选手等，体现了旺旺对于年轻人职业变化的敏感度和对当今潮流的洞察力。这一切都是以公关部门信息"情况明"为其前提的。采集信息职责应避免盲目性。公关人员应根据实际情况，围绕组织运行特征，确定公共关系的目标定位，区分不同公众，切忌漫无目的进行采集信息工作。

采集信息之后，第二步是整理和开发信息。采集信息本身并不需要具有很高的专业技能，而从已经采集到的众多信息中筛选、整理出组织所需的那些信息，乃是公共关系人员的专业技能。组织通过公共关系工作整理和开发信息，披沙拣金，才能真正通过信息利益提高组织经济和社会效益。公共关系的整理和开发信息工作必须区分主次，突出重点。

信息采集的内容可以根据组织的公众环境来区分。制约和影响组织生存和发展的公众环境包括内部公众和外部公众两个方面，因此，公关人员所采集的信息也包括内部信息和外部信息两类。内部信息主要指来自组织内部的信息。组织的发展首先受到其内部公众的制约和影响。内部公众包括组织各部门的管理人员、技术人员等全体成员。组织的内部公众具有确定性，通常处在组织日常运转一线，他们对组织内部的人力、物力、财力状况及动态的了解与评价，是组织重要的内部信息。外部信息主要指组织所处外部环境的信息。与组织有关的外部公众广泛且复杂，具有相对不确定性。公共关系部门需要在日常工作中建立广泛的社会信息网络，大量收集外部公众与组织有关的信息资料，并密切注视外部公众的各种信息。既要关注已经产生密切联系的外部公众信息，也要预测可能产生密切联系的潜在外部公众的动向；既要重视具有直接利益关系的外部公众，也要关注当前仅有间接利益关系的外部公众。20 世纪 70 年代中期之前，可口可乐一直是美国饮料市场霸主，市场占有率一度高达 80%。70 年代中后期，竞争对手百事可乐迅速崛起，抢占饮料市场份额。面对百事可乐的异军突起，可口可乐花费了数百万元进行消费者调查，结果显示大多数消费者愿意尝试新口味的可乐。可口可乐的决策者以此为依据，决定结束可口可乐传统配方的历史使命，转而开发新口味的可口可乐，可是没想到这一举动带来的却是一场噩梦。老可口可乐的忠实消费者开始抵制新可乐，他们认为新可乐的出现背叛了美国精神，甚至有消费者扬言再不喝可口可乐。最后迫于压力，可口可乐的决策者不得不作出让步，再次启用可乐的传统配方，生产原汁原味的老可口可乐。不难看出，可口可乐基于信息采集的市场预测是失败的，究其原因，在于信息分析只关注了消费者经济层面的口味偏好，忽略了消费者文化层面的精神需求。因为公共关系作为组织的信息中心，所采集的信息不局限于与组织主干目标直接相关的业务信息，还应当覆盖社会的政治、经济、文化、科技、军事、生态等全方位的信息资源。公共关系需要为组织监测社会变化与趋势，注意社会的时尚潮流、民俗民情、舆论热点等多方面的信息，在此基础上才可能分析其对组织的各种影响，充分利用环境中对组织有利的因素，规避对组织不利的因素，使组织与社会环境实现动态协调。

公共关系关注的重点一般是与本组织的形象评价有关的各种信息。这些信息涉及公众对组织的政策、产品、行为、人员等方面的印象、看法、意见和态度。组织提供的产品可以是实物类商品，也可以是服务。组织产品形象是组织形象的客观基础。在市场经济条件下只有产品被接受、受欢迎，企业存在的价值才能得到社会的认可。公众对产品的意见和评价信息往往是综合性的，如质量、性能、价格、款式、包装、服务态度等。另外，公共关系部门还要注意那些其他与组织的整体形象评价有关的各种信息。如公众对组织其他要素的评价信息：公众对于组织的方针政策、办事制度、程序效率、经营管理水平、技术、财政、人才、实力、市场宣传形象、组织文化和精神文明等方面的反映和评价。具体而言，包括客户的需求、合作者的看法、投资者的意向、竞争者的动态、政府官员的看法、新闻界的评价、意见领袖的观点等。组织需要加强关注上述类别的信息来调整和完善自身。

## 二、宣传组织

宣传是指通过正式与非正式的媒介传播对组织形象和产品有利的观点、见解的系统过程。公共关系部门是组织的传播沟通部门，必须致力于沟通组织同内外公众关系的工作，以求树立组织的良好信誉和形象。公共关系的重要职责是宣传组织，充当组织的"喉舌"，开展组织形象和产品的宣传组织工作。

公共关系部门对组织形象和产品的宣传，不同于销售部门对产品的推销，主要表现在工作层次不同，公共关系宣传组织工作的格调更高。高品质的宣传来自公众的信任，公众的信任则来自系统的有组织的有效沟通。公共关系的宣传组织工作主要通过监测社会环境的变化，借助各种媒介向公众介绍组织决策、战略、经营状况，利用公关政策和活动，使人们形成对组织信誉和形象的良好观念。公共关系宣传组织的职责，正是要通过自己的工作，争取内部与外部公众的理解、信任和支持，通过与媒体联系和运用各种宣传方式使组织及产品的信誉在社会上不断扩散，宣传组织优质产品、优质服务及先进经营理念，树立组织良好市场形象和产品形象，使公众对组织产品的理解和偏爱程度不断提升。也就是说，公共关系的宣传组织不局限于引导公众最终完成消费组织产品这一具体经济目标，更为关注的是引导公众理解、信任和支持组织产品这一长远的管理目标。

组织里具体实施宣传组织工作的人员不一定来自公共关系部门，但公共关系部门应当是组织宣传的主要工作部门。树立组织形象，不应当仅仅依赖公共关系部门，而是组织全体员工的责任。这就要求组织每一位员工的工作最好都能与组织的公关宣传工作相结合，精诚协作，自觉代表组织向外界传播、宣传组织形象，以自己的实际行动关心、支持、配合公关工作。对于组织而言，公关工作的开展如果得到了来自组织内部公众的支持就获得了最可靠的保证，失去了员工们的支持也就必将面临重重危机。公关宣传工作如能使组织的全体成员树立组织形象是组织的无形资产，良好的组织形象能使一个组织的资产增值，恶劣的组织形象会导致一个组织有形资产的贬值这一认知，就能形成强大的全员公关。

具体而言，公共关系的宣传组织职责履行应当做到"好事要出门""坏事讲清楚"，以应对公众舆论对组织正反两方面的评价。"好事要出门"，指的是在组织本身90%努力的基础上，公共关系再加上10%的宣传组织。宣传方式上要善于利用商标、厂徽、厂名等，塑造易于传播、便于记忆、受人欢迎的企业形象。市场经济条件下组织面临激烈的竞争，品牌宣传也日益成为组织经营的重要策略。公共关系的宣传组织应当根据组织需要，选择最适宜的传播策略，精心策划公关项目，使组织信息能够动态地"投影"于公众。"坏事讲清楚"，指的是组织出现决策失误、意外事故时，公共关系部门应当挺身而出，不要逃避，向涉及的公众阐明信息、表明态度，这对于组织形象非常重要。组织信息的整体性需要克服我国传统社会的一些固有观念，如"家丑不可外扬""报喜不报忧"等。原因是现代社会封锁负面信息几乎是不可行的，负面信息的潜在传播再加上组织不恰当的回避态度，往往就构成更离谱的谣言蔓延的温床，对组织形象产生极大的伤害。"纸包不住火"，回避只能加深公众对组织的不信任，损害组织苦心经营的良好形象。组织面临矛盾以至纠纷并不可怕，关键是要真正重视它、消化它，使组织防止或摆脱不利的处境。主动对不可回避的问题作出真诚的合理回答，可以有效抵制负面报道的发生。

【案例】

### "老干妈"被伪造印章案公关案例

2021年6月30日，腾讯起诉老干妈，请求查封、冻结老干妈公司名下1600多万财产。随后，老干妈发公告表示和腾讯未有任何商业合作并报案。7月1日，警方通报：三个骗子伪造老干妈印章，代表老干妈与腾讯签署《联合市场推广合作协议》，腾讯在QQ飞车手游S联赛推广

"老干妈"品牌，还发布了 1000 多条推广"老干妈"的微博，期间老干妈产品更是频繁出现在赛事直播中。随后，腾讯 B 站动态更新，"中午的辣椒酱突然不香了"，迎来支付宝、盒马、金山等一大波友商官号前来围观慰问。腾讯回应被骗，自掏腰包悬赏 1000 瓶老干妈寻找线索，腾讯公关总监晒出食堂晚饭仅为辣椒拌饭，腾讯官号在 B 站上线自黑视频《我就是那个吃了假辣椒酱的憨憨企鹅》。一通操作之下，腾讯树立了"傻白甜""憨憨"人设，被赞公关大佬。

组织面临矛盾以至纠纷并不可怕，关键是要真正重视问题、消化问题，使组织防止或摆脱不利的处境。

### 三、营造文化

组织文化是指组织各类活动的模式和赋予这些活动模式重要性的符号化结构。公共关系部门作为组织的一个子系统，必须发挥其对内部其他子系统的组织功能。因此，公共关系的重要职责是作为组织的"黏合剂"，营造组织文化，增强组织凝聚力。

公共关系的营造文化职责对于组织的全体员工而言是一种共有的融合力。一般组织内部由于分工、专业不同，彼此之间难免存在利益的冲突与博弈。组织文化合力与内部冲突分力相互作用，构成组织发展的张力。文化是共有的，是后天培养而来的。公共关系部门应当以组织的目前利益和长远利益统率组织文化建构，努力创立用户至上、民众利益第一的团队精神和组织文化。通过研究和处理组织内部各方面的关系，如股东与员工、生产与销售、高层与基层等，以增强组织内部的合力。缺乏这一合力，组织就如一盘散沙。一位企业的厂长在年初职工大会上号召大家："苦干加巧干，产值三千万。"结果这句鼓劲的话，却引来了一阵哄笑。有的说，这么顺口一诌还不如干脆改成"领导起个意，利润一个亿"。厂长的号召没能达到预期的效果，原因何在呢？主要是因为厂长等管理层平时与工人之间缺乏沟通，极少向工人们传播他们应知道的本厂信息，工人们并不了解也难以支持管理层的决策。就心理学和公共关系学原理而言，我们可以提倡管理层运用种种方法把每一个岗位上的员工叫什么名字尽量牢记在心头，能脱口喊出，这会被认为是组织管理层对每一位员工的高度重视与尊重。组织如果不尊重各阶层员工，在根本上也就难以激发起广大员工为组织达成目标共同努力的积极性。

公共关系的营造文化职责要充分发扬员工的主人翁意识，加强组织管理部门与员工之间应有的沟通，妥善处理好组织发生的一些问题。具体做法上，公共关系人员可以通过建立和完善组织内部的沟通渠道和运行机制，促进组织内部的信息交流，让组织内部上情可以下达，下情也可以上达；公共关系人员还可通过组织年会、拓展训练等活动加强部门之间的横向联系，分享信息，尽量让组织全体成员在思想上求同和行为上一致，从而提高组织的向心力、凝聚力；公共关系人员应当重视组织内部的宣传栏、墙报、报刊、QQ 群与微信平台，内容最好能够及时更新，除了组织休息日和节假日之外不宜中断，范围可以涵盖组织主要的动态、信息，既有组织最新的决策和意见、重要的人事变动、生产经营的最新动态，也有关于员工福利和文化娱乐的相关消息，还有各部门的情况通报，以及来自组织员工的批评、建议等。某厂在厂门口宣传栏办了一个《每日新闻》专栏，早上 8 点半之前贴出，除了厂休日和节假日之外从不中断，职工每天上班一进厂，先花上几分钟看看这份《每日新闻》就能及时了解全厂主要的动态和信息，既有最新的决策和意见、重要的人事变动、生产经营的最新动态，也有关于干部职工福利的消息和文化娱乐消息，还有各部门、各车间的情况通报及本厂职工的批评建议等。大家感到这个新闻墙报比开大会更有用，比看报纸更解渴，一天不看就感缺憾。由于职工们的喜爱和信任，大家都积极地为编辑部提供信息，大大加强了组织内部的沟通和横向联系，理顺了人际关系，有效地将全体职工凝聚在一起。公共关系的营造文化职责发挥得比较好，员工们会觉得参与组织文化活动比开大会更有用，发自内心拥护、喜爱和信任，可表现为大家都为公共关系部提供信息，通过共同营造组织文化大大加强了组织内部的沟通和横向联系，理顺了人际关系，有效地将全体员工凝聚在一起。

举个案例：有个组织周末召集员工加班，一位女员工因家里老人生病了、爱人又上班，只得在加班时把小孩带到车间里。分管领导不问缘由，当着所有人的面严肃地批评了她。这样的事情发生之后，公共关系人员应当深入了解事实，促进女员工与分管领导之间达成谅解与沟通。否则，诸如此类的事情多了，基层员工工作时的心情就会受影响，这样无疑会削弱组织的凝聚力和感召力。公共关系对组织文化的营造，虽不能直接产生经济效益，却能渗入到员工的骨子中、血液里，春风化雨，最大程度地激发员工的创造力、凝聚力和执行力，确保组织各项工作的良好运行，进而提高组织核心竞争能力，促进组织健康、可持续发展。研究表明，部门内节日礼品的派发、小型的游戏、定期的外出活动、各种社团或比赛等会让大家在组织文化氛围中不断成长，这类重视营造组织文化的做法，就是处理好组织管理阶层与员工关系、增强企业活力最有效的方法之一。如日本人自诩作为经理的本领就是运用种种方法把每一个岗位上的工人叫什么名字都牢记在心头，能脱口喊出，这是符合心理学和公共关系学原理的，被认为是对一个人的高度重视。还有一些小技巧，公共关系对组织文化的营造本领可以把组织家庭化、娱乐化，让员工们释放心理压力，工作起来更轻松愉快。如企业总经理下到基层和员工交流，如果在场有普通员工，还有主管，总经理可以拿主管开开玩笑。一般基层员工们对主管总有芥蒂，听到总经理挖苦主管，心头便感到痛快，工作的积极性自然也高了。"要想胜利、只有配合"，这一团队建设的真知灼见借助于特殊的公共关系营造文化的活动，会自然而深刻地烙印在员工心中。

【案例】

### 松下电器公司强调"人情味"管理

松下电器公司是日本第一家有精神价值观和公司之歌的企业，在解释"松下精神"时，松下幸之助有一句名言"如果你犯了一个诚实的错误，公司是会宽恕你的，把它作为一笔学费；如果你背离了公司的价值规范，就会受到严厉的批评，直至解雇"。正是这种精神价值观的作用，使得松下公司这样一个机构繁杂、人员众多的企业产生了强劲的内聚力和向心力。与此同时，松下电器公司建立的"提案奖金制度"也非常有名。公司不仅积极鼓励职工随时向公司提建议，而且由职工推举成立了一个推动提供建议的委员会，在公司职员中广为号召，收到了良好的效果。公司对每一项提案都认真对待，及时、全面、公正地组织专家进行评审，视其价值大小、可行性与否，给予不同形式的奖励。松下幸之助经过长年观察发现：按时计酬的职员仅能发挥工作效能的20%—30%，而如果受到充分激励则可发挥至80%～90%。于是松下幸之助十分强调"人情味"管理，要求各级主管学会合理的"感情投资"和"感情激励"。

## 四、协调环境

组织环境是指围绕着组织的外部世界，是组织赖以生存和发展的空间、资源、政策等条件的综合体。协调环境是公共关系通过各种形式的活动或手段，实现组织内外和谐、求得融洽统一的一种职责。因此，公共关系的职责之一是协调环境，充当"润滑剂"，协调好组织与政府、新闻媒体、用人单位等组织环境资源的关系，使组织处于有利于自身发展的环境之中。

公共关系履行协调环境的职责，必须观察和预测影响组织目标实现的公众情况和其他各种社会环境情况，对环境的发展变化保持清醒的头脑、敏锐的感觉与迅捷的反应，从而保证较好地塑造组织形象，实现组织目标。就工作领域而言，公共关系的协调环境职责有一半立足于组织之外，充当兼顾统筹各方利益的角色。公共关系的协调环境工作对组织而言，是一项长期性工作，切忌行为短期化，不然就失掉了自身的价值。在市场经济条件下，组织所要进行的社会联络面是很宽的，涉及社会各界。公关部门需要与政府的有关部门保持联系，以了解政府的方针、政策，向其通报组织情况，寻求来自政府的理解和支持；需要与金融、信贷部门密切交往，以便得到发展资金的保证；需要参加社区活动，争取公众理解、合作与支持，减少摩擦；需要与材料供应、产品销售企业联络感情，以便建立长期合作关系；需要与媒体、广告界加强联络，互通信息，以便扩大组织产品的知名度、美誉度等。

协调环境职责有广义和狭义之分。狭义协调主要是指组织内部的协调，如组织内部上下级之间的协调，组织内部不同部门之间的关系协调。广义协调不仅包括组织内部的协调，而且包括组织对外的协调，如组织与政府、社区、消费者之间的协调活动。协调环境的重要作用在于保持组织管理系统的整体平衡，使各个局部能步调一致，以利于发挥总体优势，确保计划的落实和目标的实现。公共关系能够发挥平衡、协调关系职能的领域主要是协调组织与外部公众、组织环境之间的利益与关系。任何一个组织，在其发展过程中，会由于各种原因与外部公众发生矛盾和冲突。一旦出现这些现象，公关部门就要及时了解情况，进行协调，妥善处理各种矛盾和冲突。否则，组织的发展就会受到影响。

心理情感的协调是公关协调环境值得重视的方法。公关人员要善于运用感情疏通法拉近公众与组织的心理距离。例如，美国著名的汽车推销员乔·吉拉德就努力与顾客之间建立起一种"唇齿相依"的特殊情感。他说："当顾客把车开回来要求给予修理或提供服务时，我尽一切努力为他们争取到最好的东西，这时，你必须像一位医生，顾客的车出了毛病，你应该替他感到心痛。"还坚持每月赠寄每位买车的顾客一张精美明信片，来拉近他与顾客的心。争取最高领导层的支持也是公关协调环境值得强调的方法。公共关系中流传着这样一句话："公共关系的动力来自上层。"公共关系要获得真正动力和效果，必须得到最高领导层的支持。如果最高领导层成员亲自参与协调环境，很容易理顺工作的各个环节，方便从全局和战略角度对组织环境加以协调管理。

内求团结，外求和谐，是公共关系协调环境工作的宗旨。对于公共关系部门而言，协调环境既是目的，又是手段，具有两重性。作为目的指的是一种关系的良好状态；作为手段指的是一种调整工作，通过协调使关系达到良好状态。

管理信息、宣传组织、营造文化、协调环境，公共关系的这四大职责，是组织其他管理部门所不可替代的，因而公共关系与其他管理部门的职责是互补的。我们可以把公共关系看作是组织管理的"参谋"和"助手"。

# 第二节　公共关系的功能

公共关系的功能从广义上讲，就是公共关系所能发挥的对组织的有利作用，包括调动组织内外一切可以调动的力量，塑造良好的组织形象，赢得良好的组织生态，促进组织的生存与发展，使组织在激烈的竞争中取胜等。本节从公共关系对组织的直接功能与公共关系对于个人和社会的间接功能两重视角来分别阐述。

### 一、公共关系对组织的直接功能

为组织提供咨询建议是公共关系对组织最有价值的直接功能之一。公共关系凭借为组织提供咨询建议的方式参与决策，既可向决策层，也可向组织各管理部门提供公共关系方面的意见和建议，使决策更加趋于科学化、系统化，因此，公共关系行业的别称为"咨询业"或"智业"。公共关系部门是组织的智囊团。在组织决策之前，公共关系部门要广泛征询组织内外公众意见，获取全面信息，以供决策者参考，使决策方案具有较强的社会适应性和弹性，并争取在决策方案中较完整地反映出公关人员的工作成果及其观点，引起组织领导层的重视，为公关人员更多地参与组织决策活动提供机会。公共关系的咨询建议与采集信息是目的与手段的辩证关系。采集信息是服务于咨询建议的，而咨询建议必须立足于采集信息，以海量的高品质信息为基础，二者密切关联。公共关系人员采集到的信息只有最终通过向组织提供咨询和建议的途径，才能充分发挥其功能，实现其价值。调动公关手段，广泛征询各类公众对象的意见，公关人员不仅要向组织提出一般的咨询建议，而且要尽可能参与决策，为领导决策提供必要的信息建议，直接影响决策过程，这就是公关咨询建议的最高形式。公共关系本身并没有决策功能，也不具备决策权，只是辅助、参与决策。公共关系部门给出的咨询建议，因建立在调研得来的信息基础上，较具有客观性，一般不会被忽视，但也不一定会被完全采纳并加以实施。即使咨询建议在组织的某一次决策中没有被完全采纳，公共关系对组织的发展依然会产生一定导向作用。

【案例】

#### 奥纬咨询（AVC）预测2014年"五一"彩电行业利好、利空因素

2014 年 3 月，搜狐财经报道奥纬咨询（AVC）对 2014 年"五一"促销期（4 月 14 日～5 月 4 日）中国彩电零售市场的预测数据与建议。AVC 预测数据为总量 402 万台，同比下降 5.9%。其中线下销量 373 万台，同比下降 7.7%；线上销量 29 万台，同比增长 25%。

AVC 分析 2014 年"五一"期间中国彩电零售业主要利好因素：①采用新技术生产的 UHD 面板成本价已接近 FHD 全高清面板成本价。②2014 年 6 月 12 日足球世界杯将开赛，赛事转播会带动消费者的购买需求。

利空因素：①2013 年"五一"期间，政府节能补贴政策对市场的拉动作用明显，2014 年"五一"彩电市场缺乏积极的刺激政策。②2013 年中国宏观经济增速放缓。③2014 年对彩电市场影响较大的房地产市场呈现下滑趋势。

AVC 建议各大厂商：①在"五一"促销期围绕世界杯举办大规模营销活动。②除关注销售规模外，要积极探索新模式，为即将到来的全面智能电视时代做好技术更新准备。③在发展智能电视生产初期，整合 OTT 视频内容会成为各品牌抢占智能电视用户的关键一步。

【思考】

如果 2014 年 3 月 AVC 发布的"五一"促销期中国彩电零售市场的预测数据与促销期过去之后统计出来的实际数据有较大的差距，你认为 AVC 所分析的利好因素、利空因素与建议对于各大厂商是否还具有价值？

公共关系对组织未来环境变化的预测中孕育着组织变革与机遇的各种可能性。最初的种种预测不可能都变为现实，因为现实降临时唯有一种，但组织在预测时并不能准确的预判是哪一种预

测最终会变为现实。而抓住机遇，创新模式总是需要谋而后动。因此，未被完全采纳的建议也并非空谈，对组织的可能性发展具有一定导向作用。

小处着眼，公共关系对本组织内部方针、政策和行动具有直接影响力。公共关系无所不在。宏观层面，公共关系可积极参与决策，制定出合乎组织发展的目标，对组织经营销售战略、广告宣传战略、CIS 战略、组织文化战略都可以提供咨询意见，整合多部门工作为一个系统，并制定出科学的实施方案供决策者参考。微观层面，公共关系部门可以帮助组织选择决策方案和活动的较好时机，可以适当地运用某些公关手段，为决策者最终选择和实施的决策方案趋利避害，提示如何关注决策方案在经济效益和社会效益方面的统一和协调，敦促决策者重视组织产品的社会影响和实际效果。

公共关系能直接增强组织的竞争力。公共关系之所以能增强组织的竞争能力，首先是由于它具备传递信息的媒介作用。竞争力是对环境的适应能力，也是对外部世界各种好坏信息的反馈能力。譬如，美国亨氏集团与我国合资在广州建立的婴儿食品厂，就是充分运用了公共关系工作。他们为了确定产品的配方，一共在几个地区征集了上千人的意见，前后反复调查 5 次，并通过诸如"母亲座谈会"，样品免费试用等多种形式获取信息，从而为形成具有我国特点的产品设计提供了确切的数据。他们根据中国儿童食品中缺少某些微量元素，从而造成营养不平衡的现状，特意在米粉中配入适量的钙、铁质，这使产品尤其适应国内消费者的需要，迅速打开了销路。在竞争这种没有硝烟的"战争"中，公共关系之所以能增强组织的竞争力，还由于通过公共关系，组织扩大和促进对外联系，增进交往，不断地开拓国际市场，吸收天下之长，为我所用。《三国演义》第 103 回魏将司马懿与蜀丞相诸葛亮争锋于西蜀五丈原一带。司马懿屡战屡败，显然已处下风，一时高挂免战牌。但是当他后来侦知诸葛亮积劳成疾，将不久于人世的消息后，拟定策略，坚壁深壕，以时间赢得机会，有效地在军事竞争中取得了发展。对于经济组织来说，这种公共关系可以极大地扬己之长、避己之短、抓住机遇、应付挑战，依托国际国内市场，各种信息资源，取得竞争优势。

公共关系部门可通过联系组织外部环境，加强组织同客体的联系。公共关系必须重视组织与客户、政府及新闻媒体等公众的联系。对于经济组织来说，竞争就是在市场上争夺有利的信息资源、产品市场和技术管理优势，外部公共关系是经济组织取得这些条件的保证。采集并深度挖掘信息可以为组织创造机遇，帮助组织争取胜利。否则，市场做出的剧烈反应可能超出企业预期。2022 年央视"3·15"晚会曝光了湖南岳阳插旗菜业等企业酸菜生产的质量问题，涉事合作企业包括统一、康师傅等耳熟能详的企业，一时间消费者情绪被引爆，食品安全问题被推到了风口浪尖。在众多品牌选择撇清关系、及时割席的情况下，太二酸菜鱼发表了《太二酸菜鱼安全报告》，强调食品安全合规性，主动曝光自己的酸菜制作流程，将供应商、生产流程有图有真相地告知消费者，减少企业与公众的信息差，最大限度提升消费者信任度。太二此次的公关发布了权威声明，又与消费者进行了高度透明的"对话"，开诚布公、以诚相见，把公共关系提升到关系管理的层面，巩固了品牌与消费者之间的关系。组织要提高知名度与美誉度，就必须平时加强组织同各项环境资源的联系，多参加和举办各种各样的公关活动，通过活动为组织广结良缘。

参与危机处理也是公共关系对组织的一项重要功能。危机是组织生存发展的大敌，处理不好往往给组织造成重大损失，甚至断送组织的"生命"。随着公关理论和实践的发展，以事前预测来管理危机已成为公共关系对待危机的主流方法，这是公共关系功能的新发展。公共关系把研究各类信息的收集、处理、传递作为日常业务，这些业务是组织对环境作出及时、正确反应的必要条件，是组织扬长避短的触角。在组织遭遇危机之时，要依靠公共关系争取社会舆论支持，得到组织内外力量的支援。作为组织的危机预警系统，通过各种调查研究的方法来收集信息、监测环境、反馈舆论、预测趋势、评估效果，以帮助组织维持其与整个社会环境之间的动态平衡。通过有意识的公关策略，提升组织的知名度，搭建组织与社会环境的无缝衔接，规避或者淡化组织要面临的危机与风险。

## 二、公共关系对于个人和社会的间接功能

公共关系作为组织在社会中的实践，本身是公共关系主体目标明确的活动。其目的就是树立组织在社会和公众中的良好信誉和形象，增强主体的竞争能力，化潜在的各类矛盾、争议、纠纷为相互谅解，卓有成效地提高组织的经济和社会效益。将公共关系的这种目标明确的实践活动置于社会组织运行的大系统之中，公共关系对于个人与社会都具有重要而独特的间接功能。

**1. 公共关系可以对公众进行引导** 组织活动有各种形式，都是直接或间接地以社会大众为对象来进行。随着科技的突飞猛进、产品的极大丰富，需要公共关系来培育市场。公众不可能了解新产品的完全信息，需要不断对其进行商品知识、消费知识、安全保险知识等方面的引导，使消费群体对组织产品产生价值观念上的认同。企业不仅是一个经济实体，而且还是个社会组织。它不仅为社会提供物质产品和服务，而且还以它的经营作风、产品设计装潢、员工的精神面貌等对社会精神文明产生促进，或者削弱甚至破坏作用。所以，企业的整体效益还要包括促进精神文明建设的内容。具体地说，企业的产品决策不仅要看能否给企业带来利润，而且要看是否有利于社会有序发展，是否有利于人民身心健康。因此，组织一方面要通过公共关系工作去了解社会大众所思所想，另一方面也要通过公共关系工作去主动教育和引导社会大众应当如何想、如何做。这对于企业经营而言，前者意味着迎合公众，后者意味着引领公众，高下优劣，一目了然。成功的公共关系可以引导公众趋于有序化与值得信赖。

**2. 公共关系在维护社会秩序、适应产业结构等方面发挥积极作用** 企业组织的这种积极作用尤其明显，不仅体现在经济效益上，也体现在社会效益上。公关工作不仅促进组织或企业自身的经济效益，而且也促进着社会整体的效益。因企业提供的税收是国家财富的主要来源，是扩大社会再生产的物质条件。企业要在努力提高自身经济效益的同时，为国家提供税收。同时，公关工作还向社会或企业主管部门提供信息服务，使信息交流通畅，发挥着反馈调节功能，这也对宏观经济决策产生有利的影响。公共关系还通过开展短期的专门活动，或者由公关活动促成组织缔结与文体单位的长期互助合作关系，促进社会文体、教育和福利事业的发展。此外，公共关系还可通过联络与说服工作，推动社会各界保护环境与治理污染的工作，促使企业把经济效益和环境效益统一起来，形成社会发展中的经济与环境的良性循环。这些都表明，公共关系在推进经济效益和社会效益方面有着强大的功能。企业的生存、发展与环境有着密不可分的关系，企业的良性运行离不开周围的良好环境。企业在经营中如果不注意，就可能对周围的生态环境产生不良影响。所以，公共关系可促进企业在经营过程中既追求经济效益，又较为充分考虑社会生态效益。

组织自身的目标同社会、政府、公众的目标不可能永远一致，有时存在分歧。在组织目标同社会的目标基本相一致时，公共关系人员就应该努力促成这一事业成功。而一旦发现组织目标、政策与社会公众利益发生冲突时，就要运用自己的影响去修正组织目标以适应社会目标要求。维护组织的长远利益或根本利益，才符合公共关系的功能。在后一种情况下，如果公关人员的态度向组织倾斜，其最终的后果将损害组织长远的或根本的利益。

# 第三节　公共关系的模式

公共关系的运用有一定的模式可以遵循。社会组织在一定的条件和环境下，通过运用各种公共关系模式执行其功能，往往能够产生良好的公共关系效应。

公共关系模式，就是遵循一定的公共关系目标和任务，由若干技巧所构成的具有某种特定公共关系功能的工作方法系统。当然，不同性质的组织或者同一组织在不同的发展阶段，甚至同一组织在同一发展阶段，都可能针对不同的公共关系对象，根据实际情况和需要选择不同的公共关系模式进行操作。本节我们分别讨论七类主要的公共关系模式：宣传型公共关系、交际型公共关系、服务型公共关系、社会型公共关系、征询型公共关系、建设型公共关系与防御型公共关系。其中，前面五种模式属于战术型公共关系模式，后面两种模式属于战略型公共关系模式（表6-1）。

**表 6-1　公共关系模式要点比较**

| 排序 | 公共关系模式 | 从属类型 | 要点 |
| --- | --- | --- | --- |
| 1 | 宣传型公共关系 | 战术型 | 运用大众传播媒介 |
| 2 | 交际型公共关系 | 战术型 | 不借助媒体，以人际接触为主 |
| 3 | 服务型公共关系 | 战术型 | 提供产品之外的、额外服务 |
| 4 | 社会型公共关系 | 战术型 | 公益性、文化性赞助活动 |
| 5 | 征询型公共关系 | 战术型 | 调查公众的想法，进行民意测验 |
| 6 | 建设型公共关系 | 战略型 | 组织开创之初的高调宣传、交际 |
| 7 | 防御型公共关系 | 战略型 | 防范、应对潜在问题与危机 |

## 一、宣传型公共关系

**1. 概念**　宣传型公共关系是实践中广泛运用的一种公共关系模式，是指组织运用大众传播媒介、内部沟通等方法开展宣传工作，广泛发布和传播有利于组织发展的社会舆论，树立良好的组织形象，提高组织的知名度，让目标公众充分了解、支持组织，与组织合作，以此来达到公共关系目的。简言之，就是利用媒介进行自我宣传。公共关系采用宣传型模式，要主动向公众提供各种宣传材料，往往最能体现组织的个性和特色。

**2. 特点**　宣传型公共关系特点主要是主动、及时、覆盖面广。宣传型公共关系模式下，公关部门可以完全按照组织的意图选择报纸、杂志、广播、电视、网络等媒体发布宣传报道，报道的内容、形式、时长等都可以由公关部门自主选择，受外界影响的因素较少。公关部门可以在最佳时机宣传组织。2017 年，OPPO 与新世相联合发起了"周杰伦的 2000W 个故事"征集活动，穿插 OPPO 过去的手机，暗暗留下许多周杰伦的梗，贯穿青春主题，传达了"选择我们，我们会陪伴并记录你的青春"的理念，走情怀路线。在对 OPPO 的销售宣传方面，发挥了周杰伦在广告片中的热度，由此带来品牌好感度和偏好度的提升，尤其是以怀念青春的人群及周杰伦的歌迷为主要公众。此外，将宣传片放到微博上进行宣传，充分发挥现代信息传播手段，将公关主体与受众客体联系起来，便于信息交流与引导，提高品牌热度。宣传型公共关系覆盖面广，可凭借报纸、杂志、广播、电视、网络等媒体将组织信息传播进入千家万户，可谓全方位公共关系模式，但费用高、针对性不强、反馈效果难以预期。

**3.分类**　根据公共关系领域，宣传型公共关系又可分为对内宣传和对外宣传，二者各有不同形式。

（1）对内宣传　对内宣传是组织公共关系人员的日常工作，面向的主要对象是组织的内部公众（员工、股东等）。某些大型组织甚至特别成立内部公共关系部门。对内宣传的目的是让组织内部的公众及时、准确地了解与组织有关的各方面信息，做到上下一心，凝心聚力，形成统一的价值观和组织精神。面向组织内部公众的宣传形式包括内部刊物、黑板报、宣传栏、员工手册、企业广播、闭路电视、演讲会、座谈会、讨论会、表彰会、恳谈会、内部网络、QQ群、微信群等。如德国拜耳公司中国有限公司，就办有企业内部刊物——《拜耳时光》，对员工进行公司宗旨、意图等宣传，也为广大员工的交流提供一个平台。面向股东这一组织内部的特殊公众，内部公共关系部门采用年终总结报告、季度报告、股东刊物、股东通讯、财务状况通告等形式，将组织经营业绩、财务状况等进行宣传汇报。

（2）对外宣传　对外宣传的对象涵盖组织的一切外部公众，目的是传播对本组织有利的信息，形成良好的舆论，树立组织良好的社会形象，手段主要是进行大众传播，形式主要是公关广告和新闻报道等。

**4.开展宣传型公共关系应把握的原则**

（1）宣传内容的真实性　宣传内容中信息的真实性是第一位的，决不能出现浮夸不实之词。如果宣传的内容失实，无论对内还是对外都会使公众对组织丧失信任，组织的形象势必受损，甚至无可挽回。

（2）传播途径的双向性　公共关系传播是双向的。公共关系人员不仅应拥有向外传播信息的本领，而且应掌握收集、反馈信息的技能，让这些信息更有利于组织的发展。

（3）宣传方法的技巧性　组织的宣传公关工作可以借鉴愚公移山的精神，但不一定效仿愚公移山的方法。宣传"火候"的掌控要恰到好处，既给公众留下好感，又要避免过分宣传，让公众产生华而不实的感觉。

## 二、交际型公共关系

**1.概念**　交际型公共关系是指组织不借助任何媒体，以人际接触、情感联络为手段，与公众进行协调沟通，为组织建立广泛而友好的社会关系网络，以形成有利于组织发展生态的一种公共关系模式。交际型公共关系的重心是创造或增进组织与公众直接接触的机会，加强与公众的感情交流。因其灵活、直接，便于及时调整和完善，所以在实践中被广泛使用，是公共关系模式中应用最多、极为有效的模式之一。

**2.特点**　交际型公共关系的特点是灵活、直接、人性化。公共关系人员在实践中，可以根据目标公众的态度及对组织认知的发展状况灵活变换和调整公共关系的内容与手段。"百闻不如一见"，交际型公共关系由公关人员与目标公众直接交流和沟通，可以得到及时的反馈和回应。这样的直接交流，节奏快，省时省力，效果良好。交际型公共关系以"感情输出"的人性化方式为主要手段，一旦与目标公众建立了真诚的感情联系，往往会坚不可摧，因而也无可替代。触动公众内心世界的情感诉求往往会给公众留下深刻而长久的记忆，从而成为组织或产品的拥趸。"我喜欢"会比"我需要"更具情感色彩，吸引力也更持久。

**3.分类**　根据交际型公共关系的活动形式可分为团体交往和个人交往。

（1）团体交往　团体交往可以是开放日、招待会、座谈会、工作午餐会、宴会、茶话会、联谊会、舞会、现场参观、沙龙活动、考察团、节日祝贺、信件来往、团拜和慰问活动等。为了加强沟通、提升形象，服务企业生存法则，中国石化从 2016 年起在全系统发动组织了"中国石化公众开放日"大型品牌活动。在内部，活动得到企业充分认可，各企业态度积极、踊跃参与；在外部，活动广受好评，成为央企首个品牌化公众开放日活动，展示了中国石化创新、绿色、开放的企业形象。2018 年，中国石化公众开放日荣获 SABRE 亚太区域品牌和声誉管理杰出成就金奖。2019 年，荣获全国企业文化优秀成果特等奖。

（2）个人交往　个人交往的形式主要有交谈、上门拜访、祝贺、个人签署信件的往来、个别参观、定期联络、问候等。在公关行业，最常见的个人交往形式就是对目标公众的拜访。可以发扬"四千精神"：走千山万水、吃千辛万苦、说千言万语、想千方百计为拜访成功而努力，还要摆正心态：不害怕、不回避、不抱怨、不气馁。个人的交际型公共关系活动，灵活机动，可以弥补大众传播的不足，与团体交往相得益彰。

公共关系人员在开展交际工作时，无论是团体交往还是个人交往应该坚持原则，绝对不能使用庸俗关系，如欺骗、贿赂等损害公共关系原则的行为。目前我国对此有严格的规定，来约束其中不正当的行为。

### 三、服务型公共关系

**1. 概念**　服务型公共关系是指通过向社会和目标公众提供产品之外的、额外附加的优质服务，获得社会和目标公众对组织的好评，增强组织市场竞争力的一种公共关系模式。

**2. 特点**　服务型公共关系具有真实性的特点。所谓"公共关系就是百分之九十要靠自己做好"，其含义就是说无论是进行宣传还是交际，都需要通过组织自己实际行动来提供优质服务，让公众得到实惠。离开了优良的服务，再好的宣传和交际也必将是徒劳的。药店销售的产品是药物，但许多药店都配有饮水机、用药咨询、针线包、老花镜等便民设施，这就是提供产品之外的、额外附加的服务。这样的服务虽然细微，但是公众可于细微之处见真情，长期坚持下来，就会为药店赢得口碑和远期经济效益。服务型公共关系还具有隐蔽性的特点。服务型公共关系的工作成效可能不会立竿见影，而社会和目标公众到底获得了多少实惠，组织的形象和效益到底因此获得了多少提升，很难数字化，因此比较隐蔽。但这也是契合公共关系工作的性质与理念的。

**3. 活动方式**　服务型公共关系最主要的活动方式就是向公众提供各种形式的实惠服务，想消费者所想，通过热情、周到的售前、售中、售后服务，为消费者提供全方位的服务，提升消费者的满意度。以医药企业为例，老年人服药的依从性比较差，经常会容易忘记服药，企业在产品包装中添加一张小小的服药记录卡，方便老年人用药后自行记录，这样就可以帮助老年人按时按量服药。这类微小的便利，并没有改变产品本身的效用，却给消费者提供了疗效之外的额外附加利益，很贴心。又如汽车制造企业，在汽车的后门锁上加上儿童安全锁，上锁后车门在车内就无法打开，只能由家长在车外打开，这样就可防止好动又不懂事的儿童在行车过程中把门打开。这就为家长们规避了可能的危险。在医疗体制改革和市场经济环境的影响下，医院等组织也开始不断提高自身的服务型公关，特别是一些民营医院，如设置就诊班车、上门就诊等。医院对群众进行的义务健康教育，如定期开展对老年人的高血压、糖尿病、冠心病等慢性病知识讲座，都带有服务型公共关系性质。

### 四、社会型公共关系

**1. 概念**　社会型公共关系是指通过举办各种社会性、公益性或赞助性活动，如庆祝会、纪念会、运动会、赞助公益事业等，来扩大组织的社会影响，塑造良好组织形象的公共关系模式。社会型公共关系的重点是公益性，是要为组织塑造具备社会责任感的良好形象。

---

**知识链接**

### 我国关于公益、救济、文化事业捐赠的支持政策

《中华人民共和国企业所得税暂行条例》第六条第二款（四）项规定：纳税人用于公益、救济性的捐赠，在年度应纳税所得额百分之三以内的部分准予扣除。第七条（六）项规定：超过国家规定允许扣除的公益、救济性捐赠，以及非公益、救济性的捐赠不得扣除。因此，法定准予限额扣除的捐赠，是指公益、救济性捐赠。

根据财政部、国家税务总局财税字（1997）7号文的规定，为支持文化、艺术等事业的发展，纳税人通过文化行政管理部门或批准成立的非营利性公益组织，对下列几类文化事业的捐赠，纳入公益、救济性捐赠范围，经主管税务机关审核后，在计算企业所得税时也准予调整扣除：

（一）对国家重点交响乐团、芭蕾舞团、歌剧团、京剧团及其他民族艺术表演团体的捐赠；

（二）对公益性的图书馆、博物馆、科技馆、美术馆、革命历史纪念馆的捐赠；

（三）对重点文物保护单位的捐赠；

（四）符合该文件三项具体规定的对文化馆或群艺馆的捐赠。

---

**2. 特点**　社会型公共关系具有文化性、社会性、宣传性等特征。

（1）文化性　如果说公益性社会型公共关系体现一种"乐善好施"的精神，那文化性社会型公共关系则充分展示对真善美的和谐追求。2018年7月24日，我国国家主席习近平的夫人彭丽媛参观南非比勒陀利亚东郊的乌坦多社区托儿所，观看了当地儿童涂画中国与南非两国国旗，称赞之余向孩子们赠送了图书、文具，并在孩子们自己创作的手印画上题写"前程似锦"，勉励孩子们好好学习、茁壮成长，体现了大国外交风范，堪称一次完美的文化外交。

（2）社会性　社会型公共关系将组织与所资助的社会文化事业联系起来，可提高组织文化形象。社会型公共关系切忌低俗、愚昧、迷信、格调低的活动。纪念活动、庆祝会、文化演出等形式都可用于开展社会型公关。

（3）宣传性　大规模的社会型公关往往与宣传公关相结合，捐赠、文艺演出时邀请相关媒体做新闻报道，这样能将公关向更高水准，更高层次推进。如多家企业曾邀请中央电视台"同一首歌"栏目走进企业，由来自"两岸三地"的著名歌手和企业员工一起表演，并且有多家媒体进行采访，中央电视台也会播出这些晚会。这就属于非常典型的社会型公关与宣传公关相结合。经过精心策划的社会型公共关系活动，往往可以在较长的时间内反复发挥作用，潜移默化地加深组织给公众留下的良好印象，取得比单纯商业广告好得多的效果。

**3. 开展社会型公共关系应把握的原则**　开展社会型公共关系要防止出现3种倾向，一是贪多求全，结果钱倒是没有少投入，而没有一个活动能举办好；二是借公益性来促销，使公益活动染上强烈的功利性，损害组织形象；三是人为作秀，在进行捐助的时候，开空头支票，没有最终落实。这些都是不可取的。

### 五、征询型公共关系

**1. 概念**　征询型公共关系是指通过采集社会信息、调查公众的想法与舆论、进行民意测验，掌握社会和公众的发展趋势，在此基础之上为组织提供咨询的公共关系模式。

征询型公共关系的重心在操作科学性及实施的真诚性。征询型公共关系可加强组织与公众之间的双向沟通。一方面，通过信息的采集、民意的调查和测验等工作，组织能了解公众的趋向等情况；另一方面，征询型公共关系也可以传播和暗示组织的意图给公众，使目标公众的印象更加深刻。当前实践中，很多企业组织在产品设计、包装、定价等方面都会预先对消费者进行调查，通过了解消费者对产品的要求、对包装的喜好、对定价的期望来全方位调整产品。

**2. 特点**　征询型公共关系具有长期性、复杂性和艰巨性的特点。征询活动开展需要一定的时间，有的可能是一直伴随着组织的整个生命周期。如企业对其生产的新产品、消费者对其产品质量评价等开展的问卷调查和电话问询。开展征询型公共关系活动，要对征询的方式、方法和内容实现进行良好的规划，具体开展的过程比较复杂。从事征询型公关的人员要兼具智慧、耐力和诚意，能通过各种方法获得公众的配合，不断向组织提供有价值的信息，使组织机构成为"千里眼""顺风耳"，任务比较艰巨。

**3. 工作方式**　征询型公共关系的工作方式有产品试销调查、产品销售调查、市场调查；访问重要用户、访问供应商、访问经销商；征询使用意见、鼓励职工提出合理化建议；开展各种咨询业务、设立监督电话、处理举报和投诉等。如葛兰素史克公司就十分注重加强与消费者的沟通，在互联网上开设了"顾客角"，专供药品的使用者咨询产品信息或反馈使用效果等。

在征询活动中，公共关系人员不能只为组织利益着想，更重要的是要站在中间人的角度，尽量广泛、及时、公正地采集一切有关组织形象的意见和建议，起到组织机构与社会公众的中介者的作用。无论征询到的是正面还是负面的意见、建议、反馈，都要如实的采集。

### 六、建设型公共关系

**1. 概念**　建设型公共关系是指组织开创之初或公共关系状态处于较低的水平时，为打开局面采取较为高调的宣传、交际方式，主动向社会公众作自我介绍，积极结交各方面的朋友，努力让尽可能多的人知道组织产品的公共关系模式。例如，2021 年 7 月，《关于进一步减轻义务教育阶段学生作业负担和校外培训负担的意见》出台，作为国内首屈一指的培训公司，新东方面临着生存困境，总裁俞敏洪表示新东方计划成立一个大型农业平台，他自己将会和几百位老师通过直播带货帮助农产品销售，支持乡村振兴事业，不仅赚足了人气，也为新东方提供了全新发展契机。

**2. 内容**　建设型公共关系的主要内容或手段就是高姿态的广告宣传和广泛的社会交往，引起公众的注意，进而获得公众的了解和支持，最终让公众感受到组织产品的质量。就是通常说的"创牌子"。具体采用的方式有：盛大的开业庆典仪式、开业广告、产品展销、服务介绍、免费试用、免费招待参观、开业折价酬宾、公司资料有奖测验、赠送宣传品等。在我国有不少组织（长城果汁、河南煤化集团等）采取有奖征集商标或图识标志、产品广告语等活动，也不失为一种生动有趣的方式。

知识链接

**《中华人民共和国商标法》关于商标设计的注意事项**

第八条 任何能够将自然人、法人或者其他组织的商品与他人的商品区别开的可视性标志，包括文字、图形、字母、数字、三维标志和颜色组合，以及上述要素的组合，均可以作为商标申请注册。

第九条 申请注册的商标，应当有显著特征，便于识别，并不得与他人在先取得的合法权利相冲突。

下列标志不得作为商标使用：

（一）同中华人民共和国的国家名称、国旗、国徽、军旗、勋章相同或者近似的，以及同中央国家机关所在地特定地点的名称或者标志性建筑物的名称、图形相同的；

（二）同外国的国家名称、国旗、国徽、军旗相同或者近似的，但该国政府同意的除外；

（三）同政府间国际组织的名称、旗帜、徽记相同或者近似的，但经该组织同意或者不易误导公众的除外；

（四）与表明实施控制、予以保证的官方标志、检验印记相同或者近似的，但经授权的除外；

（五）同"红十字""红新月"的名称、标志相同或者近似的；

（六）带有民族歧视性的；

（七）夸大宣传并带有欺骗性的；

（八）有害于社会主义道德风尚或者有其他不良影响的。县级以上行政区划的地名或者公众知晓的外国地名，不得作为商标。但是，地名具有其他含义或者作为集体商标、证明商标组成部分的除外；已经注册的使用地名的商标继续有效。

建设型公共关系，在大力塑造形象、推出品牌的过程中，要注意掌握分寸，不能脱离实际，胡吹乱捧，一定要与组织的形象、产品的质量实际较为一致。

## 七、防御型公共关系

**1. 概念** 防御型公共关系是指组织与外部环境之间发生某些潜在问题甚至危机时，为控制公共关系失调的苗头，防范这些潜在问题和危机的出现影响组织而采取的公共关系模式。防御型公共关系讲究预防和引导相结合。预防是指公共关系应居安思危，及时捕捉环境中各种"危机"苗头，调整企业行为，防患于未然；引导是指企业由于公众的某些误解或错觉而使企业形象受损时，公共关系应及时地、有效地做好引导、沟通工作，防止公共关系失调而给企业形象带来损失。防御型公共关系，是战略型领导者最重视的公共关系模式之一。

**2. 特点** 防御型公共关系开展之前，首先要了解组织潜在的问题或危机。一般这种潜在问题或危机产生的原因有三种：日常基础工作失误或疏漏；与相关公众沟通不够；竞争者的恶意造谣和破坏。

**3. 程序** 防御型公共关系的程序为：

（1）查清问题根源 突发性的公共关系危机到来时，先不要忙于应付公众的抱怨和指责，而是要迅速根据各方面信息去准确查出导致危机的原因。

（2）增大透明度 公开性本就是公共关系的基本原则，隐瞒，只能加重公众的不信任感。正确的选择只能是向社会、向公众公开造成危机的真实原因，让社会和公众监督解决危机的全过程。有时甚至能把危机转化为一场公共关系的胜利。

（3）采取妥善的方法和措施 公众利益至上，当组织与公众利益发生矛盾和冲突的时候，要以公众的利益为重，采取措施使组织与公众利益趋于一致。

组织在危机出现之前往往会有风吹草动，如果公共关系管理信息全面到位，发现危机苗头，就马上告知组织的有关部门，并迅速作出反应，更能达到防御型公共关系化解危机的实效。

# 【本章小结】

本章阐述了公共关系的职责、功能与模式这三方面问题。

公共关系的职责是公共关系活动在组织中为完成工作使命，所负责的范围和承担的一系列工作任务，以及完成这些工作任务所需承担的相应责任。公共关系的职责有四：管理信息、宣传组织、营造文化、协调环境。要求公共关系部门充当组织的"耳目""喉舌""黏合剂"和"润滑剂"。

公共关系的功能从广义上讲，就是公共关系所能发挥的对组织的有利作用。公共关系对组织的直接功能有六个方面：为组织提供咨询建议、为组织发展导向、影响组织内部方针政策、增强组织的竞争力、加强组织同环境的联系、参与危机处理。公共关系对于个人和社会的间接功能：对公众进行引导、积极维护社会秩序与适应产业结构。

公共关系模式包括宣传型公共关系、交际型公共关系、服务型公共关系、社会型公共关系、征询型公共关系、建设型公共关系和防御型公共关系等。

**【思考题】**

1. 简述公共关系的职责。

2. 试问在组织自身的目标利益同社会、政府、公众的目标利益不完全一致时，公共关系的职能应当如何体现？

3. 思考如何根据组织与公众的实际情况选择合适的公共关系模式。

**教学目标**

　　1. 掌握公共关系调查、策划的程序与方法。

　　2. 熟悉公共关系调查、策划的内容；公共关系实施与评估的内容与方法。

　　3. 了解公共关系管理的模式和意义。

**【案例】**

### 上海"申博"

　　当今社会国际商品交换的扩大和科学技术与经济发展之间的紧密联系使世界博览会这一国际经济、科技、文化的奥林匹克盛会显得举足轻重。中国前所未有的发展速度和在世界政治、经济、国际事务中的影响和作用，令世人所瞩目，举办一届成功的世界博览会显得极其重要。

**一、项目调查**

　　经过调查，作为中国最大的经济中心城市，上海将"申博"的优势总结为五个方面。

　　1. 参观人数多

　　超过 7000 万人次的参观者将创世博会历史纪录。

　　2. 主题恰当

　　上海为世博会选定了合适的主题，"城市，让生活更美好"的主题能得到各国广泛关注。

　　3. 选址合理

　　选址符合世博会宗旨，今后将发展为经济、科技、文化交流中心。

　　4. 城市实力强

　　改革开放以来，上海城市综合素质和经济实力大幅提升，完全有条件举办世博会。

　　5. 民众支持

　　"申博"办公室委托上海城市经济调查队对全国 50 个城市的民意调查显示：94.4% 的人拥护中国申办 2010 年世博会，92.6% 的人认为中国有能力申办 2010 年世博会。

**二、项目策划**

　　公共关系目标：

　　1. 塑造上海国际大都市形象，展现上海魅力。

　　2. 最终夺取 2010 世博会主办权。

　　贯穿整个公共关系策划的就是突出优势、体现个性、展示魅力。

### 三、项目实施

2001 年 9 月前以发放宣传册为铺垫，之后展开了大规模全方位的宣传，例如世博会知识网络电视竞赛，举行申办 2010 年上海世博会新闻通气会，"万人支持申博网上签名"活动，征求申办徽标、口号、招贴画（通过宣传征集徽标 165 个，海报 470 幅；口号 6140 条），进入社区的"世博会向我们走来——世博知识巡回展"等。

派遣 37 个组团出访了 87 个国际展览局成员国，其中包括 9 个非建交国家。

世界各大主流媒体都对上海申博表示热切关注，分别以专题、专刊专版的形式给予追踪报道。

成立支持中国申博"企业后援团"。

2002 年 12 月 3 日国际展览局举行第 132 次大会，国际展览局成员国对 2010 年世博会主办国进行投票表决，中国获得 2010 年世博会的主办权。

### 四、项目评估

韩国 YTN 电视台在新闻报道中高度评价中国申办成功，认为这显示了中国经济发展的实力，提高了中国在国际社会上的威望和地位；西班牙《世界报》把上海评选为 2002 年世界最知名城市，其中成功申办 2010 世博会是关键原因之一；法国《世界报》发表评论认为中国拿到 2010 年世博会主办权是众望所归。

国际展览局官员评论：今天世界诞生了一个伟大的希望。

整个申博过程中，政府牵头的国际公共关系活动抓住了上海的五大优势展开，扬长避短，展示了上海开放、包容的鲜明个性，最终吸引了世界的目光。

【思考】

1. 结合本案例，你能否说出公共关系的四步工作法？

2. 上海申博办公室策划的申办 2010 年世界博览会公关案例，获得第二届上海市优秀公共关系案例评选特等奖。你认为其成功的原因有哪些？

公共关系是有意识、有计划的行为，它不仅具有较高的艺术性，而且还有较强的科学性。根据公共关系原理，公共关系工作过程一般分为四个步骤，即调查、策划、实施、评估，亦称"四步工作法"。

# 第一节  公共关系管理

## 一、公共关系管理的概念与意义

### （一）公共关系管理的概念

公共关系是发生在组织与公众之间的一种信息交流、沟通与传播的行为与状态。这种行为与状态有别于组织的其他行为与状态，比如生产、技术、营销、人力资源、财务等。这种行为与状态的管理不同于生产管理、技术设备管理、营销管理、人力资源管理、财务管理，它是一种独特的管理职能，即对组织与公众之间的传播行为与状态的管理。

具体地说，公共关系管理（PR management）是对组织与公众之间传播沟通的目标、资源、对象、手段、过程和效果等基本要素的管理。这种管理同样包括一般管理的基本环节，也就是对组织的公众传播沟通活动进行决策、计划、组织、指挥、控制、协调和监督。公共关系管理是现代组织管理活动和管理科学的一个组成部分。

由于公众环境和竞争条件日益复杂多变，组织对于社会和公众的依赖性越来越强，组织的公共关系业务量越来越大，组织对传播的资源投入越来越多，从而日益重视加强公共关系管理。推动公共关系管理向高层次发展，是现代公共关系学理论和实践发展的必然结果。

### （二）公共关系管理的意义

公共关系管理对于组织的意义具体表现在 4 个方面。

**1. 能够增强组织公共关系工作的系统性** 从时间序列和工作程序来看，公共关系贯穿组织运作的始终，公共关系工作纷繁复杂，需要在组织的管理行为和管理职能中形成系统的公共关系工作机制，发挥其整体效应。

**2. 能够提高公共关系工作的可控性** 公共关系已成为现代组织的一种日常行为，需要通过公共关系管理来规范这种独特的组织行为。公共关系工作的各个环节应该有目标、有计划、有控制、有监督、有评估，从而使资源配置合理、操作程序规范、工作细节专业。

**3. 可以加强公共关系工作的预测性** 公共关系工作必须预测社会公众环境的变化，以使组织公共关系符合环境的要求，加强公共关系管理能够强化其预测功能，使其参与组织决策。

**4. 能够促进公共关系工作的成熟性** 公共关系已成为现代组织的一种无形资产，组织需要通过公共关系管理来经营和提升这种资产的价值。但作为一项新的重要管理手段，公共关系还很不成熟，加强公共关系管理工作，能够有效地促进其逐渐成熟和健康发展。

时至今日，公共关系理论进入创新发展时期，公共关系管理成为主要理论思潮，国内的行政机构和工商组织也已逐步认识到公共关系管理的意义。但从总体上看，我国大多数组织公共关系行为的层次和管理水平还有待提高。

## 二、公共关系管理的过程

### （一）公共关系管理的基本模式

不同学者基于自己特定的学科背景，把公共关系活动放到不同时期、不同阶段和不同侧重点上展开分析研究，阐述了代表不同理论学说的公共关系管理过程的基本模式，在实践中被不同的公共关系从业人员所采用，并且产生了积极的效果。

**1. 公共关系管理四步工作法** 1982 年卡特利普和森特（Scott M.Cutlip & A.H.Center）在公共关系管理上提出了"四步工作法"。他们认为，公共关系管理应该是：①寻找事实和反馈信息。②提出公共关系计划项目。③开展公共关系活动和进行信息传播。④对于公共关系活动效果进行评估。他们强调，"组织与公众的良好关系必须经过精心的策划，必须经过特定的步骤和过程才能完成"。

**2. 公共关系管理五段论模式** 哈纳（J.Harnar）和福特（A.Ford）提出了公共关系管理"五段论"。具体内容为：①规定目标。②构想几种有效的实施形式。③挑选一种方案。④对方案进行评估。⑤最后方案形成。

汉尼斯（J.Haynes）等人也提出了公共关系管理"五段论"。具体内容为：①树立发现问题的意识。②对问题进行限定。③分析有目的的选择及可能的结果。④评估方案和选择行动的契机。⑤对公共关系方案进行验收。

**3. 格鲁尼格模式** 格鲁尼格（James E.Gruning）认为，公共关系管理模式应该是觉察→构筑→规定→选择→确认→行为→觉察。

"觉察"是指公共关系管理者发现了环境中存在的问题，已经开始思考如何行动。"构筑"是寻找解决问题的方法。"规定"是公共关系管理者思考如何着手解决问题。"选择"是指管理者从诸种可能、可行的方案中选择一项，具体去实施。"确认"是要求公共关系管理者确认一下在执行中是否有意外。"行为"是具体实施行动计划。"觉察"是公共关系管理者从问题解决中又发现了新问题，是下一步的起点开始。

**4. 杰夫金斯的"公共关系六步曲"** 杰夫金斯（Frank Jefkins）将公共关系管理分解为六个基本环节，即"估计形势—确定目标—确认公众—选择传播媒介与技巧—编制预算方案—评价结果。"杰夫金斯的"公共关系六步曲"从公共关系决策管理层面解决了管理过程和管理环节上的理论问题。所提出的六大步骤对公共关系管理和工作流程做了科学规定，成为公共关系实务上具有突出意义的理论创建。本理论在公共关系实践中的应用，把公共关系与投入产出的科学规律结合在一起，推动了公共关系活动的有序化、可量度化和标准化的发展。时至今日，公共关系计划管理已经成为组织开展公共关系活动必不可少的内容之一。

**5.RACE 模式** 马斯顿（J.Marston）把公共关系活动的过程概括为 RACE 模式。RACE 是公共关系活动四个环节构成的完整过程：R（research）——研究；A（action）——行动；C（communication）——传播；E（evaluation）——评估。

马斯顿的 RACE 模式与杰夫金斯的"公共关系六步曲"有许多相似之处，建立起了公共关系过程的分析模式。但两者又是从不同视角对于公共关系进行了过程分析，前者是公共关系活动的过程分析，而后者属于公共关系决策的过程分析。

### （二）公共关系管理的一般过程

公共关系不同于人际交往或者日常事务活动，它是一种系统的信息管理与传播工作，需要遵循一定的工作程序，而不是依赖个人感觉和经验行事。想要让一个组织在公众心目中树立起良好的形象，公共关系人员必须采取科学的方法，对各项活动进行周密的组织与计划。关于公共关系管理的一般过程，到目前为止，最认可的是公共关系管理四步工作法（图 7-1）。

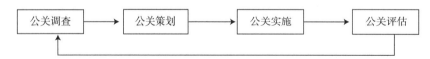

```
公关调查 → 公关策划 → 公关实施 → 公关评估
```

**图 7-1　公共关系管理四步工作法**

上述四个步骤是相互衔接、环环相扣的。而且对各个阶段的公共关系工作来说，"四步工作法"是循环往复、首尾相接的动态发展过程。

### 三、影响公共关系管理过程的因素

### （一）环境因素

环境因素即对公共关系主体的决策和行为构成直接或间接影响的外界因素。美国学者格鲁尼格 1996 年在北京中国国际公共关系大会发表演讲《美国公共关系研究和实务发展趋势》，将影响组织公共关系政策的环境因素归纳为五个变量。

1. 社会的政治经济体制。

2. 社会的文化背景，包括语言环境。

3. 社会公众群体的行动主义程度（各种利益群体、压力团体的活动状况）。

4. 社会的发展水平。

5. 社会的媒介体制。

### （二）主体因素

主体因素即公共关系决策和行为过程本身涉及的组织内部因素。这属于主观方面的要素，如领导人的观念、组织的目标、机构与人员设置、财务预算、工作方法选择、产品和品牌的定位等。

### （三）传播技术因素

传播技术因素即公共关系活动实施过程中的技术性因素。这属于媒介技术方面的要素，如印刷媒介、电子媒介、网络媒介、实物媒介、活动媒介、各种传播设备与传播制品等。

# 第二节 公共关系调查

公共关系管理的起点是"调查研究"。只有在进行了详细而周密的调查研究的基础之上，才能够做出符合实际的公共关系管理决策。

## 一、公共关系调查的基本概念

公共关系调查，是指对组织的公共关系状态进行情报收集与研究的工作，目的在于了解社会公众对组织的意见和态度，分析组织所处的环境，从中发现问题，为公共关系管理提供依据。

公共关系调查是公共关系管理的开端或第一步，是其他公共关系活动的前提。成功的企业一般都十分重视公共关系调查，如美国《幸福》杂志介绍的排名前 1000 位的大企业中，大约有一半都利用公共关系调查来为其形象建设服务。

## 二、公共关系调查的内容

公共关系调查的目的是甄别公众对象，测量舆论情况，评价组织形象，找出差距，明确问题，为公共关系策划提供依据。公共关系调查主要有公众调查、公众舆论调查、组织形象调查和公共关系活动条件调查四个方面。

### （一）公众调查

公众是公共关系工作的客体，也是社会组织开展公共关系工作的对象，它构成公共关系工作的微观环境。在公共关系工作中，想要获得成功，除必需的"知己"外，关键在于"知彼"。公共关系调查必须将公众调查作为其工作的重点，具体调查包括公众构成情况调查和公众需求情况调查。

**1. 公众构成情况调查** 任何一种公共关系活动都很难全面地影响所有公众。开展公众构成情况调查有利于确定公共关系工作的基本范围和重点对象，避免盲目地开展公共关系活动。公众构成情况调查主要包括两部分内容。

（1）内部公众构成情况　如组织成员的数量构成、能力构成、文化程度构成、职务职称构成、需求层次构成、劳动状态构成、思想素质构成等。

（2）外部公众构成情况　如外部公众的数量构成、空间构成、特征构成、需求构成、观念构成、与组织的联系状态构成、对组织的重要性构成、对组织的依赖性构成等。

**2. 公众需求情况调查**　社会组织以公众的需要为存在和发展的依托，社会组织要有效地开展公共关系工作，必须做好对公众需求情况的调查工作，以掌握公众需求的信息，不断设法满足公众的合理需求。公众需求情况调查主要涉及两个方面。

（1）公众的物质需求情况　如公众对改善物质生活环境的需求。

（2）公众的精神需求情况　如公众对组织接纳的需求，公众对合法权益的需求，公众对获得满意服务的需求，公众对获得重要信息的需求，公众对获得组织重视的需求等。

### （二）公众舆论调查

组织的公众舆论调查是对公众的态度倾向进行统计、测算，用数据显示公众的整体意见。公众舆论具有广泛性和变动性等特点。

对公众舆论进行测量分析，把握其变化的态势，必须依赖对舆论指标体系的考察，并用具体模式图形加以说明。公共关系调查人员需按照一定的指标体系测量、调查舆论，用科学尺度描述舆论状态。建立公众舆论状态模型图可鲜明地显示舆论的现状与变化趋势。

公众舆论是含有多层结构的表层意识，是由公众的各种意见和态度构成的集合体。任何一种舆论都是可以分解的，根据舆论各部分值的大小，调查人员可以统计出公众舆论的倾向和影响力。要衡量舆论分解部分的值，需要确定公众舆论标志和公众舆论指标。

**1. 公众舆论标志**　公众舆论标志表明各种公众意见在一定时间和空间所达到的规模和发展趋势，它揭示各类舆论的综合对比关系，是对舆论总体趋向的一种描述。

公众对组织的整体形象或是对组织的某项决策持赞成还是否定态度，这种态度代表多数人还是少数人，这些都是舆论标志。舆论标志是变动的、多样的，是各种舆论倾向的一种象征。按舆论分布的区域和公众人数的多少可把舆论标志分为四个等级：主导舆论、分支舆论、次舆论和微舆论。一般来说，主导舆论是指在一定范围内有70%以上的人所坚持的共同意见；分支舆论是指同时存在的几种有相当数量的人赞成的一致意见；次舆论是指在某些局部地区有多数人坚持的，但并不具有全局性的意见；微舆论通常是指小社会环境下的群体舆论，舆论主体只是很少一部分人。

舆论标志揭示的是某种舆论整体的强度与量度特征，而这种标志又是通过舆论指标体系反映出来的。所以，舆论标志又是舆论指标体系的综合体现。

**2. 公众舆论指标**　公众舆论指标主要分两类，一类是量度指标，另一类是强度指标。

（1）量度指标　包括舆论的公众数量和公众的分布。公众的数量是第一个量，公众的分布是第二个量，任何舆论测量都不能缺少这两个方面的量。这是因为，作为客观存在的人的集体意向，不仅表现为所持人数的多寡，而且和公众的分布种类有重要关系。有些问题可能在这一方公众中持肯定意见多，而在另一方公众中则持否定意见多。公众舆论调查在确定量度方面，必须兼顾公众的人数和分布种类两种量的平衡，不能舍弃一方而只顾另一方。

公众人数和分布种类的乘积数，就是舆论量度指标。量度指标越大，表明公众舆论的影响越广，也越具有权威性。比如，某一组织在全体公众范围内进行公众舆论调查，选择调查的人数为1万人，选择测定的公众种类是5种，那么舆论的量度指标则为5万人，也就是说，通过1万人的测定可以大致推算出 5 万人所持的态度。

（2）强度指标 即公众所表示的意见、态度、观点的强烈程度。调查对象在表达对组织的意见时，不同的调查对象具有不同的强烈程度，用指数体系表现出来就叫做强度指标。如公众对组织的某项决定的态度是十分赞成、赞成、比较赞成、无所谓、不太赞成、不赞成、极不赞成 7 个等级，哪一等级的人数多，舆论强度的指数就大。

公众舆论始终处于不断变化之中，所以对于公共关系人员来说对组织形象的跟踪和监测应该成为组织形象管理的例行公事，经常并定期地进行监测并不断地制定相应的图表模型，这可以形象地展示公众舆论的变化趋势，并据此来修正自己的工作。

### （三）组织形象调查

组织形象调查分为组织自我期望形象调查和组织实际形象调查。

**1. 组织自我期望形象调查** 自我期望形象是一个组织自己所期望建立的形象，它是一个组织公共关系工作的内在动力、基本方向和目标。自我期望形象的确立应注意主观愿望和实际可能相结合。科学的自我期望形象的调查包括两个方面。

（1）组织领导层的公共关系目标和要求 公共关系活动的目标必须服从组织的整体目标，并支持组织整体目标的实现，而整体目标的形成则始于领导阶层。作为组织的决策者和领导者，他们对自己组织形象的期望水平，对于组织目标和组织信念的形成，对组织形象的选择和建立具有决定的意义。因此，公共关系调查首先必须认真详尽地研究领导者所拟定的各项目标决策，研究领导者的意图和决心，测定他们对组织形象的期望水平和具体要求，并以此作为设计组织形象的重要依据。

（2）组织员工的要求和评价 组织员工是实现组织目标最基本的力量。一个组织的目标和政策只有得到广大员工的认可和支持，才能有效地转化为该组织的实际行动，从而实现组织的目标。因此，必须通过调查了解员工对组织的要求、看法和建议，了解他们对领导层提出的目标的信心和支持程度，确定他们对组织自我期望形象的认同。

**2. 组织实际形象调查** 组织实际形象即社会公众和社会舆论对组织实际状态和行为的认知与评价。组织实际形象的调查分析，主要是了解组织在社会公众的知名度和美誉度。知名度指一个组织被公众知晓、了解的程度，是评价组织名气大小的客观尺度，侧重于"量"的评价，即组织对社会公众影响的广度和深度。美誉度指一个组织获得公众信任、好感、接纳和欢迎的程度，是评价组织声誉好坏的社会指针，侧重于"质"的评价，即组织的社会影响的好坏。

总的来说，知名度需要以美誉度为客观基础，才能产生正面的积极的社会效果；美誉度需要以一定的知名度为前提条件，才能充分显示其社会价值。但实际上知名度和美誉度并不一定能够同步形成和发展，根据知名度和美誉度在现实状况中的不同构成，可以将组织的实际形象地位区分为 4 种状态（图 7-2）。

（1）高知名度/高美誉度 图中 A 区的甲组织所示形象地位，属于最佳的公共关系状态。但同时要注意，知名度越高，美誉度的压力就越大。因为在公众高度瞩目的情况下，公众对组织美誉度的要求会变得更加严格和苛刻，美誉度方面即使发生微小失误，都有可能造成

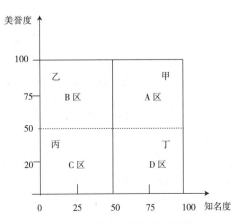

图 7-2 组织形象地位四象限图

较大的负面影响。因此，组织处于这种公共关系状态时绝不能高枕无忧。如果知名度超过了美誉度，就更应该警觉，以防"盛名之下其实难副"的负面压力。

（2）高美誉度／低知名度　图中B区的乙组织所示形象地位，属于较为稳定、安全的一种公共关系状态，其美誉度高于50点，知名度则低于50点。由于美誉度是形象的客观基础，因此这种状态具有良好的形象推广基础。其缺陷是知名度偏低，美誉度的社会价值得不到应有的体现。因此，公共关系工作的重点是在维持美誉度的基础上提高知名度，扩大其美誉度的社会影响面。

（3）低知名度／低美誉度　图中C区的丙组织所示形象地位，属于不良的公共关系状态，知名度和美誉度都处于50点以下，既没有名气，公众评价也不好。但因为其知名度低，公众不良印象和评价的影响面也比较窄，负面作用相对比较小。在这种情况下，公共关系传播工作应该保持低姿态，甚至从"零"开始，首先努力完善自己的实力和信誉，争取改善组织的美誉度，然后再考虑提高知名度的问题；或者通过良好的传播控制，使组织的知名度和美誉度协调发展。如果在这种情况下片面地扩大知名度，便会使组织的形象地位滑至第四象限的恶劣状态。

（4）低美誉度／高知名度　图中D区的丁组织所示形象地位，属于恶劣的公共关系状态，不仅信誉差，而且知之者甚众。在这种情况下，首先应该设法降低已有的负面知名度，向第三象限转移；再努力挽救信誉，为重塑形象打基础。或者在特殊的情况下，利用已享有的公众知名度，大刀阔斧地改善信誉，将坏名声迅速转变为好名声，直接向第一象限跳跃。

测量组织的形象地位，不仅可以确定公共关系的实际状态，初步诊断公共关系的问题，而且可以为制定公共关系的方针、策略提供依据，是公关决策的必要步骤。

**3. 组织形象差距**　将组织的自我期望形象与组织的实际形象进行比较分析，找出两者之间的具体差距，然后弥补或缩小这些差距，这就是组织所面临的并必须加以解决的问题，即组织公共关系活动的目标所在。

"形象要素差距图"可以帮助我们较为直观地显示组织的自我期望形象和实际形象之间的现实差距（图7-3）。

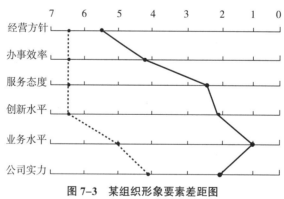

图7-3　某组织形象要素差距图

### （四）公共关系活动条件调查

公共关系活动条件调查是指组织在开展公共关系活动之前，对开展活动的主客观条件进行调查研究。

**1. 组织内部实力调查**　组织的实力是组织在竞争环境下生存与发展的基本决定因素，公共关系活动能否顺利进行和达到预期的目的与组织内部实力密切相关。因此，开展公共关系活动之前先要调查组织内部的实力状况。组织内部实力调查主要是围绕组织的物质基础、组织成员的工资待遇和劳保福利、组织拥有的技术力量等方面来进行，具体内容包括5个方面。

（1）组织的历史　组织成立的年代，组织历史上的重要人物，以及这些人物对组织的创建、发展和社会的进步所做的贡献，组织历史上发生过的重要事件，以及这些事件对组织或社会造成的影响。

（2）组织的目标　组织的目标是什么，组织的目标是否做过一些调整、为什么要做这些调整、调整后的效果到底如何，组织的目标是否为组织获得利益的同时也服务于公众的利益。

（3）组织的政策与措施　组织的政策和措施的制定、实施情况及这些措施的实施对公众的影响，组织的政策与措施是否也做过调整，这种调整的原因、效果如何。

（4）组织的经营管理情况　组织的内部机构的设置、领导人及部门领导人的职权范围、工作绩效；组织的生产和服务质量的现状；组织的产品销售、技术开发状况；组织的人事、财务状况；组织迫切需要解决的是什么问题。

（5）组织内部公共关系的状况　组织为了自身的社会形象曾做过什么样的努力；组织的存在和发展对社会服务的意义是否明确；对社会是否做过捐款、资助、义务服务、人力扶持等方面的贡献；组织是否还有能力为社会再多做一些贡献。组织内部的领导人是否具备公共关系意识，是否追求公共关系的目标和要求；组织在公共关系方面迫切需要解决的问题是什么。

**2. 组织外部环境调查**　社会环境在很大程度上决定着组织的兴衰存亡。组织外部环境是指与组织有关的各种社会条件的总和，它影响着组织的生存和发展。公共关系部门及其工作人员进行外部环境调查的目的就是协调组织和外部环境的关系，使组织适应外部环境的变化，从而使组织获得发展的机会。组织外部环境调查包括政策法律环境调查、社会问题调查和其他组织公共关系状况调查。

（1）政策法律环境调查　即了解一国政府的方针、政策、法律、条例，以及一国政府近期有关这方面政策方针的变化及其变化趋势。政策环境调查就是了解与组织有关的方针、政策、法规，遵循并运用它们为自己的组织服务。如化工厂的公共关系人员就要研究经济合同法、环境保护法、劳动法等法规，并密切注意其他化工厂对这些法规的运用和执行；政府部门的公共关系人员就要研究组织法、选举法、行政诉讼法、公务员法等法规，并对由此发生的公共关系活动进行专题调查、追踪研究。

（2）社会问题调查　即调查社会、经济、文化、政治、思想等各方面的问题，如生态与自然资源问题、社会财富的分配问题等。这些问题不仅影响公众的意见和需求的变化，甚至关系到一个组织或几个组织的发展与消亡。例如，投资股市热的兴起，可使出版商以出版投资理财方面的书籍而发财，也可使银行存款额下降、国债销售受阻等。

（3）其他组织公共关系状况调查　即调查同类、同行业组织的工作现状和历史、好的方法和经验、在社会公众中的形象状况等，可以获得其他组织在公共关系工作方面的经验教训，并根据自己的实际情况加以借鉴，避免走他人失败之路，从而更好地发展和完善自己。

【案例】

## 长城饭店的公共关系调查

长城饭店是在北京最早开业的五星级饭店，由美国喜来登公司经营管理。长城饭店从开业至今已接待了海内外宾客达 100 余万人，包括美国前总统里根，布什等国际友人。长城饭店之所以能成为京城饭店的佼佼者之一，除了出色的推销工作和优质服务外，饭店管理者认为公共关系工作在塑造饭店形象上发挥了重要的作用，尤其是周密系统的调查研究。公共关系调查通常由以下三个方面组成。

**一、日常调查**

1. 问卷调查

每天将表放在客房内，表中的项目包括客人对饭店的总体评价、对十几个类别的服务质量评价、对服务员服务态度评价，以及是否加入喜来登俱乐部和客人的游历情况等。

2. 接待投诉

几位客房经理 24 小时轮班在大厅内接待客人投诉。

**二、月调查**

1. 顾客态度调查

每天向客人发送喜来登集团的全球统一调查问卷，每日收回，月底进行全球性综合分析，每季度对全球最好的喜来登饭店和进步最快的饭店给予奖励。

2. 市场调查

前台经理与在京各大饭店的前台经理每月交流一次游客情况，互通情报，共同分析本地区的形势。

**三、半年调查**

喜来登总部每半年召开一次世界范围内的全球旅游情况会，其所属的各饭店的销售经理相互交流、研究，使每个饭店都能了解世界旅游形势，站在全球的角度商议经营方针。

长城饭店形成了一个全方位的信息系统，既保证了信息来源的广度，又保证了信息的时效性和正确性，从而保证了较高的科学预测能力和科学决策能力。所以，在竞争日益激烈的市场经济条件下，企业要生存，要发展，就要重视日常的公共关系工作，重视信息的收集与整理，重视调查研究。

【思考】

1. 长城饭店靠什么赢得了顾客？赢得了市场？
2. 长城饭店在公共关系调查方面对我们有何启示？

## 三、公共关系调查的方法

### （一）访谈法

**1. 访谈法的含义与特点**

（1）访谈法的含义　访谈法是一种直接调查方法，它是通过与被调查者的直接交谈从而掌握公众的态度、看法等第一手资料的方法。正如卡特利普和森特在《有效的公共关系》中所说的，对公众认知、观点及态度的评估能力一直是而且永远是公共关系行业对人员评价的一条重要标准。

（2）访谈法的特点

①直接性：访谈法收集信息是通过访谈员与被调查对象进行面对面交谈的方式实现的，因此，它具有直接性的特点。

②灵活性：访谈的对象可以不受文化程度、价值观念、个人性格及年龄的影响，为访谈员提供所需要的口头资料。访谈员也可以根据访谈时各种情况的变化调整访谈的方式、内容及时空，为达到预期的调查目的而灵活运用各种方法。

③受访谈员个人因素影响：由于访谈法获取资料的过程是由访谈员来直接进行的，因此，访谈员个人的访谈技巧、人品气质、性格特征等都会直接影响调查的结果。这就要求在实施访谈法

时要根据科学调查研究的需要对访谈员进行培训，尽量减少因访谈员的个人因素对所搜集资料的质量产生不好的影响。

④标准化程度低：访谈法回答率高、效度高，但标准化程度低，常常给统计分析带来一定的困难。而且，访谈法费用大，所以一般应用于对那些准确性要求较高的问题的研究上，或者应用于探索性研究。

访谈法调查的规模不能太大，一般根据调查的目的和内容的要求来确定规模的大小。通常规模越大，耗时耗费越多。将访谈法与问卷法相结合进行调查时，虽说费时费力一些，却可以避免访谈法标准化程度低和问卷法回收率有限的弊端，并可以对一些问卷法所不能深入的问题进行调查。

**2. 访谈法的类型**

（1）根据访谈提纲的方式分类　可分为结构性访谈和非结构性访谈。

①结构性访谈：是由访谈员携带事先设计好的访问调查表进行的访谈。调查表中的所有问题都是事先精心设计的。

②非结构性访谈：访谈员只需根据调查任务的要求拟订访谈要点或访谈提纲，并据此向调查对象提问，而无需使用标准化的调查表。调查中，访谈员可较为自由地进行提问。受访人也有较大自由来回答所提问题。这种访谈适用于调查态度、价值判断等方面的问题。但这对访谈员的能力要求较高。此种访谈所得结果不宜量化，又费时费钱，故只能在小范围内使用，或作为了解一般情况和配合其他调查方法使用。

（2）根据访谈的场所分类　可分为机关访谈、街头访谈、家庭访谈和公共场所访谈。

访谈的地点应根据调查对象的特点确定。访谈企业本身的问题在工厂里较适宜，访谈企业产品的消费问题则在住宅或街道较为适宜。在进行访谈时，访谈地点第三者的存在，将会对访谈资料产生影响。

（3）根据接受访谈的人数和时间分类　可分为集体访谈、个别访谈和深度访谈。

①集体访谈：类似于开调查会的形式，由一名或几名访谈员亲自召集一些人来与访谈员进行座谈。访谈员应向人们说明座谈的目的和要求，消除人们的疑虑。并且，访谈员应以谦虚、诚恳的态度，运用所掌握的一些技巧，创造出一种自由、活泼、热烈的气氛，使人们能无拘无束地、尽情地畅谈。

②个别访谈：个别访谈是指选择好访谈的对象并安排好访谈时间后，就某一中心问题征求被访公众的意见。如医药企业对医生进行访问时，带上药品的样本或说明书请医生试用，试用后按事先拟好的需要征求的意见表，按顺序向医生询问。方便时还可以选择典型对象、人物进行典型调查，在不同的时间、不同的地点反复多次地就某一问题进行调查询问，从中分析发展趋势和相应的公众反映，以进行异同的比较。

③深度访谈：深度访谈是为了了解公众作出某一决定的深层心理和情感原因，由公共关系人员选择一些对象进行的访问，这种方法类似于记者采访新闻人物或新闻事件背后的有关人物。访问者必须事先经过深思熟虑，对如何提问、先问什么、后问什么等，都必须事前拟好，并且要在无拘无束放开谈的气氛下进行，因为只有这样才能获得深度的信息，甚至还可以收到意外的宝贵资料。

艾瓦特保险公司从成立第一天起就发行了一份名为《艾瓦特拥护者》的报纸。35年来，公司从来没有调查过职工对报纸的态度和评价，于是艾瓦特公司公共关系部部长凯瑟琳·维伯决定举办一次调查，确定职工对这份报纸的看法，以便根据员工的意见来提高报纸的质量。首先，为了使这次调查能够取得预期的效果，按照下列步骤筹划了一份调查方案，并拟定了调查的样本。该样本由 50 个部门的职工代表组成，由每个部门的负责人派 3 名职工代表供公共关系部门进行采访；其次，确定提问的方式，维伯决定采取自由提问的方式，亦即由这些职工代表自由地发表对报纸的意见和看法；再次，采取团体访问的方式，每次访问 15 人，代表 5 个不同部门的意见，然后再进行集体讨论。访问及讨论结束后，整理成访问及讨论概要，然后对概要进行分析，以寻求共同意见和建议，供该报参考。

## （二）问卷法

### 1. 问卷法的含义与特点

（1）问卷法的含义　问卷一词源于法文 questionair，有"用于调查某种情况的一组问题或问题单""用调查表进行的调查"等义，目前泛指利用问卷进行社会动态调查的方法。问卷法是目前国内外社会调查中较为广泛使用的一种方法。研究者用这种控制式的测量对所研究的问题进行度量，从而搜集到可靠的资料。问卷法大多用邮寄、个别访谈、电话等方式来了解公众的情况。问卷可以较准确地、客观地反映民意或舆论的形成和变化，所以也有人将它称为民意测验或舆论调查。

在公共关系的日常实践中，政府公共关系的民意测验会较普遍地运用于调查人民对选举、政府官员任命、政府方针，以及重大事件等范围广泛的问题，而企业做市场调查时，往往会运用问卷来了解消费者对商品的喜好、意见、购买动机、使用情况等。不论其目的有何不同，但是调查方法及调查技术是相同的。

---

**知识链接**

### 盖洛普 Q12

盖洛普是由美国著名的社会科学家乔治·盖洛普博士于 1935 年创立的，经过长达 60 多年的发展，这家最初以民意测验和商业调查起家的公司，一跃成为全球最大的咨询公司。

随着科技进步、经济发展，美国华尔街的投资商们更加看重人的管理，迫切需求发明一种简单而精确的测量标尺，用来测量不同工作场所的相对优势。盖洛普公司采访了数百种行业 100 多万名员工，用定量和定性方式测评管理的核心问题，研究得出了 1 亿个答题，盖洛普公司将这些问题简化为 12 个。

1. 我知道对我的工作要求吗？

2. 我有做好我的工作所需要的材料和设备吗？

3. 在工作中，我每天都有机会做我最擅长做的事吗？

4. 在过去的 7 天里，我因工作出色而受到表扬吗？

5. 我觉得我的主管或同事关心我的个人情况吗？

6. 工作单位有人鼓励我的发展吗？

7. 在工作中，我觉得我的意见受到重视吗？

8. 公司的使命 / 目标使我觉得我的工作重要吗？

9. 我的同事们致力于高质量的工作吗？

10. 我在工作单位有一个最要好的朋友吗？

11. 在过去的六个月内，工作单位有人和我谈及我的进步吗？

12. 过去 1 年里，我在工作中有机会学习和成长吗？

盖洛普称之为 Q12，是测评一个工作场所优势的最简单、最精确的方法，也是测量一个企业管理优势的 12 个维度。

由盖洛普 Q12 得出的数据，能够推动企业改善工作环境。在一个充分认识并发挥自己优势的工作环境中，员工的工作质量和敬业度将得到明显提高，企业和单位将在工作效率、利润、人才流动、客户忠实度等 5 个方面具有更好的业绩表现。

---

（2）问卷法的特点　问卷法一般都是直接的、标准化的调查，可以突破时间与空间的界限，而且可以对众多的调查对象进行调查，以最小的投入获得最大量的社会信息。相对来说，问卷调查的方法较为方便，排除了人际交往中的一些不便因素，有利于被调查者无顾忌地表达自己的真实意见。而且如果采取的是封闭式的提问方式更可以方便地进行定量的分析。但问卷调查方法的准确性及真实性有可能不如访谈调查，而且问卷调查一般只能提供简单的答案，不可能发现较深层次的问题，且会受到被调查者的文字理解能力和表达能力的限制。

**2. 问卷法的类型**

（1）根据问卷的传递方式分类　可以分为报刊问卷、邮寄问卷和送发问卷。

①报刊问卷：是随报刊传递分发问卷，请报刊读者对问卷作出书面回答，然后按规定的时间将问卷通过邮局寄回报刊编辑部。报刊问卷以读者为调查对象，有稳定传递渠道，分布面广，匿名性强，回答质量较高，能节省费用和时间，有很大的适用性。但是，报刊问卷调查对象的代表性差（非读者的意见无法反映），回复率低（有的不足 10%），对影响回答的因素难以控制、了解和作出客观的分析，甚至还会出现一些虚假答卷。

②邮寄问卷：是调查者通过邮局向调查对象寄发和回收问卷，要求被调查者按照规定的要求和时间填答问卷。邮寄问卷不受地域的限制，有利于控制发卷的范围和对象，有利于提高被调查者的代表性，而且匿名性强（一般都不要求答卷人署名），回答质量较高，比较节省时间。但是邮寄问卷同样存在着回复率较低、难以控制回答的环境、难以判断回复者的代表性和影响回答的因素等缺点，而且费用比较高。

③送发问卷：是调查者派人将问卷送给被选定的调查对象，待被调查者填答完后再派人收回问卷。这种方法一般适用于集体的有组织的调查对象，如一个单位、地区或部门的成员，一个会议的代表等。送发问卷的优点是回复率高，费用少，回收时间迅速、整齐，而且有利于对被调查者作某些口头说明或解释，有利于了解和分析影响回答的因素。但是调查范围比较窄，回答质量较低。这是因为被调查者之间往往互相询问、互相影响，回答的结果容易失真，甚至还可能出现请人代答的现象。

（2）根据问卷答案的形式分类　可以分为封闭式问卷和开放式问卷。

①封闭式问卷：是指提出相同的问题后，对每一个问题都事先设定了若干可能的答案，由被调查者根据自己的情况在其中选择合适的答案。其好处是答案是标准的，便于调查者进行有效统计，而且对于被调查者来说也较易回答，只是无法发挥其创造性，作为调查者也不易发现设想之外的新问题。

②开放式问卷：是指提出相同的问题后，不事先设定任何问题的答案，被调查者根据自己的情况进行自由回答，它可以提供给被调查者多种创造性或自我表达的机会，只是结论往往不方便统计，因此一般不大适合于大规模的调查。

（3）根据问卷填写方式分类　可分为访问型问卷和自填型问卷。

①访问型问卷：是一种由访问员根据被访者的回答在问卷上填写的一种方式，适用于问卷过

于复杂或者被访者文化程度较低的调查。

②自填型问卷：由被访者自行填写，最后由访问员收回。

**3. 调查问卷的结构** 调查问卷一般由三部分组成，即前言、正文和结束语。

（1）前言（说明语） 首先是问候语，并向被调查对象简要说明调查的宗旨、目的和对问题回答的要求等内容，引起被调查者的兴趣，同时解除他们回答问题的顾虑，并请求当事人予以协助（如果是留滞调查，还应注明收回的时间）。

例如：您好！这份问卷是为了了解您选择北京作为旅游地的动机，以及旅游体验的满意程度，旨在为北京旅游产品的开发和经营管理提供相关参考意见。本问卷采取不记名方式填写，完全不对外公开，敬请放心。此问卷所有问题均为单项选择题，请您选出最适合您的答案。谢谢合作！

（2）正文 该部分是调查问卷的主体部分，主要包括被调查者信息、调查项目和调查者信息三个部分。

①被调查者信息：主要是了解被调查者的相关资料，以便对被调查者进行分类。一般包括被调查者的姓名、性别、年龄、职业、受教育程度等。这些内容可以了解不同个体对待被调查事物的态度差异，在调查分析时能提供重要的参考作用。

②调查项目：是调查问卷的核心内容，是组织单位将所要调查了解的内容，具体化为一些问题和备选答案。

③调查者信息：用以证明调查作业的执行、完成，和调查人员的责任等情况，并方便于日后进行复查和修正。一般包括调查者姓名、电话，调查时间、地点，被调查者当时合作情况等。

（3）结束语 在调查问卷最后，用来简短地对被调查者的合作表示感谢，也可征询一下被调查者对问卷设计和问卷调查本身的看法和感受。

## （三）抽样法

在公共关系调查中，由于人力、财力和时间的限制，要想进行普遍的调查几乎是不可能的。所以常常要进行抽样，以便以较小的投入得到较大的有效产出。

抽样调查是指从需要的调查对象中，抽取若干个体即样本进行调查，并根据调查的情况推断总体的特征的一种调查方法。抽样调查可以把调查对象集中在少数样本上，并取得与全面调查相近的结果，也是一种较经济的调查方法，因而得到了广泛的采用。

科学意义上的抽样都是随机抽样，具体方法主要有 5 种。

**1. 简单随机抽样** 简单随机抽样也叫单纯随机抽样，即对总体单位不进行任何组合，仅根据随机原则直接抽取样本。这是一种最基本的随机抽样方法。常见的有直接抽样法、抽签法和随机数表法 3 种。

（1）直接抽样法 直接抽样法是从调查总体各单位中直接抽取样本，如从某学校的学生中，直接随机选择若干学生作为样本，对他们进行调查。

（2）抽签法 抽签法是将总体各单位编上序号，将号码写在纸片上，掺和均匀后，再从中抽选，被抽到的号码所代表的单位，就是样本。

（3）随机数表法 抽签也可以说是随机的，但真正科学的方法是使用随机数表。随机数表由计算机打出，能确保各数码之间毫无关系。可以把这些随机选取的数码与一些名册，如电话簿、户籍册、身份证配合使用。比如我们从随机数表中选三个数码：23107、09411、19010，将这三个数码用于电话簿，可以从第 231 页选第 7 个用户名，第 94 页选第 11 个用户名，第 190 页选第

10 个用户名。

通常摇奖开彩都是采用简单随机抽样方法。

**2. 等距随机抽样**　等距随机抽样，又叫机械随机抽样、系统抽样等。①将总体所有单位按一定顺序排列起来编上序号。②用总体单位数除以样本单位数得出抽样间隔数。③在第一个抽样间隔内随机抽取一个单位作为第一个样本单位。④按间隔作等距抽样。

例如，从 1000 个总体单位中抽取 50 个样本的具体做法是：①将 1000 个总体单位按照顺序排列，编上 1～1000 序号。②用总体单位数除以样本单位数，1000÷50=20，求出抽样间隔为 20。③在第一个抽样间隔即 1～20 号内，随机抽取一个单位作为第一个样本单位，假定为 7，依照间隔距离依次确定样本单位，即 27、47、67、87……到第 50 个样本单位为止。

**3. 分层随机抽样**　分层随机抽样，又叫类型随机抽样。①将总体各单位按一定标准（如属性、特征）分为若干层（或类型）。②根据各层单位数与总体单位数的比例，确定从各层中抽取样本单位的数量。③按照随机原则从各层中抽取样本。

例如，为了了解南京市企业形象的情况，决定从该市 400 个企业中抽取 20 个企业作为样本进行调查。其具体的做法是：①将这 400 个企业按所有制性质不同（也可按产业、行政区划等标准）分为三层或三类，假定国有企业为 200 个，集体经济企业为 160 个，私营企业为 40 个。②按各类企业在总体中所占的比重，确定其抽取样本单位的数量，其中，国有企业按比例应抽取样本企业 10 个，集体经济企业应抽取样本企业为 8 个，私营企业应抽取样本企业为 2 个。③采用简单随机抽样或等距随机抽样方法从各类企业中抽出上述数量的样本单位。采用分层随机抽样的方法，最关键的是分层（类）的标准要科学。

**4. 整群随机抽样**　前 3 种抽样方式都是以总体单位作为抽样单位，当调查总体数目很大时，可以利用总体单位现成的群，以群为单位进行抽样。每次抽样的单位就是一群，群内所有单位都是样本单位，然后利用所抽各群的调查结果推断总体。比如在进行调查时，可以以一个企业、一个机关、一个学校为群，作为抽选单位，抽到哪一群，就对哪一群的群内所有成员进行调查。整群随机抽样法比较简便，适用于群间差异小，且每群都具有调查总体特征的情况。

**5. 多级随机抽样**　多级随机抽样，也叫多阶段随机抽样，是把抽取样本单位的全过程分为几个阶段进行，即先抽大单位，再在大单位中抽取中单位，中单位中再抽小单位。如从全国的土地中抽取若干块土地进行实测，可以按全国、省、市、县、乡、村一阶段、一阶段地抽取，最后再抽选样本田。这种抽样方法适用于大规模的社会经济情况调查。

### （四）引证分析法

所谓引证分析法，是指调查人员对各种媒介所传播的有关组织形象的信息进行调查分析的一种方法。引证分析也属于定量研究，它是对媒介所传播信息的数量、质量、时间、频率等进行数据统计。一般说来，一个组织的信息被媒介引用的次数越多，这个组织的影响就越大，知名度越高。

### （五）观察调查法

观察调查法是指调查者进入调查的现场，用自己的感官及辅助工具观察和记录被调查对象的表现，从而获得第一手资料的调查方法。相对于其他的调查方法来看，观察方法收集到的资料更直接、更真实，从而也更生动具体，所以往往成为公共关系调查中常用的一种方法。如可以以商场消费者的身份去了解其他消费者对本企业产品、服务和企业的评价，或者是汽车厂家的公共关系人员在路上观察记录公共汽车消费的基本情况等。

### （六）实验调查法

常用的实验调查方法主要有两种：一是事前事后的对比实验；二是控制组与实验组的对比实验。

**1. 事前事后的对比实验**　事前事后的对比实验是最简便的一种实验调查方法，即在同一个市场内，实验期间在正常的情况下进行测量，收集必要的数据，然后进行现场的实验，经过一定事实上的实验时间后，再测量在试验过程中的资料数据，从而进行事前和事后的对比，通过对比观察了解实验变数的效果。

**2. 控制组与实验组对比实验**　控制组是指非实验单位，它是与实验组作对照比较的，又称为对照组，实验组即实验单位。控制组与实验组的对比实验即以实验单位的实验结果与非实验单位的情况进行比较而获得信息的一种实验调查方法。

### 四、公共关系调查的主要程序

公共关系调查是一种对社会组织的公共关系现象进行考察的科学认识活动，它必须根据人的认识过程和认识规律，科学地安排运作程序。所谓公共关系调查的程序，一般来讲是指对社会组织客观存在的公共关系现象进行科学调查的基本过程。公共关系调查程序一般分为5个阶段。

### （一）确定调查选题

确定选题是公共关系调查工作的开端，选定题目之后，调查工作才可能按部就班地展开。调查选题要经过慎重考虑，明确调查的领域、范围与调查研究题目。一般来说，公共关系调查的选题不同，调查中所使用的方法和测量指标也不同。

### （二）设计调查方案

公共关系调查方案设计是对调查全部内容和全过程各个环节的总体安排。它既是布置调查工作的计划和依据，又是向委托方承诺的一些具体操作指标。调查方案设计是关系到调查信度、效度的一个关键因素。因此，方案设计务求详细、周密，符合客观实际。公共关系调查设计方案包含如下一些内容：说明本项公共关系调查的目的、采用的方式、收集资料的方法，确定调查项目的内容、时间进度和人员安排，确定调查资料统计、整理和分析的方法，确定调查报告的提交方式、预算。

### （三）收集资料

在实施调查阶段，调查人员深入到现场与调查对象接触，进行收集第一手资料的工作，并按照方案要求完成收集各类现成资料的任务。从某种意义说，这是整个调查的核心环节。

收集资料就是要按照设计方案，运用访问、座谈、问卷、观察等方法和适当技巧展开调查工作，从调查对象那里获取系统、客观、准确的调查材料。这个阶段要进入调查对象所在的区域，要事先安排好交通问题。实地调查阶段投入人员最多，花费也最大，由于头绪多、情况复杂，也是最容易出现差错的阶段。在实地调查现场，很可能出现一些意外情况或发现原来设计方案与实际情况不相符之处，要及时与调查负责人取得联系，对原来的计划进行必要的调整和修改，以保证调查任务按时保质完成。

### （四）处理资料

公共关系调查的资料处理，包括资料整理和资料分析两个方面。

**1. 资料整理** 资料整理的大致步骤是：①核实审查资料的合格性，辨别资料的真伪和可靠程度，以及所得资料是否是严格按规定要求收集的。②核实资料的准确性。③核实审查资料的完整性，查缺补漏。④将文字资料、数字资料和音像资料的索引系列化。对于开放性问卷答案、访谈记录等进行分类编排，进行统计；将数据资料、各种图表，或者编码编程序输入计算机。

**2. 资料分析** 资料分析就是对文字资料和数字资料进行综合的分析研究，从感性认识到理性认识，揭示调查对象的表面特征、数量特征和本质特征。为了弄清社会公众的意见、态度和动机，以及本组织存在的公共关系问题，需要运用科学的方法对大量资料进行分析与综合，从中得出合乎实际的结论。对于调查研究所得到的数据，可以运用各种统计方法加以分析，并制成统计表或统计图。

### （五）公共关系调查的总结

最后阶段的工作是总结评估本次调查，对调查全过程做出说明，包括本次调查目的、方法、始迄、调查对象、范围、调查表收回情况，以及对全部资料进行的客观分析和结论，做出实事求是的总结，特别是对信度和效度做出评估。

调查研究报告的内容一般包括 3 个部分：第一部分是前言，包括调查研究的意义和目的、调查研究的对象和范围、调查研究的方式和方法、调查研究的进程等。第二部分是报告的主体，包括调查研究所获得的材料和分析说明。第三部分是结论、建议和意见，作为调查研究报告的总结。

# 第三节　公共关系策划

## 一、公共关系策划的概念和意义

公共关系策划在整个公关活动中具有极为重要的作用和地位，它是公共关系四步工作法的第二步。公共关系策划是一切公共关系活动的先导和核心，具有承上启下的作用，是富有创造性的高层次的公共关系工作。科学的策划思想和巧妙的策划艺术是公共关系活动成功的保证。

### （一）公共关系策划的概念

"策划（planning）"一词，《现代汉语词典》解之为筹划、谋划。《辞海》释之为计划、打算。策划与决策密切相连，它既是管理，又是艺术；既是一种战略部署，也是一种战术手段。据美国哈佛企业管理丛书的解释，策划是一种运用脑力分析未来事物的理性行为，它解决的是做什么、何时做、如何做、谁来做等问题，其目的是要找出事物的内在规律或因果关系，作为决策之依据。

公共关系策划（public relations planning，简称公关策划），是公共关系人员通过对公众进行系统分析，根据组织形象的现状和目标要求，运用一定的知识和手段对公共关系活动战略和策略的运筹规划。可以看出，公关策划就是为公共关系行为构思、设计最佳行动方案的过程。它的基本构成要素有公关策划主体、公关策划客体、公关策划目标、公关策划依据、公关策划方法和公关策划成果评估等。

公关策划主体，即公关策划者，包括组织分管公关工作的领导者、公关高层人员和参谋人员。他们是公关策划的核心和灵魂。公关策划客体，即公关策划对象，是指与一个组织有特定关系的公众。确定与该组织有关的公众、鉴别公众的权利要求并进行概括和分析是公关策划的基本前提。公关策划目标，是一个组织公关策划工作预期要完成的结果或状态。一般而言，这种目标指的是提高组织的知名度和美誉度，实现组织求生存和求发展的目的。公关策划依据，包括与公共关系工作有关的各种信息和知识，它是公关策划的基石，是公关策划者完成公关策划的基础条件。公关策划方法，即公关策划策略，它是公共关系人员立足于现有条件为实现组织的公关目标而提出并付诸行动的对策和手段，它是公共关系人员辛勤创造与构思的结晶。公关策划方法的提出，需要主体能动性的充分发挥，离开主体的创造性思维，公关策划必将一事无成。公关策划成果评估，是对公关工作的效果进行价值判断，这一评估要以公关效果是否实现公关目标为标准。

公关策划的基本要素构成了一个完整的公关策划过程。在这一过程中，公关策划的主体要通过仔细调查和具体分析公关策划的对象和依据，提出切实可行的公关目标，并运用充满想象力、富有创造性且行之有效的方法，追求最佳的公关效果。公关策划是一项复杂的系统工程。

## （二）公共关系策划的意义

公关策划虽然不是直接生产产品，却确定了产品和服务的灵魂。作为现代社会组织成就"功名"的一种积极活动，公关策划被喻为"点石成金的魔杖"，是当代公共关系整合的核心。公关策划对于塑造和强化组织形象具有重要意义，具体表现在 4 个方面。

**1. 完善组织计划**　公关策划实际上是公共关系的一种战略构思行为，是组织战略构思发展规划的核心。公关策划的计划、方案必须建立在科学预测的基础上，既考虑到近期形象目标的要求，又要考虑到远期形象目标要求，对不同时期、不同类型的公关活动，在时间、空间、人力、财力、物力，方法、技巧、途径等方面都需做出通盘的安排和详尽的计划，使涉及不同部门的组织形象塑造工作能全面、有序地进行。

**2. 提高组织效率**　公关策划是在调查、分析组织实际情况的基础上进行谋划，并使一个方案不断优化的过程，它能保证公关实施主体的各部门有机配合，使公关工作能全面、协调、可控的展开，所以能有效地提高组织的效率。

**3. 强化组织形象目标**　公关策划强调要有明确的目标意识，能把组织形象的完善和地位的提高具体化、数量化，发挥组织的特长，促进组织目标的实现。

**4. 展示组织魅力**　公关策划是构思、创意的过程，是一种思想性的活动。它是组织公关策划人员知识水平、创新技艺、能力特质的反映。它往往能体现组织的核心竞争力，因而它能有效地展示组织魅力，使组织的人格特征凸显出来。

## 【案例】

### 世界上最好的工作：大堡礁全球推广的绝妙策划

澳大利亚大堡礁尽管久负盛名，但因为随着海洋升温，以及游客增多，大堡礁的珊瑚虫一度濒临灭绝，经过一段时间的休养生息，大堡礁生态环境得到了恢复，知名度却已大不如从前。

于是，昆士兰旅游局为提升大堡礁的国际知名度，精心策划了一个网络营销活动来推广其旅游产业。

2009 年 1 月 9 日，澳大利亚昆士兰旅游局网站面向全球发布招聘通告，并为此专门搭建了一个名为"世上最好的工作"的招聘网站，招聘大堡礁看护员。其工作内容为清洁鱼池，喂鱼；收发信件；每周发表文章及上传照片、影片；不定期接受媒体采访；巡游大堡礁水域内其他岛屿等。工作时间六个月，薪酬为 15 万澳元，并提供豪华住宿，来回工作地及申请人居住城市的机票、合约期间内的保险、工作期间往来大堡礁水域其他群岛的交通费用等。

网站提供了多个国家语言版本，短短几天时间网站吸引了超过 30 万人访问，导致网站瘫痪，官方不得不临时增加数十台服务器。最终有来自全球 200 个国家和地区的近 3.5 万人竞聘，包括 11565 名美国人、2791 名加拿大人、2262 名英国人和 2064 名澳大利亚人，来自中国的申请者就有 503 位。

这个工作，与其说是看护员，不如说是大堡礁的体验者——这正是昆士兰旅游局推出此活动的目的，通过体验式营销的方式来向世界宣扬大堡礁的美妙之处，同时充分利用招聘过程的吸引力成功进行营销造势，吸引全世界旅游者的关注，向全球推广大堡礁的知名度与美誉度。

据昆士兰州旅游局公关项目经理 Nicole 女士说："这项旅游营销活动，经费预算总计 170 万澳元，其中包括了护岛人 15 万澳元的薪水。"然而这次招聘活动却吸引了全球的目光，整个活动公关价值已经超过 7000 万美元，后续的价值仍在不断的递增中。

## 二、公共关系策划的程序

目前，在公共关系策划中，被人们普遍接受并得到广泛运用的是英国著名公共关系专家弗兰克·杰夫金斯提出的"公共关系六步曲"，即确立目标、设计主题、分析公关对象、选择公关媒介、编制公关预算、审定方案。

### （一）确立目标

公关目标是组织通过公关策划和实施所希望达到的形象状态和标准。确定公共关系工作的目标是公关策划的前提。

公共关系目标体系包含了不同类型的各种目标，一般分为远期目标、近期目标、一般目标和特殊目标四类。

**1. 远期目标**　远期目标涉及组织长远发展和经营管理战略等重大问题，它与组织的整体目标相一致。远期目标比较抽象地反映组织在公众中应有的形象，以及能够对社会所起的作用，是组织理想的信条，一般不是近期就能实现的，时间跨度在 5 年以上。

**2. 近期目标**　近期目标是围绕远期目标制定的具体实施的目标，它内容具体，有明确的指导性，对公共关系工作有实际的指导作用，时间跨度在 5 年以下。我们常见的是年度工作目标，它根据每年度的日常工作、定期活动、专题活动的内容，确定年度工作目标和步骤。

**3. 一般目标**　一般目标是根据各类或多数公众的要求、意图、观念或行为的同一性制定的。例如，"增加销售量"是企业员工、股东、政府、顾客等公众权益要求中的一个共同点，因为增加销售量，公司职工的奖金福利才能随之增加，股东才能分到更多的红利，政府才能增加税收，顾客对产品才有充分的选择余地，才可能为当地社区提供就业机会等。所以"促进产品销售量的增加"就成为企业公共关系工作的一般目标。

**4. 特殊目标**　特殊目标是针对与组织目标、信念、发展，以及利益相同或相近的公众的特殊要求制定的，这类目标具有特殊的指向性。例如，某商场为了另辟捷径、独树一帜，既要树立良好的公众形象，又要提高营业额，决定改变销售结构，商品供应以老年人、残疾人为主，制定了"敬老助残之途，春风送暖之道"的特殊目标，加以实施后，成功地塑造了组织的特殊形象。

公共关系目标还有其他一些分类方法。例如，根据公共关系活动的类型可分为传播信息、改变态度、联络感情、引起行为等目标；根据公共关系活动的作用可分为进攻型和防守型等目标。

公关策划的目标越具体、越明确，越能形成一个科学的目标管理体系，从而保障公关活动的顺利实施。

### （二）设计主题

公共关系活动的主题是对活动内容的高度概括，它提纲挈领，对整个公共关系活动起着指导作用。主题设计的是否精彩、恰当，对公共关系活动的成效影响很大。

公共关系活动主题的表现方式是多种多样的。它可以是一个口号，如"为了千千万万失学的儿童"，也可以是一个陈述或一个表白，如日本精工计时公司为使"精工表"走向世界，利用在东京举办奥运会的机会，进行了以"让全世界人都了解：精工计时是世界第一流技术与产品"为目标的公关活动，活动的主题是"世界的计时——精工表"。

公共关系活动的主题看上去很简单，但设计起来并非容易。设计一个好的活动主题一般应考虑五个因素，即公共关系目标、信息个性、公众心理、审美情趣和时效性。

**1. 公共关系目标**　公共关系活动的主题必须与公共关系目标相一致，能充分表现目标，一句话点出活动目的。

**2. 信息个性**　表述公共关系活动主题的信息要独特新颖，有鲜明的个性，既区别于其他组织的活动，又要突出本次活动的特色，与以往的不同。

**3. 公众心理**　公共关系活动主题的设计要适应公众心理的需求。既要富有激情，又要贴切朴素，既反映组织的追求，又不脱离公众，使人觉得可亲可信。

**4. 审美情趣**　公共关系活动的主题设计要注意审美情趣，词句要形象、生动、优美、感人。同时要注意简明扼要，便于记忆、朗朗上口，不能使人产生歧义与厌烦情绪。

**5. 时效性**　时效性是指公共关系活动主题的设计应该随着形势的变化，及时调整，这样才能够取得良好的效果。同样一个事件放在不同的时间——也就是不同的社会大背景下发生，会产生不同的效应。当这个时间段已经过去，整个社会的关注点已经转移时，如果你再来推出这一"过时"的主题，就没有多大意义了。

这就是为什么可口可乐从1886年5月8日发明至今，可口可乐公司在不同时期推出不同主题的宣传口号。

---

**知识链接**

#### 百年可口可乐宣传主题

1886年　提神美味的新饮料

1908年　可口可乐，带来真诚

1922年　口渴没有季节

1925年　1天喝6百万瓶

1936年　喝新鲜饮料，干新鲜事

| | |
|---|---|
| 1944 年 | 可口可乐，全球性的符号 |
| 1953 年 | 恢复你的精神 |
| 1960 年 | 享受可口可乐 |
| 1970 年 | 心旷神怡，万事如意，请喝可口可乐 |
| 1980 年 | 一杯可乐，一个微笑 |
| 1990 年 | 如此感觉，无与伦比 |
| 2003 年 | 激情在此燃烧 |
| 2009 年 | 爽滑尽享 |
| 2010 年 | 谁想和你分享新年第一瓶可口可乐 |
| 2017 年 | 享受清新一刻 |
| 2023 年 | 岁月在变，团聚的美妙不变 |

### （三）分析公关对象

公关工作是以不同的方法针对不同的公众展开的，因此分析公关对象就成了公关策划的一项基本任务。只有通过分析公关对象，才能确定由何人来实施公关方案，才能确定工作的重点和程序，科学地分配人、财、物等力量，才能更好地选择传播媒介和制定工作技巧。

一般来说，分析公关对象由两个步骤组成：

第一步，要鉴别公众的权利要求。公关策划人员在制定公关方案时，必须要充分考虑到与组织有关的公众的各种要求。只有反映并代表了公众权利要求的公关方案才是可行和有效的。在具体分析公众的权利要求时，公关策划人员可以通过制定表格予以一一排列，给人以一目了然的印象。例如，对于一般工商企业而言，公关策划人员可以通过列表分析员工、股东、顾客、竞争者、协作者、社区、政府、媒体等公众对企业的期望和要求来制定相应的公关方案。

第二步，对公众的各种权利要求加以概括和分析。首先要找出这些要求中的共同点和共性的问题，以此作为设计组织整体形象的基础。在进行这种概括和分析时，不能满足于找出一些表面的一致性，而应考察各类公众的意图、权利要求、观念和行为的一致性。然后再分析各类公众的特殊要求，这是制定一个组织特殊目标的基础，一般应该选择同该组织的信念和发展利益相同、相近或利益关系特别紧密的公众作为公关工作的主要对象。

### （四）选择公关媒介

对于成功的公共关系策划活动来说，光有好的创意和理念是远远不够的，让公众接受和理解才是更关键的环节，公关媒介选择的是否适当，直接影响到公关工作的效果，因此选择公关媒介是公关策划的关键一步。

公关媒介作为开展公关活动的手段和武器，主要有 3 种形式。

**1. 个体传播媒介**　个体传播媒介即个人对个人所进行的传播。它的优点是对象明确，能深入细致地解决特殊问题，感情因素浓厚。缺点是接触面狭窄。

**2. 群体传播媒介**　群体传播媒介即个别人面对一群人所进行的传播，如报告会、演讲会等。它比个体传媒的接触面要宽，解决的也是部分人的特殊要求。

**3. 大众传播媒介**　大众传播媒介主要有印刷媒介和电子媒介，如报纸、杂志、电视广播等。其优点是传播迅速，辐射面广，影响力大，能够解决共性问题。

在选择传播媒介时，要注意掌握下述原则：依据公关工作的目标和要求进行选择；根据不同对象加以选择；按照传播内容来选择；依照经济条件来选择。只有遵循上述原则，才能以较少的投入去取得最好的传播效果。

### （五）编制公关预算

在整个公关策划中，预算可以说是一种以货币和数量表示的计划，是关于为完成组织公关目标和计划所需要资金的来源和用途的一项书面说明。由于组织的任何公关活动都离不开资金的运作，通过预算就可以使计划具体化，从而更富有控制性。

**1. 公关预算的内容**

（1）费用预算　公关费用大致可分为基本费用和实际活动费用。基本费用包括人工报酬、办公费用、专项器材费用、专项资料费用等。实际活动费用包括招待费、广告宣传费、赞助费、举行大型纪念活动或庆典活动经费等。

（2）人力预算　即对实现既定公关目标所需的人力进行初步的估算，这种预算对于没有设置公关部门的企业尤为重要，因为这种企业往往聘用公关公司的人员来开展公关工作。

（3）时间预算　即对实现公关具体目标所需的时间进行预算，也就是为公关具体目标的实现制定一个时间进程表，规定出各个时期的具体工作内容，以便公关人员按部就班地进行工作。此外，时间预算也包括对最佳效果时间的选择，因为同样的活动，在不同的时间进行，其效果是不一样的。例如，一家生产妇女卫生用品的厂家利用电视做广告宣传，厂家单方面认为利用晚上黄金时间播出效果最佳，结果当电视播放有关它的广告时恰恰是一般家庭用晚餐的时候，使观众看了大为反感。假如它不是在人们用晚餐的时候播出，效果一定会好些。

**2. 公关预算的编制方法**　公共关系预算编制的方法很多，最常见的有固定比率法、投资报酬法和目标先导法。

（1）固定比率法　固定比率法是按照一定时期内经营业务量的大小来确定预算的一种方法。这种方法最突出的优点是便于计算，简单易行。但它也存在着明显的缺点：首先是最佳比率难以确定，容易影响预算拨款的科学性；其次是因果倒置，公共关系经费要由销售结果来决定，而事实往往是销售额的增长正是公共关系活动的结果；再次，这种方法缺乏弹性，一旦有特殊需要，只能望洋兴叹。

（2）投资报酬法　此法是把公共关系开支当作一般投资来看，根据同量资金投入获得同量报酬的原则，哪个部门报酬高，它就可获得较多的资金，使公共关系部门具有竞争意识。这种方法的优点是有利于提高资金利用效能。缺点是在现实中，公共关系部门投资所取得的效益是分散在组织各部门的，存在着交叉效益，计算难度大。

（3）目标先导法　目标先导法是指首先制定出公关工作希望达到的目标，再根据这一目标制定出需要完成的公共关系的任务；算出完成这一任务所需要的费用；把这些费用的金额相加，再加上一定比率的风险基金，最后即得出本年度的公共关系的全部经费。这种预算的好处是主动性和伸缩性，可以根据公共关系活动的需要和环境变化来发挥主观能动性。但是如果预测一旦不科学、不准确，就可能出现超支或浪费，而且操作难度也比较大。

### （六）审定方案

审定方案是公共关系策划的最后一项工作。公关人员根据组织的现状，提出各种不同的活动方案，每一个方案都是策划者智慧的结晶，但这些方案未必都适宜，也未必能同时采用。因此对这些方案进行优化和论证才能选定最终方案。审定方案可分为两个步骤。

第一步，优化方案。就是尽可能地将公关方案完善化、合理化，提高方案合理值，强化方案的可行性，降低活动耗费。通常可采用重点法、转变法、反向增益法、优点综合法等方法进行方案优化。

第二步，方案论证。一般由有关高层领导、专家和实际工作者对方案提出问题，由策划人员进行答辩论证。论证方案应满足系统性、权变性、效益性和可操作性要求。

## 三、公共关系策划的方法与技巧

### （一）公共关系策划的方法

公共关系策划是一种创造性的思维活动，这种创造性思维需要一系列方法予以配合，只有通过具体的方法，依据公关策划的原则，才能创造出可行的公共关系策划方案。

**1. 创意策划法**　创意策划法是通过创造性思维方式进行的公共关系方案的策划。它具体包括许多创造性思维方法，其中最常用的是联想创意法。联想创意法是指通过对过去案例进行回顾而激发新的创意，通过联想方式进行构思的方法。在公共关系策划过程中，联想创意的运用主要有：一是在确定开展重大的公共关系活动之前，需要公共关系策划者对这次重大的公共关系活动进行全面策划与安排，策划者会联想到以前很多次成功的公共关系策划方案的出台与实施，从中找到可借鉴之处。二是在其他组织开展重大的公共关系活动，并取得良好社会效益的条件下而引发的一种思考，联想到自己的组织能否也开展一次类似的公共关系活动，这样就可在头脑中形成公共关系策划方案。

如北京炊具总厂积压了两万把菜刀，通过模仿丰田轿车在火柴盒上做广告及当时流行的有奖销售方法，提出家庭主妇可以凭印有关于炊具厂信息的火柴盒享受打折，结果2万把菜刀一销而空。

**2. 头脑风暴法**　头脑风暴法又称畅谈会法和智力激励法。它由美国著名工程学家奥斯本于1939年首创，原文为 brainstorming，意为"头脑起风暴"，它最早被用于广告花样的创造上，后来发展为人们自由发表意见的一种会议形式。会上，成员可以无拘无束、自由奔放地思考问题，畅所欲言地发表意见或看法，无需有任何顾虑。

头脑风暴法必须遵循的行为规范主要有会上严格禁止指责他人提出的设想，以免阻挠创造性设想的产生；参加的人员不分尊卑，可以任意自由想象，产生的想法越新奇越好，对所有与会者提出的设想予以全部记录，但在会上不做结论，等会议结束后再作评价；成员可借助他人的想法来激发自己的灵感，也可通过对几个人的想法的综合来产生新的没想，使设想的总量增大，越大越好；会上不准私下交谈，但每个成员的意见都必须充分表达，要让与会者都了解和知晓；每个成员发表自己的设想和看法，而不能取代别人发表意见；每一次的范围不宜太小、太窄或带有限制性，同时，讨论的范围也不宜过分宽泛，必须依问题的方向而定。

**3. 德尔菲法**　德尔菲是希腊传说中的神谕之地，城中有座阿婆罗神殿，可以预卜未来，因而借用此名。它是一种比较先进的调查研究和科学预测方法。采用许多专家背对背多次进行咨询的方法征求意见，领导小组对每一轮意见进行汇总和整理，再作为参考资料分发给每个专家，请他们分析判断提出新的论证。由于采用匿名的方式，应邀专家互不了解，完全消除心理因素的影响，专家们可以参考前一轮预测成果修改自己的意见而无需公开说明，无损自己的威信，而且采用统计方法对结果进行处理，这样反复多次，专家的意见渐趋一致，结论的可靠性就越来越大。

**4. 逆向思维法**    公关策划中的逆向思维，就是要突破常规，突破习惯，以出惊人之效果。即人们从与习惯思维相反的角度，突破常规定势，作反向思维，以找到出奇制胜之道，这就是逆向思维法。在公共关系策划中，策划者就常常用到这种创造性思维方法。人们都熟悉的司马光砸缸的故事就是一个典型的逆向思维实例。一般儿童的思路是"人离开水"，而司马光的思路是"水离开人"，一反常规之思维，达到了出人意料的效果。我们说，逆向思维即突破常规、习惯的约束，从反面"倒着想问题"。

### （二）公共关系策划的技巧

公共关系是一门创造性的学问，这种创造性充分体现在公共关系策划中。公共关系策划的灵魂在于创新，所策划的公共关系活动越是新颖独特、出神入化，就越能吸引公众。有效的公共关系策划离不开科学的策划思想和巧妙的策划艺术。策划的技巧可概括为四个字——"融""奇""变""借"。

**1. "融"**    所谓"融"，就是与公共关系策划所处的环境良好的融合。任何公共关系策划的开展都需要适应周围的环境，但我们所处的环境是在不断发生变化的，对不同的环境，我们要有不同的应对思路。

（1）顺境    很多人认为顺境更有利于组织的生存，但俗话说"打江山容易，守江山难"。当公关组织处于顺境的时候，首要的公关目标就是维持当前组织在公众中的形象。此时的公关策划技巧就是稳中求胜。所以顺境中的公关策划应当总结前期的经验，注意周围形势的改变。即使创新，也应当以延续前期策划理念为出发点。在这一方面，国产体育运动服装品牌做得比较成功。如"李宁"品牌，"李宁"服装的成功与中国体育的成长是分不开的，它一直以中国体育合作伙伴的形象出现在公众面前，许多年来"李宁"公司的公关策划活动都是围绕这一主题展开的。赞助乒乓球队、赞助运动员、赞助奥运会等，虽然每次公关策划的内容和创意点都不一样，但是"中国体育合作伙伴"的形象是不曾改变的。

（2）逆境    当组织处于逆境时，及时调整组织在公众中的形象是公关策划的当务之急，此时的公关策划技巧就是预防为主、由防转攻。当组织处于逆境时，应当注意信息的反馈，找到危机出现的根源，对症下药，重塑组织形象。在"三聚氰胺毒奶粉"事件爆发以后，奶制品企业饱受公众指责，面对这种困境，蒙牛乳业积极开展公共关系活动，重塑品牌形象。蒙牛通过赞助活动，如"航天员专用牛奶""运动员专用牛奶""助力世博""博鳌亚洲论坛唯一乳品合作伙伴""牵手国航，成为首都机场国航 VIP 室唯一指定乳制品"等，使公众开始重新认识和信任蒙牛产品的质量，从而重塑了企业的公众形象。

（3）创造环境    在环境面前，公关策划者并不是无计可施，只能逆来顺受，相反，公关策划者可以通过公关活动来影响环境，使环境向着有利于自己的方向转变。创造环境最主要的目的就是引起公众注意，至于运用何种方式，则需要根据公关策划的造势。例如市场上销售的中西感冒药复方制剂有泰诺、感康、康泰克、快克等几十个品种，对于普通消费者来说感冒药是一种无差别产品，即使行业中已经出现了上述品牌，但大多数消费者在购买时仍抱着无所谓的态度，心理上没有明显的喜好。盖天力制药厂推出的"白加黑"，以一句"白天吃白片，不瞌睡；晚上吃黑片，睡得香"家喻户晓，形成了鲜明的产品概念特征，仅半年就占据了全国 15% 的感冒药市场，造成了巨大的市场冲击。

**2. "奇"**    公关策划就是一场没有硝烟的战争，只有出奇兵方能获胜。公共关系策划技巧的另一个重要方面就是出奇制胜。公共关系策划中所谓的"奇"有两层含义：一方面是先人一步，另一方面是高人一筹。

（1）先人一步　公共关系策划的一个很大的目的就是吸引公众的注意、获得公众的关注，从而树立起组织的公众形象，新颖的事物往往会得到人们更多的注意，给人们留下深刻的印象。这些就要求公关组织在进行公关策划时，要尽量做到先人一步，使自己公共关系策划的效果前无古人、功能独特。北京麦当劳食品有限公司通过对北京月票发售网点的调查后发现，在北京有600多万人使用公交月票，但发售网点却只有88个，这使得公交乘客深感不便，所以，麦当劳针对这一现象，就协助公交系统干起了代售月票的工作。这一举措真正为乘客们提供了便利，许多乘客在每月换月票的时候，也会"顺便"到麦当劳用餐。就是这么一个简单又特别的公关策划，使得麦当劳在北京市民中的形象一下子就树立起来了。由此可见，公关策划的"先人一步"并不是追求复杂的策划方案，而是要冲破常规，争做"第一"。

（2）高人一筹　对于公关策划来说，只是"先"还不够，还需要"高"。所谓的"高人一筹"就是在公关策划的内容、方式和目标相近时，公关效果胜人一筹。做到这一点，一方面要注意对公关策划的各方面要素的独特理解，一方面要注意对公关策划的各个要素的充分组合。从1971年西雅图的一间小咖啡屋发展成为国际著名的咖啡连锁品牌，星巴克的成长不可不说是一个奇迹。咖啡不过是一种普通的产品，而且在全世界有上百万家咖啡店可以煮出比星巴克还要好的咖啡，为什么星巴克就能获得公众如此认可？星巴克公关策划的成功之处就在于它在咖啡的外延下足了功夫。星巴克与网通合作推出了"无限伴旅"业务，在星巴克，"咖啡伴侣"可以是笔记本电脑，人们可以一边品尝咖啡，一边上网聊天；同时，星巴克使咖啡成为一种文化，使人们来星巴克的目的不再只是单纯地品尝咖啡，而是充分享受那里的氛围，坐在巨大的落地窗旁，看着窗外的车水马龙，轻轻啜饮一口香浓的咖啡，一种城市主人的感觉油然而生。

**3. "变"**　古人云："穷则变，变则通，通则久。"公共关系策划讲求公关组织与公众、环境形成一种动态的和谐，在不断的变化中寻求融合。公共关系策划也要随着周围公众和环境的变化，进行自身的调整，跟上时代的步伐。公关策划技巧的"变"也有两层含义，即"知变"和"应变"。

（1）知变　知变就是能预见到周围环境变化的趋势与方向。公关策划的一大技巧就是从变化中寻找发展的机会，至于是否能准确判断出变化所在，则有赖于策划者收集资料的全面性和分析资料的准确性，这需要策划者拥有丰富的理论知识和实践经验。

（2）应变　发现变化是公关策划的第一步，接下来是如何应对变化。每一次公共关系活动的成功策划，都离不开公关策划者良好的应变能力，可以说，应变是公关策划技巧中不可缺少的一项。

**4. "借"**　公关策划技巧中还有重要的一项就是"借鉴"。"借鉴"不是单纯的临摹和仿效，如果只是生硬地照搬其他策划方案，就会陷入画虎类犬的窘境。"三人行必有我师焉"，优秀的公关策划者不应当固步自封，也不该闭门造车，多学习其他策划者的历练才是成功之道。伟大的物理学家牛顿说过"我之所以成为天才，是因为我站在巨人们的肩膀上"。将其他策划者的公关理念灵活运用，会使自己不断地得到进步。借的关键就是"谋和"，整合多方面的资源是本质所在。

## 第四节　公共关系的实施

公共关系的实施，就是在公共关系策划方案被采纳以后，将策划方案所确定的内容变为公关实际行动的过程。这是在公共关系活动中紧接在策划之后的第三个步骤，也是解决公关问题，实现公关目标的关键环节。

## 一、公共关系实施的特点

公共关系计划实施过程包括以下环节：首先是实施的准备阶段，它包括设计实施方案，制定对各类公众的行动、沟通计划，确定实施的措施和程序，建立或组成实施机构，训练实施人员；其次是执行阶段，实施单位按照已经设计好的实施公关策划的程序，落实各项措施；最后是实施的结束阶段，为下一阶段的效果评估做好相应的准备。公共关系的实施有动态性、创造性和影响的广泛性特点。

**1. 动态性**　公共关系策划实施的动态性表现在整个公共关系策划的实施过程是一个不断变化与调整的过程。公共关系策划实施的这一特点是由两个因素造成的：①无论公关策划方案在制定的时候考虑得多么周密，在实践中总会存在着或多或少的差异。②在实施的过程中，随着时间的推移和环境的变化会不断出现新的情况。基于这些原因，公关策划方案的实施其实不是一味地按照既定方案执行的过程，而是一个需要不断调整和修正的过程。当然，公共关系实施的动态性并不意味实施的随意性，在实施过程中的改变也必须根据原有策划方案的主旨进行，不是对原有方案的全盘否定。

**2. 创造性**　公共关系策划方案的实施绝不是一个简单的"照葫芦画瓢"的过程，在这个过程中需要灵活调整步骤、合理选择时机、正确分配任务、充分利用环境等。也可以说，公关策划方案的实施就是对公关策划方案的再创造过程。根据此特点，公关人员应该充分发挥自身的主动性和创造性，从实际情况出发灵活地完成公关实施各项工作。

**3. 影响的广泛性**　公关策划方案的实施，会对组织众多的目标公众产生深刻的影响，会使目标公众在立场、观点、态度等方面产生不同程度的变化。这种变化既可能是直接的行为变化，也可能是间接的态度转变。公关策划方案的实施有时会对社会产生更大范围的影响，甚至深刻地影响着整个社会的文化和风俗。

## 二、公共关系实施的准备工作

有了公共关系策划方案，并不意味着就可以马上实施公关策划方案，在实施之前，仍有一些准备工作需要做好。实施公共关系策划方案的主要准备工作有：对影响实施的因素进行分析、对有关实施人员进行培训、对公关策划的具体工作进行责任落实、对制定的公关策划方案进行试运行等。

**1. 公共关系实施的影响因素分析**　公关策划方案实施的基础是公关策划方案的制定，尽管在制定公关策划方案时有许多影响因素已经作了详细论证，但在实施方案前有些环节还是需要重点考虑的，主要是指对影响实施的障碍因素进行分析，具体包括实施主体因素、实施公众因素、实施信息因素、实施环境因素，以及实施突发事件因素等。

**2. 公共关系实施人员的培训**　并不是所有的公关策划实施人员都参与了公关策划方案的制定，所以在执行公关策划方案之前要对实施人员进行相关培训。培训的内容主要包括：公关策划的目标与内容、执行公关策划方案的技能与方法、实施过程中的心理调整等。

**3. 公共关系实施的责任落实**　这一项准备工作包括两方面的内容：一项是实施工作的分工，一项是实施工作分工的具体落实。公共关系策划的实施并不是杂乱无章的，而是一个有序可循的过程。在开展公共关系策划实施工作之前，先要对具体的实施工作进行分工。公共关系策划方案的内容是由许多部分组成的，想要完成它也需要许多步骤，这些不同的内容要由不同的实施人员在不同的时间内来完成，所以合理的分工会提高办事的效率。根据公关策划方案的具体要求和各个实施人员不同的特点进行分工，会使每个实施人员能更好地发挥自己的才能，"知人善任"是这一工作的核心。

分工使每个公关策划实施人员明确了自己的职责，接下来就是要实施人员能尽职尽责。责任落实的第二步就是要让实施人员在明确职责之后切实地行动起来。有些公关组织的领导者对分工这一工作给予了充分的重视，但往往忽略了落实的重要性。落实不仅仅是重新强化一次工作内容，更是督促实施人员行动起来，使公关策划方案不再是一纸空文。

**4. 公共关系实施的试运行**　在公共关系策划方案真正实施之前，需要进行试运行来寻找公关策划方案的不足之处，以增加可靠性。通过试运行可以验证策划方案的目标与内容的可行性，验证采用公关方法的有效性，了解公关策划方案实施后可能遇到的障碍性因素，掌握策划可能带来的各种效果，获得实施经验，以便对方案做进一步的修改和调整。

### 三、公共关系实施的基本原则

公共关系计划实施过程中的动态性、创造性及影响的广泛性构成了实施活动的复杂性。为了在复杂的实施活动中不偏离既定的公共关系战略目标，公共关系实施人员必须遵循实施的原则及掌握正确的方法。

**1. 目标导向原则**　所谓目标导向原则是指公共关系计划实施过程中，保证公共关系计划实施活动不偏离目标。执行目标导向的原则实际上是控制的一种手段。从广义说，控制就是掌握住事物的发展及进程，不使其任意发展。例如，美国一家牛奶公司意欲将该公司的消毒牛奶打入日本市场，但是它却遇到了一系列障碍：日本消费者对喝这种消毒牛奶是否有好处持怀疑态度；日本消费者联盟反对这种产品，担心消毒牛奶安全问题；靠近大城市的牛奶场主反对消毒牛奶的分销，害怕与之竞争；由于有关利益集团施加压力，几家大经销商不愿意经销这种牛奶；那些依靠当地货而兴旺起来的牛奶专业商店，也反对消毒牛奶的引进；卫生福利部门和农林部门表示，他们将首先等待和观察消费者能否接受消毒牛奶，然后再决定赞成还是反对消毒牛奶广泛销售。为了排除这些障碍，公司的第一步是与日本卫生部联系，使之批准销售该产品。因为没有该部门的批准，公司就不可能成功，也无法实施下面的计划。在此之后，第二步是说服大型经销商经销消毒牛奶。第三步与牛奶场取得联系。第四步对消费者进行消费指导。这四步均是在前一个行动取得成功的基础上逐步迈向目标的。

**2. 控制进度原则**　控制进度原则是根据整个公共关系计划的目标和需要，按照一定的程序，掌握工作的进展速度，以避免出现忽快忽慢倾向的原则。在公共关系计划实施的过程中，由于分工不同的实施人员各负其责地开展工作，往往会出现多方面工作不同步的现象。

例如，某项赞助活动在电视和报刊已经传播开了，但赞助的纪念品尚未制作完成。这样必然造成工作的脱节，以致延误赞助活动的正常进行，影响赞助单位的声誉。因此，在公共关系活动的开展过程中，应经常检查各方面工作的进度，及时发现超前或滞后的情况，搞好协调，使各方面工作同步进行和平衡发展。

贯彻控制进度的原则必须具备两个条件：第一，要有明确的控制目的；第二，要重视反馈信息。重视运用控制进度的原则和方法，对成功地实现公共关系计划具有重要意义。

**3. 整体协调原则**　所谓整体协调原则就是在计划实施的过程中使所涉及的方方面面达到和谐、合理、配合、互补和统一的状态的原则。协调不同于控制，控制是对一个组织的计划实施过程中与计划是否有差异或背离，进行纠正或克服的行为。协调则强调在实施过程中的各环节之间、各部门之间，以及实施主体和公众之间和谐化、合理化，使之不发生矛盾或少发生矛盾，即使当矛盾产生时，也能及时加以解决。

最普遍、最常见的协调有两类：一是纵向协调；二是横向协调。无论纵向协调还是横向协调都要依赖信息的沟通，在信息沟通过程中，信息应具有明晰性、一致性、正确性、完整性的特点。

总之，协调的目的是要达到全体实施人员思想观念上的共同认识和行动上的一致性，保证实施活动的同步与和谐，做到整个实施部门统一意志、统一指挥、统一行动，提高工作效率，减少或杜绝人力、物力和财力方面的浪费。

**4. 反馈调整原则**　反馈是控制论中的一个重要概念，也是公共关系计划实施中的一个重要概念。反馈是指把施控系统的信息作用于受控系统（对象）后产生的结果再输送回来，并对信息的再输出产生影响的过程。由于人们通常要用这种反馈后所获得的认识来调整整个公共关系计划的实施活动，所以又称之为"反馈调整"。它的特点是根据过去的实施情况去调整未来的行为。

反馈调整的过程是：公共关系计划制定者确定公共关系目标，根据公共关系计划的目标制定具体的实施方案，在实施方案制定的基础上，组织有关部门和人员对方案进行评估，然后把评估结果同原定的公共关系目标进行比较，发现问题后再重新修订整个公共关系计划，将修订过的公共关系方案付诸实施，实施后再将实施结果与原定目标进行比较以影响、调整下一步公共关系计划的制定与实施。

**5. 选择时机原则**　在公共关系计划的实施过程中，必须考虑到一个关键因素，就是时机问题。正确选择时机是提高公共关系计划成功率的必要条件。在实施公共关系计划时，正确的时机选择应注意几个方面：

（1）要注意避开或利用重大节日。凡是同重大节日没有联系的活动都应避开节日，以免被节日活动冲淡公共关系活动的色彩。凡同重大节日有直接或间接联系的公共关系计划则可以考虑利用节日为自己烘托气氛扩大活动影响的辐射范围，如龙年国际旅游年的开幕典礼选在春节前后进行则收到了良好效果。

（2）要注意避开或利用国内外重大事件。凡是需要广为告知的公共关系活动都应避开国内外的重大事件，以避免与重大事件冲突。凡是需要广为告知而又希望减少震动的活动可选择在重大事件时进行。如公布物价的上涨，此时公众的注意力被重大事件所吸引，这样可减少活动的影响和舆论的压力。

（3）注意不要在同一时间内同时进行两项不同的公共关系活动，以免其效果相互抵消。

正确选择时机是实施公共关系计划的一种技巧和方法。它并不能按一种固定的模式去进行，应具体问题具体分析，从具体的公共关系计划的目标出发，正确地选择时机、把握时机和运用时机以达到所预期效果。

### 四、公共关系实施的影响因素

影响公共关系计划实施的因素是众多而复杂的，一般来说，主要来自三大方面，即方案本身目标障碍、实施过程的沟通障碍和突发事件的干扰。在实施过程中，仅凭公共关系工作人员的工作热情和苦干是不行的。我们必须懂得：要获得一定的实施效果，就必须了解和研究在实施过程中怎样消除或减少障碍。

**1. 公共关系实施中的目标障碍**　所谓公共关系实施中的目标障碍就是指在公共关系策划中由于所拟定的公共关系目标不正确或不具体而给实施带来的障碍。在公共关系计划实施的过程中，无论实施的动态性多么突出，但是实施的原则基本上是根据计划方案所规定的内容进行。例如，公共关系计划目标不符合公众利益，那么，在实施过程中必然受到目标公众的抵制。如公共关系计划目标过低则往往不能唤起目标公众的合作热情，目标过高则会使实施人失望而却步。因此，要想有效地开展实施活动，就必须排除各种目标障碍。

**2. 公共关系实施中的沟通障碍**

（1）语言障碍　不同国家、不同民族之间，甚至同一国家不同地区之间语言的不同，都会造成沟通障碍；此外语意不明、词不达意也会造成沟通障碍。

（2）习俗障碍　不同的社会习俗、不同的审美习俗可能会造成沟通中的误解，使沟通不能顺利进行。

（3）观念障碍　观念是一定社会条件下人们接受、信奉并用以指导自己行动的理论和观点，观念对沟通有巨大的作用。封闭观念排斥沟通，极端观念破坏沟通。

（4）心理障碍　指人的认知、情感、态度等心理因素对沟通造成的障碍。

（5）组织障碍　传递层次过多造成信息失真，机构臃肿造成沟通缓慢，条块分割造成沟通不畅，沟通渠道单一造成沟通信息不足。

**3. 公共关系实施中的突发事件障碍**　对公共关系计划实施的干扰，最大的莫过于突发事件。突发事件主要包括两大类：一类是人为的纠纷危机，诸如公众投诉、新闻媒介的批评、不利舆论的冲击等；另一类是不以人的意志为转移的灾变危机，诸如地震、水灾、火灾、空难等。这些重大的突发事件对公共关系计划的实施干扰极大，突发事件一般具有以下几个特征：①发生突然，常常令人始料不及。②来势迅猛，常常令人措手不及。③后果严重，危害极大。④影响范围大，易给整个社会带来恐慌和混乱。一个社会组织如果不善于处理突发事件，那么不但会使整个公共关系计划难以实施，甚至会影响到本组织的生死存亡。

面对突发事件应当保持头脑冷静，防止感情用事，认真剖析原因，正确选择对策。一般面临突发事件时，在传播沟通方面应注意六个问题：①实事求是地发表消息。不清楚的情况要坦率地告诉对方，不要把主观臆测混杂其中。②发表的时机很重要。不能因过于慎重而贻误时机，以致使流言、谣言产生，引起混乱。③发表消息时尽量统一形成文字，因为口头讲话容易被误传。④为防止外界误传，宣传中要统一口径，不能随便发表言论。⑤有些社会影响大的问题发表消息越早越好。⑥一旦事故出现，应有专人联络新闻界，把情报工作抓起来，尽快平息混乱。

# 第五节　公共关系的评估

公共关系评估是有关专家或机构根据特定的标准，对公关计划、实施及效果进行检查和评价，以判断其优劣的过程。评估控制着公关实践每个活动及其环节，在整个公关计划实施过程中具有重要作用。评估的目的在于获取有关公关工作过程、工作效益的较为全面的信息，作为决定开展、改进公关工作和制定公关计划的依据。公共关系评估是公共关系四步工作法的最后一步，也是最容易被忽视的公共关系工作环节。

## 一、公共关系评估的意义

在整个公共关系活动程序中，公共关系评估在公共关系实践的准备阶段、实施阶段及影响效果的分析阶段均发挥着重要的作用。

**1. 评估是改进公共关系工作的重要环节**　公共关系评估对一个社会组织的公共关系工作具有

"效果导向"的作用。美国一位公共关系的先驱者埃瓦茨·罗特扎恩早在1920年就曾经说过，当最后一次会议已经召开，最后一批宣传品已经散发，最后一项活动已经成为历史的纪录时，就是你在头脑中将自己和自己所采用的方法重新过滤一遍的时刻。这样你就会清理出经验和教训，供下一次借鉴。这位先驱者所说的"清理出经验和教训，供下一次借鉴"，恰恰说明了公共关系评估对改进公共关系工作的重要作用。

**2. 评估是开展后续公共关系工作的必要基础**　从公共关系工作的连续性来看，任何一项新的公共关系工作计划的制定与实施都不是孤立存在和产生的，它总是以原来的公共关系工作及其效果为背景的。制定新的公共关系工作计划，要对前一项公共关系工作从计划的制定到实施、从效果到环境变迁进行系统评估分析。即使是前后两项公共关系工作所要解决的问题各不相同，但这两项公共关系工作仍然不会是截然分开的。

**3. 评估是鼓舞士气和激励内部公众的重要形式**　公共关系工作实施的效果本身往往表现为一个复杂的局面，既涉及公众利益的满足，也涉及公众利益的调整。一般来说，内部员工很难对它有全面深刻的了解和认识。所以，当一项公共关系计划实施之后，由有关人员将该项公共关系计划的目标、措施、实施的过程和效果向内部员工解释和说明，可以使他们认清本组织的利益和实现的途径，自觉将实现本组织的战略目标与自己的本职工作联系在一起，并变为一种行动。

**4. 评估可以为组织管理提供决策参考**　通过公共关系评估，可以评估出经过公共关系工作之后的组织形象的状况，评估出组织形象各因素（如员工素质、产品质量、服务方针等）与期望值的差距，为组织经营管理决策提供参考。公共关系评估还在于使组织领导人看到开展公共关系工作的明显效果，从而使他们能更加自觉地重视公共关系工作。

**5. 评估可以衡量公共关系活动的效益**　公共关系工作的评估，可以衡量经费预算、人力、物力的配备与开展公共关系活动之间的平衡性，衡量公共关系活动的效益。总之，在进行公共关系活动之后，有必要对于是否达到目标，实现目标的程度如何，开展传播是否有效，投入与收效等进行认真评估。这是公共关系实务不可忽视的一个重要步骤。

## 二、公共关系评估的方法

在完成公共关系活动的反馈信息收集整理工作之后，就要利用恰当的方法对公共关系活动效果实施评估，具体方法有自我评估法、专家评定法和组织评估法。

**1. 自我评估法**　该方法是由主持和参与公共关系策划实施的人员通过亲身感受而对公共关系活动给予评定的方法。但是由于当事人的心境不同，评估结果容易出现不同的答案。

**2. 专家评估法**　该方法是由公共关系及有关方面的专家来审定公共关系计划，观察计划的实施，对计划实施的对象进行调查，与实施人员交换意见，最后撰写出评估报告，鉴定公共关系活动的成效。

**3. 组织评估法**　该方法是由本组织出面，由组织的主要负责人主持，由组织各部门负责人或有关人员参加，对公共关系效果进行整体评估。公关活动具体实施人员一般回避，以免影响评估效果。

## 三、公共关系评估的内容

从理论角度讲，公共关系评估的内容包括公共关系活动项目的方方面面，但在具体的操作中，公共关系评估的内容可以根据要求有所侧重。概括起来，公共关系评估的内容有公共关系工作程序评估、专项公共关系活动评估、传播沟通情况评估、公共关系状态评估、公共关系实务及机构工作绩效评估 5 个方面。

**1. 公共关系工作程序评估**　公共关系工作程序评估是对公共关系工作的各个步骤、各个环节的工作进行评价、估计或研究。评估的内容和要点有：

（1）公共关系调查过程评估　公共关系调查过程评估应着重研究的是：①公共关系调研的设计是否合理，能否据此搜集到充分的公共关系工作信息。②公共关系调研方法的选择是否恰当，能否据此获得普遍、深层的信息资料。③公共关系调研工作的组织实施是否科学、合理。④公共关系调研的结论分析是否科学。

（2）公共关系计划的制定过程的评估研究　公共关系计划的制定过程的评估，应着重研究的是：①公共关系计划的目标是否正确。②总体计划是否可行、合理。③公共关系战略构思是否科学。④目标公众选择是否正确，有没有遗漏。⑤媒介选择及媒介策略是否得当。⑥经费预算是否合理。

（3）公共关系计划实施过程的评估研究　公共关系计划实施过程的评估，应着重研究的是：①准备是否充分，包括实施方案的准备、组织机构统筹分工准备、信息资料准备、实施人员训练的准备、各种实物准备、沟通协调工作等。②实施过程安排是否合理、细致、周到、灵活、创新。③信息制作如何，内容是否准确充实，表现形式是否恰当，数量和质量如何。④信息传播如何，发送信息量多大，被采用多少，有多少公众已接收到信息，有多少公众注意到信息。⑤实施效果如何，包括测量公众在了解信息、改变观点、改变态度方面的数量分析，引起行为的公众数量、重复行为的公众数量，是否达到目标及解决问题等。

**2. 专项公共关系活动评估**　专项公共关系活动的评估研究，主要包括：①日常公共关系活动成效评估。②单项公共关系活动效果评估。③年度公共关系活动效果评估。④长期公共关系活动效果评估。

**3. 传播沟通情况评估**　对传播沟通的评估研究，旨在专门分析衡量公共关系中的传播效果，以检测传播沟通工作中的得失问题。传播沟通的评估要点有信息制作的评估研究、信息曝光度的评估研究和传播沟通效果的评估。

**4. 公共关系状态评估**　着眼于对主要公共关系状态进行评估研究，旨在通过各类公众的变化评估以往公共关系工作成效。公关状态评估一般将内部公共关系和外部公共关系区分开。

内部公共关系评估主要考察全体成员的公关意识；员工的士气和归属感；组织的凝聚力和号召力；组织内部的群体关系和成员关系等。外部公共关系评估主要考察消费者、媒介、社区、政府等多种目标公众在接受信息、产生情感、改变态度、引起行为等方面的变化情况。

**5. 公共关系实务及机构工作绩效评估**　对实务活动分项评估及对机构的工作绩效进一步评估，便于清点公共关系机构人员的工作效率、实际能力、策略手段等。定期对绩效做出评估分析，对改进机构工作效率和水平很有帮助。其主要包括市场营销分析、广告研究、新闻传播评估、专题活动评估、管理绩效评估等。

### 四、公共关系评估的运用

公共关系评估的成果由多种形式综合体现，如调查报告、工作报告、各类实务总结报告、公众研究报告、各种信息发布原本、传播审订报告、各种评估记录资料等，都是评估成果的体现，但评估成果的主要表现形式是公共关系总结报告。

公共关系评估成果对于整个公共关系工作有极大的应用价值。它能够承前启后，使公共关系工作得以高效合理地开展，使组织步入良好的公共关系环境。

# 【本章小结】

　　本章介绍了公共关系管理的概念和意义，以及公共关系管理的过程和影响因素；详细阐述了公共关系管理的四步工作法，即公共关系调查、公共关系策划、公共关系实施和公共关系评估，分别从调查的内容、调查的基本程序等角度阐述了公共关系调查工作的重点；从公共关系策划的程序、方法及技巧等角度分析公共关系策划的注意事项；从公共关系的实施原则、影响因素角度探讨公共关系策划如何顺利实施；从公共关系评估的程序、内容、方法等角度研究如何对公共关系进行科学的评估。

**【思考题】**

　　1. 简述公共关系调查的内容和方法。

　　2. 公共关系策划的程序是什么？

　　3. 影响公共关系实施的主要因素有哪些？

　　4. 怎样理解公共关系评估的意义？

　　5. 假设你是一家药店的主人，药店设在某中医药大学的旁边，试设计该药店试营业期间的策划书和执行方案。

# 第八章

# 公共关系的组织识别系统（CIS）战略

扫一扫，查阅本章数字资源，含PPT、音视频、图片等

**教学目标**

1. 掌握 CIS 的含义和基本框架结构、确定理念识别系统（MIS）的基本要求和技巧，以及视觉识别系统（VIS）的设计对象和基本方法。

2. 熟悉行为识别系统（BIS）作为一种规范和制度建设所应该包含的指标。

3. 了解 CIS 的未来发展趋势和应用领域的拓展。

【案例】

### 星巴克更换LOGO

2011 年 1 月 5 日，星巴克咖啡公司主席、总裁兼首席执行官霍华德·舒尔茨向星巴克的伙伴发布了星巴克的最新品牌标志。新标志移去了原标志中环绕美人鱼（STARBUCKS COFFEE）外环，原来的人鱼图案放大，成为唯一的识别符号，但底色由黑变绿。这是星巴克公司历史上第四次、1992 年上市以来第一次修改标志，也是霍华德·舒尔茨重回星巴克 3 年后的又一重大举措。

尽管消费者对改动后的商标所持态度不一，但是他们心中却都有同样的疑惑：星巴克到底为什么要换 LOGO ？

"旧标中的人鱼被圆圈围住，新标则移去外面的圆圈，寓意是希望为星巴克带来更多自由度和灵活性，跳出咖啡以外，开拓更多元化的业务。"舒尔茨表示。

谈及商标的更换，星巴克大中华区公关部经理励静说，新 LOGO 体现了星巴克业务上的发展，咖啡仍然是最核心的产品，但是星巴克的产品今后将不仅止于咖啡。毫无疑问，已成立 40 周年的星巴克到了关键的转型期。其标志性的美人鱼图案则"强调了星巴克的传统，同时也支持了未来的发展"。

"未来的发展"这几个字给人留下无限的遐想。标识的更换暗示着星巴克将从一个专门在门店里销售咖啡的专业企业转变为一个拥有多平台、多渠道的全球公司。

【思考】

1. 从理念识别角度理解星巴克更换品牌标志的战略意义何在？

2. 从视觉识别角度探讨星巴克此举对企业未来的发展会打下怎样的基础？

3. 到当地或外地的星巴克门店做一次亲身体验，感觉一下星巴克的 CIS 实施效果。

# 第一节　CIS 的产生与发展

## 一、中外古代的 CIS 现象

CIS 来自英文 corporate identity system，是三个英文单词首字母的缩写，其中文含义是"组织识别系统"。CIS 最早作为一种朴素的社会现象，可以溯源到远古时代。如古代的军队就有统一的着装、旗帜等，这已经带有一些 CIS 的色彩。只是那个时候还没有这种说法。

世界上关于 CIS 现象最早的记载，是在我国古代尧舜禹时期。当时尧舜为了了解民众意见，采纳民众建议，就曾经在"五达之都""通都大邑"，设置"进善之旌""诽谤之木""敢谏之鼓"。这里所说的"旌""木""鼓"，就是古代统治者宣传施政纲领、教化民众、发布信息的重要手段，亦是最早的传播工具，它们从理念、行为和视觉识别上初步反映了当时统治者的思想和意愿。以上这些做法也可以算是最早的公共关系活动，这在世界公共关系历史上也是最早的。战国时期，楚人甘德、魏人石申所著的《星经》中有记载："酒旗三星，在柳北、轩辕右角南，酒官之旗也，主要享饮食。"据后人考证，酒官设于周代，挂旗以表示对酒星的敬祭，后来私人酒家也沿袭了悬挂酒旗的习俗，并以之招徕顾客，或表示"正在营业"。古代不少诗人曾将酒旗入诗，如唐代诗人杜牧在《江南春》中就形象地提到酒旗："千里莺啼绿映红，水村山郭酒旗风。"诗中提到的迎风招展的酒旗，已经很有 CIS 的色彩，是当时表示酒馆或饭店正在营业的一种视觉上的标识，不同的酒家用风格各异的旗帜招徕顾客，表达自己餐厅的特色。

关于外国古代公共关系起源的观点中，有一些也反映出一种最古老的 CIS 现象和理念。比如，古罗马共和国曾将其法律制度刻在 12 块铜牌之上，即历史上所说的"十二铜表法"，向全国民众公开发布，这种铜表公布法律的方式就有一定的象征意义，也是古代罗马统治者公开争取民众的一种手段。这些刻有法律条文的铜表就成了一种特定的象征，表达了统治者的一种意愿和理念，有 CIS 中的理念识别、行为识别和视觉识别的一些最朴素的元素。又如，西方教会与教徒之间关系的处理上，教会在通过宣传手段传播理念从而影响教徒方面做得非常成功。例如，在 11 世纪末，罗马教皇乌尔班二世以异教徒（穆斯林）占领了耶路撒冷为借口，费尽心机地在教徒中进行煽动宣传，呼吁夺回圣地，最后直接导致了一场历时近 200 年的侵略战争，即历史上著名的"十字军东征"。可见，无论是在古代的中国还是西方，统治者们在 CIS 理念传播、行为规范，以及视觉识别上都早已存在朴素的 CIS 思想和现象。

## 二、CIS 产生的历史背景

CIS 的产生，有其深刻的历史渊源。现代意义上的 CIS 即组织识别系统，最早是作为企业进行促销的一种公共关系战略而使用的，主要是为了区别一个企业与其他企业，或者区别一个企业的产品与其他企业的产品，以加深消费者对企业的认可程度及对企业产品的好感和记忆。

### （一）CIS 产生的社会背景

19 世纪末 20 世纪初，英国和美国等国家相继完成了资本主义工业革命，致使手工生产渐渐被机器生产所取代。当时著名的实践管理专家及咨询专家泰罗的科学管理方法在很多企业里得到广泛应用，从而大大提高了劳动生产率。社会生产力水平不断提高的一个显著结果，是当时的生产能力也不断提高并超过了市场的需求。而供大于求的结果，导致市场竞争日益加剧，商品的销售日益成为一些杰出企业家重视的问题。企业开始考虑与众不同的销售方式，考虑如何让消费者记住自己的企业，认可自己的产品。这样，追求企业形象和产品形象差异化的思想，直接导致了CIS的产生。

现代最早的CIS，是以营销为目的而诞生的。现代CIS的发源地，是在现代设计艺术之都——德国。1907年，柏林AEG公司的创始人瑞希那斯（Rathenaus）认识到，优美的设计可以使产品更易于销售出去，他认为社会导向的艺术能使人们的生活更舒适，从而在公司里大力提倡产品的优美设计，开创了世界上产品的艺术设计时代。1914年，瑞希那斯又邀请当时著名的建筑设计大师贝仑士（Peter Behrens）担任设计顾问，为AEG公司进行了统一的形象设计，包括从工人住宅到厂房，从家电产品到展览布局，从信封、信纸到产品标签等诸多元素的统一形象设计。这种统一形象设计的结果，大大提高了AEG公司的产品销售量，并使AEG公司在极短的时间内成为德国最大的国防与机电工业公司。

1933～1940年，英国的伦敦地铁项目由当时英国著名的设计师弗兰克·毕克（Frank Pick）负责，他当时就把整个项目的形象设计部分进行了统一布局，不仅请人设计了统一的字体用于站牌、指示标记、车票等方面，后来又邀请一些平面设计师对作为地铁宣传使用的一系列海报做了形态上的统一规范，还亲自参与地铁本部及纪念碑的设计，实现了景观与其功能的协调与统一。

另一个较早的CIS事件，是20世纪初的意大利的奥利维蒂牌打字机。从1945～1964年间，意大利的奥利维蒂公司就一直秉承"好的设计是好的事业"的理念，不断加大科技投入力量，并率先将设计与科技结合起来，推出了多款造型优美的产品，这些产品因其独特优美的形象迅速占领了世界市场，从而也将产品设计注重形象的理念传播到了世界各地。

但是对于CIS的正式诞生标志，理论界被普遍公认的说法并不是上述的几个公司，而是美国的IBM公司。20世纪50年代，意大利奥利维蒂（Olivetti）公司的成功，引起了远在大洋彼岸的一位叫托马斯·沃森（Thomas Watson）人士的注意，他后来成了IBM公司的第二任总裁，后来一直被人们称作小托马斯。小托马斯在纽约注意到了奥利维蒂公司的一款造型优美的打印机，并深深地被其外形所吸引，然后立即前往意大利专程拜访奥利维蒂的总裁艾德兰·欧莱夫特（Adrilivetti）。1956年，时任IBM总裁的小托马斯邀请专业设计师，成功设计出今天仍在使用的IBM字体标志，并把这一字体标志延伸使用在公司所有的应用项目上，并且使用蓝色作为公司的标准色，以此象征高科技的精密和实力，从而鲜明地塑造了IBM的经营哲学，即品质感与时代感，也更好地体现了IBM的开拓精神和创新精神，IBM在世界上第一次成功地将以树立企业形象为目标的CIS理论成功融汇于市场经营的实践中。在当时的社会里，IBM率先推行了以统一视觉形象为中心的CIS并提出"IBM意味着服务"的经营理念，开展"24小时限时售后服务"制度。推行CIS方案后，IBM获得了巨大的发展，不仅IBM公司的年营业额不断增加，而且公司的社会影响力也日益增强，这既是企业管理的成功，也是企业实施CIS的成功。可见，在企业多方面的成功因素中，CIS的作用十分重大。

IBM公司的巨大成功，促使其他企业纷纷仿效。20世纪60～70年代，美国企业界出现了社会上第一个CIS热潮。

### （二）CIS产生的理论基础

现代CIS产生的理论基础，源于市场营销学理论。19世纪末20世纪初，市场营销学理论产生，并且随着社会的进步、生产力的提高，市场营销学理论获得了不断发展和进步，现代公共关系学的产生与发展与市场营销学理论的产生与发展紧密相连。20 世纪初，市场营销（marketing）一词开始出现在美国的大学讲坛上，许多美国学者开始发表和出版一些论述推销、产品、广告、产品设计、定价、保障、品牌等方面的文章和著作。不过，这一时期的市场营销学研究还处于初级阶段，是建立在卖方市场的基础上，与今天的市场营销学的原理、概念有很大区别，内容还非常狭窄，只限于推销商品和扩大企业影响等方面。

但是值得称道和铭记的是，在市场营销学思想的发展过程中，美国的一些大学教师起到了十分重要的作用。正是这些市场营销学教师，最先洞察到市场营销的未来发展趋势，并坚信市场营销随着社会的不断发展进步一定会有一个光明的未来，从而不懈努力，在当时就设计出了一些今天还在使用的市场营销学的理论分析模型，为市场营销学的发展做出了不可磨灭的贡献。

市场营销学理论产生后，到目前共经历了生产观念、产品观念、推销观念、营销观念和社会营销观念五个主要阶段，现在有许多学者提出市场营销学已经发展到大市场营销阶段，其代表人物就是一直以来被称作"现代营销学之父"的美国西北大学凯洛格管理学院的教授菲利普·科特勒（Philip Kotler）先生。该理论认为，目前公共关系的理论基础正在由传统的推销理论发展为现代市场营销，并向社会营销模式过渡，强调社会效应。由于作为公共关系主要战略的 CIS 也以社会营销学理论为其理论基础，以树立良好的组织形象和产品形象为其最终目的，所以 CIS 也有其社会效益的一面。

20 世纪 50 年代以后，随着市场经济在"二战"后的复苏和不断向前发展，公共关系开始渐渐地体现出依托于市场经济，服务于市场经济，也融合于市场经济的特点，这就决定了 CIS 理论必然趋向于市场经济的主导经营思想。市场经济的主导思想是市场营销观和社会营销观，这两种营销观念主张一切以顾客为中心的同时，不仅要满足消费者的需要和欲望，还要使企业获得利润，而且更要符合消费者和整个社会的长远利益，要把消费者利益和社会利益之间的矛盾协调好，做到统筹兼顾，落实到公共关系工作中，尤其是落实到公共关系的 CIS 工作中，就一定要以公众需求和社会发展需要为基调策划 CIS 等公共关系活动，并要在 CIS 的具体实施工作中不断测试其宣传效应和社会效应。这是组织的 CIS 工作具体而灵活地运用于市场营销、社会营销理论的具体体现。

进入 20 世纪 80 年代后期一直到现在，人类社会已经进入商业信息多元化和媒体全方位高科技化的时代，一些学者提出了整合营销传播（integrated marketing communication，简称 IMC）的理念。整合营销传播理论的代表人物是美国西北大学的营销学教授唐·舒尔茨博士（Don E.Schultz），他与人合著的最著名的一本著作就是《整合营销传播》，他还被誉为"整合营销传播之父"。唐·舒尔茨博士认为，"整合营销传播是一个业务战略过程，即制定、优化、执行并评价协调的、可测的、具有说服力的品牌传播计划"。从实质上说，整合营销传播其实就是通过传播手段的整合，达到关系利益者的整合，进而实现组织内外关系的整合，最终达到组织与社会相互融合、相互促进发展的目的，这与 CIS 战略的目的不谋而合。整合营销传播理论成为当今 CIS 战略重要的理论基础，对 CIS 战略的运用和发展做出了重大贡献。

### 三、现代 CIS 的发展

#### （一）CIS 在国外的发展

20 世纪 50 年代，随着 IBM 公司产品影响的不断扩大，越来越多的企业家认识到 CIS 的重要性，也纷纷仿效 IBM 的做法，在自己的企业开始建立 CIS。可以说，20 世纪 50 年代是 CIS 的创立阶段，但当时还没有形成比较成型的 CIS 的系统理论。

20 世纪 60 年代，美国纽约一位设计人员沃森·马格里斯首次将 CIS 作为一个专业的术语提出，从而使企业的标识设计不再被看作单纯的工艺美术创作，而成为以统一企业形象、表达企业精神的经营战略的一部分。其中典型的代表当属美国 3M 公司。1960 年，美国 3M 公司将冗长的公司名称 Minnesota Mining & Manufacturing Company 简称为 "3M"，以红色为公司标准色，"3M" 为标志，并以极为凸显的设计传达企业形象。接着，美国通用汽车等公司也陆续建立起自己的形象系统，并对所有产品进行了前所未有的改款，汽车变得更加小巧。这是有史以来汽车行业最大规模的工程再造项目，引领了整个行业迈向追求轻量化、空气动力、高燃油经济性的时代，也是迈向充满全新挑战和伟大变革的时代。此后，CIS 理论开始不断丰富与发展。

1970 年，可口可乐公司也日益认识到 CIS 的重要性，意识到企业形象和产品形象对促进销售的重要性，于是开始着手改变原有的已经使用超过 80 年的商标，将商标的原有标识改变成方格中有一条缎带绕过的新标志，结果大获成功，并成为兼具销售与管理功能商标的典范。

CIS 正式产生后的初期，美国企业界对它最好的诠释，还主要集中在视觉识别方面，在 CIS 的理念识别和对原有理念的提升方面，发展得比较好的时期还是在 CIS 传到日本以后。日本 CIS 的发展在整个世界的 CIS 的发展史中占有非常重要的地位。CIS 在 20 世纪 60 年代开始在日本企业界推广，日本第一个具体成型的 CIS 是由 TDK 公司（后来的 TDK 株式会社）在 1966 年推出的，当时 TDK 邀请了日本专业的 CIS 设计公司为其设计，使公司在销售电子原材料及元器件方面取得了巨大成功。TDK 推行 CIS 的成功带动了日本一大批企业纷纷建立 CIS，包括当时日本的一些著名企业如日本航空、马自达、松屋百货等。

日本 CIS 风潮的兴起时期是在 20 世纪 70 年代，许多企业都仿效 TDK 公司邀请专业的 CIS 设计公司为其进行设计，并注意将企业的经营理念、公司行为和企业形象结合起来，也注意更新旧有的理念和形象，从而形成新的体制。日本企业在吸收外国 CIS 的先进经验时，既善于模仿又积极改良，没有全盘吸收美国等先进国家的做法，而是吸取了其他国家在导入和推行 CIS 时的合理的部分，并积极对其他国家的基础做法进行大胆突破和发展，使之更符合日本国情。同时日本企业在具体的运作实践中深深感到，一个企业要树立良好形象，不仅要做到扩大消费者对企业的认知程度，更重要的是要使广大消费者对企业信赖和满意，因此企业除了要在视觉上获得消费者的认同外，最为重要的是必须树立正确的经营理念和提供更加优质的服务。比如，日本松下电器的创始人松下幸之助先生，很注重企业确立正确的经营理念，他倡导在自己企业内的全体员工要秉持一种不持任何成见地看待事物的心态，不拘泥于私心、私利、私欲，发现事物的本然状态，感悟事物显示出实际面目的心态。他还教导员工："如果人家问你'你们公司生产什么，'你就回答说：'松下电器是造就人才的，也生产电器产品，但在那之前先造就人才，不仅是会工作、技能高超的人，而且是人格高尚的人。'"松下公司因为一直用这样的经营理念对外传递自己的格调和形象，所以在公众中树立了高品位、重信誉、质量过硬的良好企业形象，最终得到了消费者对其价值观的积极认同，从而增强了自己的知名度和美誉度。日本学者和企业界关于 CIS 的这些新思想在实践中得到了很好的运用，从而使 CIS 理论与实践都得到了很好的发展。

## （二）CIS 在国内的发展

CIS 理论在 20 世纪六七十年代传播到了我国台、港、澳地区。1967 年，台塑企业的创办人王永庆率先在台湾开展了企业形象的设计，召集当时台湾设计师郭伯雄、郭万富等人进行设计，将台塑集团旗下的多家分公司，如台化、南亚、明志工专、白石砖厂等整合起来，并抛弃 CIS 设计以英文字母为主的理念，用中文汉字为识别字体，用波浪形将旗下各分公司的标志连接起来，首创了一种集团化的标志模式，至今仍是 CIS 设计的典范。

在香港地区，CIS 设计较早成功的典范是曾宪梓先生的金利来品牌的领带。曾宪梓先生坚持用中文做商标，创造出中国自己的名牌。20 世纪 70 年代初，曾宪梓先生亲自动手为自己企业的领带撰写了惊心动人的具有 CIS 视觉识别元素的宣传广告语："金利来，男人的世界""方格——热情慷慨；斜纹——勇敢果断；细花——体贴温馨；圆点——爱慕关怀"。这些广告语至今仍散发着经典而又时尚的魅力。

在中国大陆，CIS 的开端源于 20 世纪 80 年代公共关系被正式传播进入大陆之后。1983 年 9 月，深圳大学的公共关系专业开始招生，公共关系中的 CIS 理论开始正式在大陆传播。典型的 CIS 案例是广东太阳神集团公司最先成功导入 CIS 战略，这是大陆推行 CIS 的开端。太阳神集团创立于 1988 年，当年将 CIS 成功导入后，创立了企业、商标、产品三位一体的太阳神标志，太阳神商标在大批同类产品中脱颖而出。该集团又采用别具创意、积极主动的推广策略，迅速在市场上成功地树立了一个健康和关怀大众的企业形象，还在中国建立了庞大的分销网络。太阳神集团在全国共有 17 个专业营销公司，销售网络遍布全国各地，产品深受消费者的欢迎。在这个时期，除了太阳神外，还有健力宝、TCL、科龙、美的、万家乐、康佳、三九等企业，先后引入和推行了 CIS，使这些企业的市场开拓能力大大增强，从而引起了设计界、新闻界、公关界的高度关注，在全国掀起了一股 CIS 热潮。

从 20 世纪 90 年代中期到 20 世纪末，中国内地的 CIS 逐步开始走向深入，由原来以视觉为主导的 CIS 阶段发展到更加注重企业整体形象提升与重塑、更加注重经营理念和行为规范的全面导入阶段。而且这一时期的 CIS 潮流由东南沿海开始向内地推广。同时，国外和台、港、澳地区的专业 CIS 设计人员也纷纷到中国大陆寻求发展机会。

进入 21 世纪以来，中国内地的 CIS 开始进一步走向横向扩展和纵向深入。从横向的发展趋势来说，CIS 已经由企业 CIS 设计扩展到行业 CIS 设计，又扩展到区域 CIS 形象设计，并已经进入城市 CIS 形象设计阶段。比如 2010 年的上海世博会，以"城市，让生活更美好"（Better City, Better Life）为主题，并以城市 CIS 设计的成功，确保了第 41 届世博会的圆满成功，树立了上海国际化大都市的城市形象。

---

**知识链接**

### 经典 CIS 赏析：赫本代言纪梵希的"禁忌"香水

1957 年，纪梵希品牌（GIVENCHY）创始人纪梵希先生（Hubert de Givenchy）为女星奥黛丽·赫本（Audrey Hepburn）发明香水"禁忌"（LINTERDIT）。

纪梵希在亲笔撰写的文章里承认赫本是"禁忌"香水的灵感来源，这款香水是特意为她打造的。关于香水的名字有一种说法是，这款香水在调制的过程中在实验室的试管上一直贴有"禁止触碰"的标签，后来就干脆以之为香水命名。当时赫本开玩笑说："送给我的，那别人都不可以买。"虽然是玩笑话，但这支香水在调制出的头 3 年，真的就只有赫本一个人在用，因为 3 年后，这支香水才上市，而且赫本是代言人。正因为赫本是形象代言人，又事先有一段浪漫唯美的故事流传，所以在这支香水上市后，很快就成为众多女性的最爱。纪梵希品牌（GIVENCHY）在做这支香水的公共关系宣传时，充分考虑到了赫本的影响力，并且在宣传海报上也有赫本与香水的照片，起到了很好的宣传作用。同时，这款香水在对外宣传时打出的标语口号也与赫本有关：来自纪梵希，在1957 年为奥黛丽·赫本设计，专属于奥黛丽·赫本的"禁忌"香水！

纪梵希的这款"禁忌"香水，到现在已经卖了多年，仍然深受女士们喜爱，主要原因就是选择了著名影星奥黛丽·赫本作为其形象代言。选择奥黛丽·赫本代言，会让购买香水的女士联想到赫本那美丽优雅、倾倒芸芸众生的美丽形象，以及她作为一名卓越的演员和联合国慈善大使给人们留下的良好口碑，由此又会使人联想到香水的质量和风格一定如赫本的人品和风格一样，优雅美丽，芳香持久。因此，纪梵希的"禁忌"香水，在公共关系的视觉识别宣传上取得了巨大的成功。

# 第二节　CIS 的含义与内容

## 一、CIS 的含义

CIS，即组织识别系统，是指社会组织将组织文化与理念进行整体的统一设计，利用整体表达系统表现出组织的个性与特征，并科学、有效地传达给内外部公众，使公众对社会组织产生一致的认同感与价值观，是一种以塑造组织形象为终极目标的长期的公共关系战略。

## 二、CIS 的内容

一般认为，CIS 的基本构成要素有三个主要方面，即理念识别系统（MIS）、行为识别系统（BIS）、视觉识别系统（VIS）。但是随着 CIS 理论与实践的不断发展，出现了一些新的识别系统要素，比如听觉识别、嗅觉识别、触觉识别、环境识别等。

### （一）理念识别系统（MIS）

理念识别系统（MIS），即组织的经营理念，是 CIS 战略的核心和灵魂，也是 CIS 战略运作的原动力。其内容具体包含组织的经营宗旨及原则、组织精神、组织价值观、组织使命、组织风格、行为准则等。在 CIS 的三个基本构成要素中，理念识别系统（MIS）具有指导作用，规范着行为识别系统（BIS）和视觉识别系统（VIS），而行为识别和视觉识别则分别从行为规范、视觉宣传两个角度体现着理念识别。

### （二）行为识别系统（BIS）

行为识别系统（BIS），是组织经营理念在行为上的具体化体现，在企业组织里主要表现为岗位管理制度。BIS 是一个系统工程，由多个因素构成。

BIS 主要包括内部行为识别系统和外部行为识别系统。组织内部的行为识别主要包括组织的岗位管理制度、管理规范、员工信息沟通（包括员工大会、员工手册、公告牌、意见箱等）、员工教育、生产福利，以及工作环境、生产设备、福利制度、股东传播、企业各方面工作的研究和发展等。组织外部的行为识别主要包括市场营销活动、公共关系活动、营业推广、服务、流通对策、产品研发等。

组织的行为识别必须以围绕组织的经营理念（MIS）为核心，必须是 MIS 在实际执行过程中的动态化体现，这样才能体现 CIS 的精髓，才能使组织的行为始终不偏离正确的指导方向。同时，组织内部还要建立起一整套与之相配套的监督管理制度，对组织的行为定期进行监督、检查和评估。

### （三）视觉识别系统（VIS）

视觉识别系统（VIS），是组织理念识别和组织行为识别在视觉上的静态表现，即在视觉上的形象化、具体化。VIS 所涉及的层面最多，效果最明显，与公众的联系也最为广泛和直接。

视觉识别系统（VIS）主要包括基本要素和应用要素两部分。

基本要素包括组织标志、组织标准字、组织标准色、组织名称、组织造型、组织象征图案等。应用要素包括组织环境、组织产品造型、组织办公用品、广告展示、包装系统、公务礼品、组织旗帜、建筑外观、交通工具、员工服装等。

视觉识别系统主要强调视觉要素对组织整体特征的综合反映，是整个 CIS 系统中最具感染力与传播力的要素。

在 CIS 的三个识别系统中，MIS、VIS、BIS 三大要素是一个相互联系、相互促进、相互交融的一个有机的整体，三者在具体操作中表现为一种整合性特征。其中，MIS 是 CIS 的核心和灵魂，对 BIS 和 VIS 具有指导作用和规范作用，BIS 和 VIS 则分别从管理与行为角度和视觉宣传要素两个方面传达和体现着 MIS，所以三者共同作用，共同塑造一个组织的独特形象，从而推动组织不断地向前发展。

### 【案例】

#### 《阿凡达》中的"潘多拉星球"

《阿凡达》是詹姆士·卡梅隆筹备 14 年之久的心血之作，他和他的伙伴们在片中创造了"潘多拉星球"，包括那里的全部环境、生物甚至外星语言、音乐和文化。《阿凡达》的美术设计表示，潘多拉星球的事物似乎是卡梅隆看过的，"卡梅隆好像去过那个星球，然后写下旅行日记带回来，让剧组重新创作。"

为了让观众们更好地适应即将开始的"潘多拉星球之旅"，全情投入到精彩的故事和视觉奇观之中，在创作过程中，卡梅隆真的邀请了语言学家、天体物理学家、人类学家，以及音乐教授和考古学者参与，撰写了一本厚达 350 页的《潘多拉星球百科全书》。从上映开始至 2010 年 1 月 26 日，仅用了六周时间，美国好莱坞大师詹姆斯·卡梅隆的新片《阿凡达》便超越了同样由其导演的《泰坦尼克号》，成为有史以来全球最卖座电影排行榜的冠军。

《阿凡达》的热映，与影片中那些魔幻般的外星球景色密不可分，那种玄幻的视觉效果，在好莱坞有史以来的影片中也是极其罕见的。从 CIS 的视觉识别角度来讲，《阿凡达》视觉识别的表达紧紧地抓住了观众的眼球，对外星球的全新塑造让人耳目一新，栩栩如生的潘多拉星球的生物、漂浮的哈利路亚山、身高三米的蓝色皮肤的纳美人等诸多因素都是视觉识别设计的成功之作。《阿凡达》就是 CIS 的一个成功的设计典范，是其他电影在视觉识别设计制作方面学习的榜样。

# 第三节 CIS 导入

## 一、CIS 手册

CIS 手册是一本阐述组织 CIS 战略的基本理念与具体行为、视觉、听觉等要素具体作业规范的指导用书，一般都会以简明准确的图解和说明对组织形象策划的各方面要素加以统一规范，是 CIS 整体内容的向导。

社会组织制定 CIS 手册的目的在于使组织的整体形象统一化、规范化。由于不同社会组织自身情况的差异，因此 CIS 手册的编制内容也会有所不同，但一般包括以下几个方面的基本内容。

### （一）总论

1. 组织最高层领导（董事局主席、董事长、总经理）的致辞。
2. 组织经营理念及推行组织形象战略的背景介绍，组织未来发展的规划与展望。
3. 组织导入 CIS 的动机和目的。
4. CIS 手册的使用方法和注意事项。

### （二）理念识别系统（MIS）

本部分主要阐述社会组织的经营理念、精神信条、特色文化、核心价值观等，同时介绍组织推行 CIS 的必要性和主要事项，其具体内容有：

1. 组织经营理念。
2. 组织价值观体系。
3. 组织特色文化。
4. 组织精神标语、口号。
5. 组织方针、政策。
6. 组织发展战略及目标。

### （三）行为识别系统（BIS）

本部分主要阐述社会组织内部的各个部门、各种岗位的管理规范和行为模式，以及社会组织外部的市场经营行为模式和社会公益化行为模式等内容。在 CIS 手册中，这部分的内容是属于实际操作部分的规范，是 CIS 正确得以贯彻执行的保障，因此十分重要，应该表述的具体内容有：

1. 组织基本制度。
2. 市场调查规则。
3. 科研开发规则。
4. 安全管理、生产管理、质量管理。
5. 人力资源管理。
6. 环境保护。
7. 信息系统。
8. 市场营销管理。

9. 公共关系管理。

10. 广告宣传模式。

11. 公益行为模式。

12. 商业服务制度。

### （四）视觉识别系统（VIS）

本部分主要借助各种图解，准确地介绍社会组织的视觉形象，是社会组织标识系统的全部内容，主要包括基本要素和应用要素等。

**1. 基本要素**

标志、标准字、标准色。

标志、标准字、标准色的变体设计图、释义、色彩管理模式等。

标志、标准字的技术参数设计及标准色的技术参数体系、制图及使用方法。

禁例，指禁止使用的变异的标志图案、标准字体、标准色等。

**2. 应用要素**

产品设计。

办公、事务用品样式。

包装设计。

广告媒体。

员工服装及其饰物。

建筑物、招牌、旗帜、标志牌。

礼品设计。

运输工具设计。

工作环境规划。

CIS 手册的内容可以十分丰富，但在实际运用中，CIS 手册的具体内容应根据社会组织自身对 CIS 的实际要求来确定和取舍，也可以根据组织实际情况适当增减相应内容，而不必拘泥于某些固定的限制。

## 二、CIS 导入

### （一）CIS 导入的时机

CIS 导入的时机，并非随心所欲，而必须要配合社会组织的经营理念和经营战略，并且一定要选择一个最佳的时机导入。社会组织导入 CIS 的最佳时机主要有以下一些情况：

1. 社会组织的经营理念需要改变与重整。

2. 社会组织经营范围扩大，转向多元化发展，开拓国际市场。

3. 新的社会组织成立、合并成集团化或组织性质发生改变。

4. 社会组织进行重大组织改组或组织结构变动、改革。

5. 重大改、扩建工程或新建工程结束。

6. 社会组织创业周年庆祝。

7. 社会组织新产品开发或上市、老产品获奖等。

8. 社会组织发生危机后期，恢复组织形象，同时提升组织知名度和美誉度。

9.社会组织克服经营困境，增强企业综合实力。

10.社会组织标识变动，或多种品牌回归统一品牌。

社会组织一定要选择适当的时机导入 CIS，以便形成组织自身独特的 CIS 系统，使组织的理念识别、行为识别和视觉识别的功能更加强大，从而更好地传播组织形象，传递组织理念，展示组织实力，密切组织与公众的关系，强化组织在公众中的影响力，进一步提高社会组织的竞争能力。

### （二）CIS 导入的程序

CIS 导入的程序主要分三个阶段，即准备阶段、设计开发阶段和实施管理阶段。

**1. 准备阶段**

（1）社会组织内部的实态调查　社会组织内部调查的内容主要包括：组织的价值观和经营理念是否正确，是否符合组织的长远利益，是否兼顾到经济效益、社会效益和心理效益的统一；员工是否认同组织的价值观和经营理念，组织激励机制是否充分反映了组织的经营理念并能够最大限度地激发员工的积极性；组织的经营方针与经营战略是否完备，是否符合社会发展和进步的趋势；组织内部的组织架构是否合理、是否符合市场经济和竞争的需要等。

组织内部的调查方法主要有访谈法和问卷调查法。访谈法的主要对象是组织的高层领导，只有密切接触组织的最高经营层才有可能了解组织总体的经营方针和规划战略，这是组织实态调查的重要内容。问卷调查法的主要对象是组织的内部员工，其中设定问卷中问题的重点是员工对组织的看法和态度，尤其是员工对组织价值观和经营理念的认同程度，这是决定组织兴衰成败的主要因素。

另外，在 CIS 导入前，组织还应对内部员工及各级管理层人员进行相应的导入 CIS 战略意义的教育，让员工了解组织导入 CIS 的重大意义，以求得到员工的积极配合。

（2）社会组织外部的环境调查　组织外部的环境调查，主要包括两个方面内容：一是组织外部公众调查；二是组织外部市场环境调查。组织外部公众调查，主要是了解组织的外部公众对组织的产品或组织本身形象的认知情况、信赖程度，以及具体评价，借此测定组织在外部公众心中的形象优劣，使组织通过调查找出组织提升形象的着眼点和今后持续改进的突破口。组织外部市场环境调查，主要是了解竞争对手的实力、战略、营销及产品等情况，以及分析市场宏观及微观环境的新变化，以便根据这些具体情况和变化趋势来确定组织自身面对竞争对手和新的市场环境应该采取的竞争对策。

组织进行外部环境的调查，可以依靠自己的力量采取问卷调查等方法，也可以聘请专业的市场调查公司协助组织共同进行调查工作，以便取得更准确、实用的调研资料。

**2. 设计开发阶段**　组织的 CIS 设计开发主要包括三个方面的内容：一是组织理念的确定；二是组织行为识别的设计；三是视觉识别的设计。

（1）组织理念的确定　它是 CIS 设计开发的核心和灵魂，具体包括对组织的经营使命、经营方针、经营哲学的全新的界定，并在此基础上设计出符合组织风貌、反映时代精神的新理念，如从科学精神和人文精神的角度定位组织的精神标语、口号、经营宗旨、经营方针和经营价值观等。另外，组织也要充分发动组织内部的全体员工参与对组织理念的分析和讨论，使新的组织理念在全体员工中达到最大程度的认同，以便于用新的组织理念更好地指导组织的一切实践活动。

【案例】

## 《流浪地球2》的想象力

《流浪地球2》是由中国电影股份有限公司、郭帆（北京）影业有限公司、北京登峰国际文化传播有限公司等联合出品的科幻灾难电影。该片于2023年1月22日在中国大陆及北美地区同步上映，2023年2月9日在中国港澳地区上映。截至2023年3月1日，《流浪地球2》在中国大陆上映39天，总票房39.31亿元。《流浪地球2》上映后，片中高科技元素的创新性呈现及制作团队想象力的延伸性表达，在受众中不断掀起热议高潮，而贯穿整部影片的人类命运共同体理念更是引人深思和共鸣。

其中，太空电梯这一高科技运输工具的精准实体形象在《流浪地球2》一片中的呈现，展现出了该片制作团队非凡的想象力，给观众的感觉既梦幻又真实。虽然早在100多年前就有科学家提出太空电梯的设想，但其在影视作品中能够展现得如此具象和巧妙还尚无先例。《流浪地球2》开辟了太空电梯这一设想中的概念在影视作品中精准呈现的先河，无形中将科幻作品元素与观众感知相连接，并向观众传递出一种科幻场景的真实感。

《流浪地球2》中呈现出的未来世界中的场景，在给观众带来良好体验的同时，其上映的后续连锁效应也不断发酵。这不仅激发了国家相关层面对科技传播的大力支持，也促使许多青少年因此更加热爱科学和立志投身科学。

《流浪地球2》在国内大热有其一定的深层次原因。除了制作团队精益求精、演员演技精湛外，更为重要的是其在制作和拍摄前做了大量的前期准备工作，尤其是在理念识别方面。从CIS策划的角度来说，该片从理念识别的设计开始就做足了功课。为了影片中的设定、道具和细节更加真实可信，导演郭帆与团队构建了多达20万字的世界观。在中科院不同部门和学科的专家指导下，将这个世界的方方面面呈现出来。在这样的充满无限想象力的理念指导下去展开创作，让观众感到该电影作品的创意新颖独特，不落俗套，有耳目一新之感。

（2）组织行为识别的设计　它主要包括组织的岗位责任制度、员工行为规范及公益行为规范等。组织的行为识别从发生地来说，可分为内部行为识别和外部行为识别。从属性上划分，则可分为生产管理行为、市场经营行为、公益性行为三个方面。生产管理行为多发生在组织内部，主要有市场调研、生产研发、产品生产、质量管理、人力资源管理等；市场经营行为多发生在组织外部的市场，主要有市场营销、危机管理、广告宣传、公共关系、竞争、服务等；公益性行为是组织出于社会责任感与选择的自愿行为，从直接利益角度来说，它不能给组织带来直接的利润，却可以塑造组织的良好形象，从而影响外部公众对组织的看法和态度，从长远的角度可以为组织赢得更多的利益、更大的市场和更多的利润空间。组织行为识别的各要素之间相互影响、相互作用，彼此密切相连，共同构成组织的一个有机的行为识别系统。

（3）组织视觉识别的设计　它主要包括组织名称的重新设计和定位，组织的标志、标准字、标准色三个基本要素的创造、选择与认定，以及组织的名称、标志、标准字、标准色等要素在组织的建筑物、商品及包装、办公用品、广告、交通工具、员工服装等多方面的具体落实，即视觉识别应用要素的进一步制作和推广，以使组织的视觉识别要素体现在组织日常管理与运作的方方面面，覆盖组织的各个角落，从而把组织视觉形象设计转换成视觉冲击媒体。组织标志和标准字的设计要求独特、简约、准确、美观、合法、实用、稳定、通俗；而组织标准色的选择，则应遵循突出组织风格、色调差异化、符合公众心理需要、符合国际化潮流等原则。

知识链接

## 企业名称的确定方法

确定企业名称，常见的方式有 6 种。

**1. 行业法** 即从行业文化、行业典故中提取字眼作为企业、公司的名称，如"同仁堂"药店。

**2. 地理法** 即直接用企业、公司所在地的名称或简称、地理特征来给企业命名，如北京饮料公司。

**3. 信念法** 即从企业经营理念、经营宗旨、企业文化中提取字眼，来确定企业的名称，如聚美优品。

**4. 创始人法** 即直接用企业、公司的最早创始人的姓氏姓名，或者为企业发展做出过特别贡献的员工姓氏姓名来作为企业、公司的名称，如松下电器公司、迪士尼乐园。

**5. 产品法** 即直接用已经具有市场知名度的产品名称来做企业的名称，如香奈儿公司。

**6. 文字法** 即选择富有个性色彩、吉利祥和、联想美丽的汉字、数字、外文及字母，进行适当组合、处理后，作为企业、公司的名称，如金利来集团有限公司、可口可乐公司等。

---

**3. 实施管理阶段** 组织在 CIS 导入的设计开发阶段结束后，即可在相关专业机构的配合下编制组织自身的 CIS 手册。在 CIS 手册编制结束后，即可进入 CIS 的实施管理阶段。这一阶段要做的工作主要有 4 个方面。

（1）成立组织 CIS 执行委员会 组织的 CIS 执行委员会，应该由组织的最高领导参与，主要涉及总裁办公室、公共关系部、市场营销部、人力资源部等部门的工作，并可同时聘请专业的 CIS 专家对企业进行长期的指导工作。CIS 执行委员会在组织中必须有一定的权威性，以保证组织的 CIS 的具体实施计划得以顺利进行。

（2）在组织内部进行 CIS 实施前的动员、教育工作 CIS 的核心和灵魂是组织理念的确定并被全体员工认同，因此组织员工认真学习组织自身的经营理念和经营哲学有着至关重要的意义，只有使组织的理念真正地被全体员工认同并接受，才能更好地发挥 CIS 的功效。在 CIS 正式发布前，这种预先对员工进行的动员和教育工作非常必要，可以让员工事先做好心理准备，先行了解即将实施的 CIS 理念的思想和方向，为下一步 CIS 系统的正式发布和员工下一步的系统学习打下良好的基础。

（3）CIS 系统的发布

①组织 CIS 系统的对内发布。一般利用员工大会进行发布和宣讲，是 CIS 系统导入成败的关键环节，目的使组织能够在新理念的指导下，按照新的规范与标准统一自身的行为和各项活动。组织可以充分利用内部的一切宣传媒介和宣传机构进行深入和广泛的宣传，如海报、板报、电视、内部刊物、内部广播、标语口号等形式都可以，以便使全体员工更好地认识和掌握组织导入 CIS 新的理念、行为和视觉识别系统，从而使组织可以以全新的面貌出现在社会公众面前。CIS 系统在对内发布后，组织就要组织内部广大员工认真学习 CIS 手册的具体内容，并开始正式执行

CIS 手册中规定的内容，严格按照 CIS 手册中的规范、标准和制度执行，把组织的理念真正落实到员工和组织的具体行动上。

②组织 CIS 系统的对外发布。CIS 系统的对外发布要借助大众传播媒体，其中最关键的一项工作就是媒体的选择与投放。媒体的选择必须考虑组织自身的特点，媒体的投放要选好投放时机，以便使组织能够在 CIS 系统对外发布时能够收到事半功倍之效。组织可以通过产品广告、公共关系活动、新闻发布会等形式，结合营销推广活动进行宣传，将组织的理念、组织形象的特点、组织视觉识别的重要内容和导入 CIS 的重要意义传播出去，目的是使组织崭新的形象和面貌在广大公众心中留下深刻的印象，对组织产生更多好感和认同。

（4）评估、检查 CIS 系统效果　在组织正式导入和实施 CIS 系统的规范和标准后，还要定期对 CIS 的执行情况进行监督和检查，并定期对 CIS 系统的实施效果进行评估。评估可分为内部测试和外部测试两个方面，具体方法有民意测验、当面访问、公众座谈、统计分析等。另外，组织还应根据自身发展的特点、市场环境与需求的不断变化，定期调整和控制 CIS 的导入进程，不断创造出卓越的组织形象。

# 【本章小结】

本章阐述 CIS 战略在公共关系中具有特殊的现实意义。了解 CIS 的历史及其发展历程，理解 CIS 的含义和基本框架结构，掌握 MIS、BIS、VIS 的策划、设计技巧，会帮助社会组织更好地塑造组织自身的良好形象。

1.CIS（corporate identity system），即组织识别系统，是指社会组织将组织文化与理念进行整体的统一设计，利用整体表达系统表现出组织的个性与特征，并科学、有效地传达给内外部公众，使公众对社会组织产生一致的认同感与价值观，是一种以塑造组织形象为终极目标的长期的公共关系战略。

2.CIS 的基本构成要素除了传统的三个方面，即理念识别系统（MIS）、行为识别系统（BIS）、视觉识别系统（VIS）外，还应该包括听觉识别、嗅觉识别、触觉识别等多方面，但后面这些识别系统的发展还不成熟和完善，我们这里主要探讨前三种基本构成要素。

3.CIS 手册是一本阐述组织 CIS 战略的基本理念与具体行为、视觉、听觉等要素具体作业规范的指导用书，一般都会以简明准确的图解和说明对组织形象策划的各方面要素加以统一规范，是 CIS 整体内容的向导。

4.CIS 导入的时机，并非随心所欲，而必须要配合社会组织的经营理念和经营战略，并且一定要选择一个最佳的时机导入。CIS 导入的程序，主要分三个阶段，即 CIS 导入的准备阶段、设计开发阶段和实施管理阶段。

由于 BIS 的内容是社会组织的制度和规范建设问题，属于社会组织的管理范畴，BIS 的设计在实践中会因各级各类社会组织特点的不同而有不同。因此在我们进行本章理论学习时，要以 MIS 和 VIS 的内容作为重点，多结合实例进一步理解 MIS 和 VIS 的策划和设计技巧。学好本章，会为我们今后的社会实践打下良好的基础。

【思考题】

1. 说说 CIS 对于社会组织生存与发展具有哪些重要的战略意义？

2.选择一个社会组织作为样本，自己试着做一下理念识别设计。

3.在你接触的诸多运动服装品牌里，你认为哪个品牌的 CIS 策划做得比较成功，试用本章的理论知识加以阐释。

扫一扫，查阅本
章数字资源，含
PPT、音视频、
图片等

## 教学目标

1. 掌握危机公关的概念与原则，危机公关的一般程序与对策，"三 T 原则"。

2. 熟悉危机管理的概念；危机公关与危机管理的区别。

3. 了解公关危机的特点，公关危机管理的内容。

【案例】

### 福胶集团的公关危机

2002 年 4 月 14 日，中央电视台《焦点访谈》栏目以《马皮上有文章》为题，曝光山东省平阴县东阿镇福胶集团"用马皮充当驴皮、公然造假"。消息一出，立即引起药监部门的重视，山东省、济南市两级政府组成的调查组进驻福胶集团，暂时封存了全部生产车间和仓库，工厂全面停产；当日许多经销商要求退货，众多商场纷纷将福胶撤下柜台；全国各地媒体也争相报道此"造假"事件。有着 1500 位员工、年销售收入 1.2 亿元的福胶集团陷入全面危机之中。但是面对经销商、消费者和媒体的质疑，福胶集团却以"等待调查结果"为由保持了整整 1 周的沉默，甚至当调查组在进驻第三天发现"事实与媒体报道有出入"、同意部分车间恢复生产时，福胶集团也未及时将官方最初发出的"福胶没有造假"这一重要信号及时向外界发布，导致媒体继续质疑和批评福胶，直至新华社 4 月 22 日刊发《山东封杀假阿胶》，福胶俨然已成为"假阿胶"的代名词。福胶集团的沉默所导致的媒体的"一边倒"的报道造成了严重后果：集团在外的 300 多名营销员被围攻、部分办事处被砸，部分省市甚至将福胶当作假药就地销毁。本来对自己的原料质量充满信心的福胶集团这时才意识到舆论危机的影响力，终于在广州召开了第一次新闻发布会，就此前央视的报道一一作了解释与说明。但福胶的许多市场已经失去，即使在 5 月 6 日政府调查组公布福胶集团没有造假的调查结论后，已经受到严重影响的福胶品牌形象也难以马上扭转市场。据统计，这一危机事件造成福胶集团直接经济损失 1.5 亿元，间接经济损失 2.7 亿元，损失总额达 4.2 亿元。

【思考】

1. 福胶集团的此次危机有什么特点？

2. 福胶集团本应该如何应对此次事件？

自 20 世纪 50 年代以来，如何运用公关手段进行危机管理一直是全球范围内研究的新热点。

专家学者们认为，公共关系不但能化解危机、转危为"安"，如果所用公关手段高明得当，甚至还能转危为"机"，使之成为塑造组织形象的最佳契机。正是由于公共关系"危难时刻显身手"的"英雄本色"，也由于危机管理本身的挑战性和创新性，越来越多的人开始关注危机管理的新进展，使其成为公关理论与实践中发展最快的领域之一。

# 第一节　公共关系危机管理概述

## 一、危机与公共关系危机

### （一）危机的概念与特点

**1. 危机的概念**　危机是指任何危及组织的最高目标和根本利益，要求组织必须在极短的时间内作出关键性决策和进行紧急回应的突发性事件。

**2. 危机的特点**

（1）突发性　危机通常都是在人们未曾预料、未曾防备的情况下突然发生的，即使是由组织内部因素所导致的危机，尽管在爆发前常常有一定的潜伏期，甚至有一定的征兆，但由于人们的疏忽，其最终会在什么时间、什么地点、以何方式、何种程度地爆发仍然具有突发性，因而往往使组织措手不及，甚至陷于混乱与惊恐之中。2001 年"9·11"恐怖袭击不但使美国恐慌，也震惊了世界。这种突发性特征在由于自然灾害因素（地震、海啸、火山爆发等）造成的危机发生时更加明显。

（2）危害性　危机涉及面广，影响巨大，一旦发生，常常造成不可估量的损失。2019 年新型冠状病毒感染疫情席卷全国，截至 2022 年 12 月 24 日，全国累计报告确诊病例 397195 例，累计死亡病例 5241 例。不仅中国，全世界范围内都受这次危机影响，经济表现出 2001 年以来最为疲弱的增长。对比疫情前，疫情导致我国国内旅游收入年均损失 28526 亿元，国际旅游收入年均损失 8734 亿元。而对于组织而言，危机不仅会带来声誉的不利影响，破坏其正常运转或生产经营，甚至会带来"灭顶之灾"。2001 年南京冠生园被中央电视台爆"陈馅事件"后，企业遭遇全面信任危机，产品积压、工厂停产，2002 年不得不宣告破产，最后于 2004 年 1 月被清算拍卖。

（3）紧迫性　危机的爆发常常会使其在潜伏期内蓄积的危害性能量在极短的时间内被释放出来，飞速扩张，对组织和社会造成严重的冲击。这就要求组织必须及时快速地采取有力措施予以处理，否则不但难以获得社会公众的理解、同情与支持，更会直接破坏组织形象，导致更严重的形象危机。

（4）关注性　随着通信技术的迅速发展，危机事件越来越成为社会舆论关注的焦点，街头巷尾议论的热点，尤其是那些关系到社会公众利益的事件，常常引起众多媒体的极大兴趣。而在危机的信息传播中，各种媒体是最有力量的，他们关注的不但是危机本身，更包括组织对危机的处理态度和方法，相关媒体对危机报道的内容和态度直接影响着公众的态度乃至行为。

（5）双重性　汉语中"危机"一词极佳地阐述了危机的辩证统一：既是危险，也是机遇。一方面，危机将组织推至一个生死存亡的危险境地；另一方面，由于危机自身具有的舆论关注性特征，如果组织措施得当，不但能转危为安，还能形成组织发展的新契机。因此，美国危机管理专家诺曼·R. 奥古斯丁（Norman R Augustine）说："每一次危机既包括导致失败的根源，又孕育着成功的种子。发现、培育以便收获这个潜在的成功机会，就是危机管理的精髓；而习惯于错误地估计形势，并令事态进一步恶化，则是不良危机管理的典型特征"。

（6）普遍性 当今世界，越来越多的组织与个人都更深刻地认识到危机无所不在、无时不在。一方面自然灾害仍然在频频发生，另一方面科技大进步和信息大爆炸的时代特征让我们在分享种种便利的同时，也面临更多的挑战：第一，产品和服务的复杂性增加，因此其不可预测性也在增加，组织进行适应和把控的难度也在不断增加；第二，网络技术和现代通信技术使地球成为一个村庄，任何信息都有可能在全球被迅速传播，使得任何一点点小的失误都有可能酿成轩然大波。所以，微软创始人比尔·盖茨有一句名言"微软离破产永远只有 18 个月"，海尔的首席执行官张瑞敏也说："我每天都战战兢兢，如履薄冰。"美国《危机管理》一书的作者菲克对 500 强公司的董事长和总经理进行的一次调查表明，80% 的决策者认为"企业发生危机如同死亡和税收一样是不可避免的"，74% 的认为曾接受过严重危机的考验。

（7）周期性 危机的发生和消亡具有一定的周期性，一般可划分为潜伏期、爆发期、处理期和善后期四个阶段。在潜伏期，各种诱因不断积累，可能还会表现出一些征兆，此时有着良好危机预警系统的组织可以发现一些征兆，及时防患于未然。爆发期即危机发生的初期，此时组织的正常运营受到影响，形象遭到破坏，根本利益深受威胁，生存与发展遇到挑战，如何立即采取有效行动缩短爆发期时间成为此阶段危机管理中最重要的内容。在处理期，组织采取的各种行动与措施逐渐产生效应，危机有可能好转、也有可能恶化，进入了一个不断强烈震荡的时期，相对于上一阶段的"速度至上"，此阶段中的决策水平与应对能力成为决定成败的关键。在善后期，危机事态中的显性问题已得到控制与解决，组织面临的各种压力都已减少，此时能否全面考虑、深度分析，防止危机可能引起的各种后发事件的发生成为管理的核心。

### （二）公共关系危机的概念与分类

**1. 公共关系危机的概念与表现** 公共关系危机是各种危机中的一种特殊类型。它是指由于组织内外部的各种因素导致组织的形象和声誉受到严重损害，使组织面临强大社会压力、处于发展危机之下的一种公共关系状态。

公共关系危机主要表现为事故类公共关系危机、风险类公共关系危机和价值冲突类公共关系危机。事故类公共关系危机在所有的公共关系危机中最为常见，如果处理不当极易损害一个组织的公信力与声望，甚至对其所在的整个行业都会产生巨大的影响。2021 年 3 月 21 日，东航坠机事件，不仅使东航 2021 年净亏损 122.14 亿元，波音公司的股价和市场份额也呈现下跌趋势，整个民航业也受到重创。对于事故类公共关系危机，最重要的就是及时、准确、客观、全面的信息公开。风险型公共关系危机是指组织的产品或服务对公众可能带来风险。如何不让可能出现的风险损害公众利益，造成公众恐慌，进而毁坏组织的形象，是此类危机公关所关注的重点。组织应当尽量减低风险以减少不确定性，设定明确的标准并公布相关信息。在做决策时，企业应将相关利益方都纳入决策的过程，缓解公众焦虑，同时对可能出现的风险做出全力预防和谨慎承诺。价值冲突型公共关系危机是指组织产品或服务所传达的价值观与公众的价值观存在冲突，进而引发相关的公共关系危机。比如 2021 年 3 月，瑞典 H&M 的官网上一份"H&M 集团关于新疆尽职调查的声明"提到在世界著名的棉产地——中国新疆，存在"强迫少数民族劳动和宗教歧视"的问题，H&M 表示不与位于新疆的任何服装制造工厂合作，也不从该地区采购产品 / 原材料。此声明一经曝光在网上广泛传播，激起众怒。对于价值观冲突型公共关系危机需要组织了解消费者的文化和价值观，注意避开一些敏感话题。

【案例】

## "八毛门"后的医院危机公关

"八毛门"事件背景：2011年9月初，一个出生6天的婴儿因无法正常排便前往深圳市儿童医院就诊，医生建议做造瘘手术，全部费用需10万元。而患者家属前往另外一所医院仅开了0.8元的石蜡油即缓解了孩子症状。虽然最后患儿在武汉一医院做了同样的手术，家长也向深圳市儿童医院专程道歉，但在事件披露之初，由于10万元手术费与8毛钱药费之间的巨大反差，医院受到了公众的指责和巨大的社会舆论压力。

在遭遇了轰动全国的"八毛门"事件之后，深圳市儿童医院痛定思痛，开始反思医院的危机公关理念与行为缺失，并开始建立起医院危机公关防范与处理机制。

第一，建立了《深圳市儿童医院新闻发布工作制度》，设立新闻发言人和新闻发言人助理，设置"新闻发言人办公室"和新闻联络员，负责建立新闻发布制度，规范媒体采访和新闻发布程序；协调需要多个科室参与的新闻发布事务；汇总和审核新闻通稿；掌握新闻单位对本院的报道评论情况；做好与相关新闻单位的协调和联系。

第二，制定了新闻发布的范围和程序，并对各类新闻发布做了具体要求。

第三，充分认识到新媒体的重要性，医院注册了深圳市儿童医院官方微博，由社工部负责医院网站和官微的信息发布。同时鼓励职工通过微博、网络论坛宣传医院的正面形象。

第四，建立预警机制，一旦出现"潜在危机"，各部门必须及时上报，同时有关部门须备案跟进，主动辨析舆论风险，做舆论的引导者。危机公关处理不仅仅只涉及危机事件发生之后，在危机事件发生之前，就需要把危机公关关口前移，通过预警机制规避危机的发生。

第五，监控设备进一步完善，医院在人流密集、纠纷高发的地点都安装了监控录像，医务科、医患关系协调办公室、PICU等敏感部门都安装有录音录像装置，便于及时调查取证。

【思考】

1. 深圳市儿童医院在"八毛门"后的医院危机公关主要强调了哪些方面？体现了公关危机的什么特点？

2. 你认为该医院在此事件的危机公关中还有哪些方面值得进一步完善？

**2.公共关系危机的类型**　准确认识和判断公共关系危机的类型，是公共关系工作人员成功开展危机管理的重要基本功。根据不同的划分标准，可将公关危机划分为4种类型：

（1）根据导致危机发生诱因的来源分　根据导致危机发生诱因的来源可分为内部公关危机和外部公关危机。由于组织内部管理不善引起的、发生在组织内部的公关危机称为内部公关危机，其影响范围不大，比较容易处理。由于外部因素引起的、常常危及社会公众利益的公关危机称为外部公关危机，此类危机涉及面广、不可控因素多，处理较为困难。事实上，组织危机的发生往往是内外双因素交互作用的结果。

（2）根据导致危机发生因素的性质分　根据导致危机发生因素的性质可分为自然危机和人为危机。

自然危机是指那些人类无法预见或无法精确预见的自然灾害，具有强烈的突发性，比较容易获得公众的理解和同情。人为危机是由人的某种行为造成的危机，相对而言，这种危机可以预防并控制。

（3）根据危机危害的程度分　根据危机危害的程度可分为一般性危机和重大危机。

重大危机是指影响到组织生死存亡与发展转折的危机。一般性危机是指常见的公共关系纠纷，如顾客关系纠纷、合作伙伴关系纠纷、内部关系纠纷等。一般性公关危机其实是重大危机的一种信号，如果处理不当，就会成为公众关注的焦点，最终升级成重大危机。

（4）根据危机损失的表现形态分　根据危机损失的表现形态可分为有形危机和无形危机。

有形危机的特点是危机给组织带来了明显和直接的损失，易于评估，容易得到大家的认同。无形危机则因直接损失不明显，或数据无法明确统计等而易被忽视，但事实上组织的形象已受到影响，消除这种危机的难度更大。

## 二、公共关系危机管理的概念与原则

### （一）公共关系危机管理的概念

**1. 危机公关的含义**　危机公关是指在公共关系理论和原则的指导下，运用公共关系的策略、措施与技巧，主动改变因突发事件而造成危机局面的过程。如果说公关危机是一种状态，那么危机公关则是一种行动过程。它包括用公关的眼光来认识和分析危机，用公关的手段和技巧来处理危机。危机公关也常被称为危机处理或危机应对。

**2. 危机管理的含义**　危机管理是指针对组织自身情况和外部环境，分析、预测可能发生的危机并制定对策以阻止其发生，同时对已发生的危机事件进行全面处理、恢复组织形象、保障组织正常运转和发展的一整套工作过程。

很多人经常把危机公关和危机管理混为一谈，事实上，二者并不完全一样。危机公关是指对已经发生的危机事件的处理过程，需要高超的公关技巧；而危机管理则不但包含了危机公关的内容，更在此基础上强调居安思危、防微杜渐，将危机爆发的可能性降到最低限度，即危机管理不但有化解功能，更重要的是具有预警、防范功能。

### （二）公共关系危机管理的原则

**1. 维护声誉原则**　塑造组织的良好形象、扩大组织的影响力，这一直是公共关系的核心目标。危机的发生往往会不同程度地给组织的声誉带来负面影响，使组织长期努力积累的知名度和美誉度受到破坏甚至毁于一旦。因此，危机管理中必须把维护组织的声誉而不是维护组织的利益作为一切工作的出发点和归宿点。可以说，有没有维护声誉的意识直接影响到危机管理的最终成效。1994 年"问题芯片"事件发生之初，英特尔公司认为那只是一个处理器的浮点缺陷问题，于是一再解释这错误有多小（"90 亿次运算中才会出现 1 次错误"），而且"很少有人会用到那样的功能"，把公共关系问题当成了技术问题来解决，忽略了用户的感受。但随之而来的是媒体铺天盖地的批评，接着 IBM 公司宣布停止将装有奔腾芯片的计算机出厂。这时英特尔才明白这已关系到整个业界与消费者对英特尔的信心问题。英特尔不得不改变行动，决定免费为所有用户更换所有问题芯片，风波这才得以平息。更有意味的是，事实上最终只有不到 3% 的用户前来更换了芯片。所以，在花掉近 5 亿美元后，英特尔公司终于明白：人们并非真的需要更换芯片，公众在乎的是确认他被重视、权利被保证。这次教训使该公司再次意识到任何情况下，公司的声誉才是最重要、最核心的问题。

**2. 公众至上原则**　组织在进行危机管理时，必须把公众的利益放在首位，这也是公共关系工作的整体原则之一。一般而言，在危机中组织的利益会受到不同程度的影响，在这种情况下，尤其要注意首先应尽力保障公众利益，绝不能只考虑组织自身的利益而忽视公众的利益。公众至上原则首先要求组织发生危机后快速平复公众的情绪，真诚沟通，避免危机进一步激化，同时为解决危机创造良好的舆论环境。其次不管组织有无责任，责任大小，都要表明态度，勇于承担，不辩解、不争论、不推卸、不指责、不鸣冤、不满口答应、不卑躬屈膝，维护公众的合法权益。最后要照顾公众的内心感受和情感需求，如果当事组织一味"以事实说话"，罔顾情感讲道理，忽视了公众的内心感受，同样会因为缺乏人文情怀而激化舆情。

**3. 预防为主原则**　"千里之堤，溃于蚁穴。"危机通常都是日积月累的结果，因此预防为主是公关危机管理的根本途径。凡事预则立，不预则废。所以美国危机管理专家奥斯本和盖布勒说"使用少量钱预防，而不是花大量钱治疗"，应在诱因还没有演变为危机之前就将其平息，否则后果不堪设想。1984 年美国联合碳化物公司的"博帕尔毒气泄漏事件"，其实在之前的 3 个月，该公司的内部文件中已明确指出，任何异氰酸甲酯储气遇到水就可能发生毒气外泄，而且已经发现了 107 次外泄记录，但遗憾的是管理者对此并未引起足够的重视，最终导致了这一重大恶性事件的发生。所以，在危机管理中，首先要在思想上牢固树立"防患于未然"的意识，持续不断地培养组织全体成员的忧患意识，并通过培训演练提高危机管理水平。

**4. 全面兼顾原则**　危机的发生往往牵涉到诸多方面，也有可能引发新的危机，这就要求进行危机管理时必须坚持全面、系统的原则，从预警、监督、诊断、控制、协调等方面全面掌握主动权，避免陷于被动的事后补救状况。全面兼顾原则还要求组织必须加强危机管理的统筹机制，在危机管理领导小组的统一领导下，各部门迅速组织，协同联动，分工合作，实现信息互联互通、资源共享、协调配合、高效运转。同时，危机发生的后果往往不是孤立的、局部的，很可能相互交织。这就要求组织必须在危机发生后，持续对舆情做出监测，防范次生危机的发生。

# 第二节　公共关系危机管理的内容

## 一、设置公共关系危机管理组织机构

合理设置公共关系危机管理组织机构是实现组织危机管理机制的首要保证，也是分析判断一个组织有没有危机意识的主要标志。有关专家推荐三级管理模式。

第一级为危机管理委员会（或称危机管理领导小组），是决策机构。它应是常设机构，由组织中有关部门的中高层管理者兼职组成，主要负责制定危机管理的政策、工作内容及程序，并监督促进其执行，定期召开危机管理工作会议，负责处理重大危机事件。实践证明，只有设置了类似于该层级危机管理机构的组织，才能保证危机管理意识在组织内的顺利传播，才能取得较好的预防效果。

第二级是危机管理办公室，是常备执行机构。根据组织规模与危机识别结果选择由一定的专职人员组成，也可由办公室人员或公关部人员兼任。其主要负责采集信息、监测环境，制定危机应对计划，并保证各项工作的落实；在组织内传播危机意识，培训各类人员的危机应对技能，处理一般性危机事件，及时向上级机构——危机管理委员会汇报。

第三级是危机管理工作小组，是跨部门、跨区域的基层操作小组，也是普及危机管理意识的重要窗口。可由基层各部门人员兼职组成。其主要负责处理日常投诉与可预测的隐患；当危机发生时，在危机管理办公室的指导下进行应对危机的具体操作。

设置危机管理组织机构主要意义在于：一方面引导组织内危机意识的树立，并通过明确的责任、有序的工作真正做到防患于未然；另一方面则在于当危机发生时，训练有素的各层机构能在第一时间内各就各位，有条不紊地展开危机公关工作。

## 二、制订公共关系危机管理计划

### （一）制订公共关系危机管理计划的意义

公共关系危机管理计划是指特定的社会组织为了预防危机的发生或在危机发生时尽可能减少损失而制订的较为全面、具体的关于危机事件的预防、处理和控制的书面计划。它是保障组织在危机事件中力挽狂澜、转危为安的最有效的一系列纲领性文件，也是开展员工危机管理教育培训的基本依据。

制订公共关系危机管理计划的意义：

1. 有助于培养全体员工的危机管理意识，预防危机发生。

2. 规范危机管理行动，避免在危机爆发后的巨大压力和不明情形下作出错误决策。

3. 保证危机事件处理工作能在第一时间及时启动，通过高效有序的工作减少盲目性，降低危机的损失。

4. 通过全面系统的计划性工作恢复、维护或重塑形象。在这方面有两个非常成功的案例。其中一个是在 1985 年美国诺维斯特银行感恩节大火中，由于该银行早在 6 个月前已经完善了危机管理计划，以确保在任何危机事件发生时储户的财产安全和银行经营活动的正常进行，所以当大火还在蔓延时，一个 12 人的危机管理中心已在银行对面的建筑物里开始有条不紊地指挥，一系列程序和行动随即按计划启动，最终这次特大火灾没有造成任何人员伤亡，客户也没有受到任何经济上的损失，媒体也给予了温和的报道，银行仍然受到社会公众的信任。另一个是在 2003 年春节后，根据一些省份发生疫情的信息，上海市政府就未雨绸缪，制定了"上海市公共卫生突发事件应急处置体系预案"，当 4 月 4 日上海市出现首例非典病例时，市政府立即启动了该预案。可以说，在抗击非典的过程中，上海市之所以能取得突出的成绩，与该预案的制定密不可分。

### （二）公共关系危机管理计划的内容

公共关系危机管理计划根据不同行业、不同性质、不同规模的组织有所区别，但一般包括如下内容：

**1. 前言**　前言包括组织危机管理的态度和价值观、组织危机管理的使命和目标，危机管理计划的制定、使用及基本要求。前言应当表明组织最高层对公共关系危机管理的态度，培养全员的危机敏感力和危机意识。

**2. 危机管理组织机构的成员及其职责**　明确组织危机管理组织机构的成员构成和基本职责，以便危机发生时能够分工合作，高效配合，顺利处理危机，协调各方关系。

**3. 潜在危机的识别、分类和风险评估**　①明确组织哪些环节容易引发公共关系危机。②根据搜集到的资料，找出本组织或者同类组织曾经发生过的危机，对本组织可能发生的危机进行分类和预测。比如可以具体分为战略危机、政策和法律危机、市场危机、声誉和传播危机、自然危机、产品和服务危机、产业链危机等。③评估危机程度。根据危机发生的概率和危机对组织的影响，对可能发生的危机进行分级。

4. 危机管理工作原则和工作步骤　①确定危机管理中组织全体成员应当共同遵守的基本原则。②针对上述不同类型和不同等级的潜在危机制定明确的工作步骤。具体包括危机可能影响的公众，可能对组织带来的危害，不同类型和不同等级危机的应对责任部门，不同等级危机的报告原则和基本应对流程，形成具体的"危机监测－危机判断－危机处理－危机善后－危机评估－危机恢复"完整的危机管理工作流程。

5. 特别说明 对于一些危机中的重要事宜，比如危机中财务、物质、信息、法律等相关资源的准备和应对，这些资源由谁管理、如何获取、如何使用等问题。

6. 附件 ①联系方式。内部联系方式：危机管理人员联系方式；外部联系方式：相关政府组织、行业协会、金融组织、保险机构、合作伙伴、新闻媒体等的联系方式。②应用性表单。整个危机管理涉及到的环节中必须应用的表单，比如危机监控表单、危机报告表单、危机评估表单等。③危机管理流程图。④对外声明样稿。⑤媒体应对常用语等。

### 三、掌握危机公关的一般程序与对策

危机发生时，往往情况复杂、事件紧迫、非可控因素多，所以危机公关是危机管理最重要、最需要公关技巧的部分。从大量经验和教训中总结出的危机公关一般程序与对策，能帮助公共关系人员在危机时刻临危不乱、沉着应战。

#### （一）迅速反应，积极行动，控制事态发展

这是必需的第一步，甚至被称作是危机公关的"生命线"。组织应迅速认识到危机的发生，并立即启动危机应对程序。即使尚未实施危机管理系统的组织，也应在危机发生后迅速派遣人员到第一线，并采取有力措施控制事态蔓延，将损失控制在最小范围，否则将错过危机公关的最佳时机。

#### （二）组织领导人应做到"第一时间，第一现场"

一些严重的危机事件由于涉及面广、影响重大，会在极短时间内使组织成为全社会甚至全球关注的焦点，这种情况下组织最高领导人一定要遵循"第一时间，第一现场"的原则，在最短的时间内亲赴第一线或出现在公众视野中，以塑造组织负责、有能力、有诚意的形象。1993年6月，美国百事可乐公司被诉在其罐装饮料中发现了注射器针头。为了有力地澄清事实，百事可乐公司与美国食品与药物管理局密切合作，由该局出面揭穿这是一起诈骗案，同时公司领导人和政府部门主管官员共同出现在电视荧屏上，增加了公众的信任合作度，圆满地解决了事件。组织最高领导人的出现在危机公关中有时能起到扭转局面的作用。当2008年5月12日下午四川汶川发生8.0级大地震时，胡锦涛总书记在震后第一时间作出了"尽快抢救伤员"的第一条重要批示，下午4点40分，温家宝总理已启程前往汶川灾区指挥抗震救灾工作。中国政府和领导人在第一时间作出的快速反应和其后的系列举措赢得了国际社会的广泛盛誉，再次提升了中国政府及国家领导人的国际形象。

#### （三）确立对策，多方协调

**1. 分析情况，确立对策，调查了解真相** 其实质就是以危机管理计划为基础，根据危机发生后的实际情况制定危机处理的具体方案，包括确定如何对待公众、如何应对媒体、如何联络有关公众、如何调查了解真相、如何发布消息等措施，并落实相应的责任人等内容。然后在该方案的指导下，相关人员应有条不紊地面对各类公众展开工作。

**2. 真诚沟通，多方协调，争取理解支持**

（1）安抚受众，缓和对抗　"公众至上"的公关原则，在此时表现为不管责任在何方也应先安抚受影响公众，真心诚意地取得他们的谅解。自我表白、只顾为自己解释或是推脱责任，这是危机公关的大忌。南京冠生园在事件发生后近一周时（2001年9月10日）发表了第一份书面材料—《致广大消费者的公开信》，不是公开承认错误、诚恳道歉，而是强调"陈馅月饼"在行业内是"人所共知"的事实，并多处提及企业曾经的功绩与历史。其不愿正视自己的错误、丝毫没有意识到自己对消费者利益的损害、一味开脱责任的做法不仅于事无补，反而使组织与各类公众间的关系进一步恶化，极大地毁坏了其在公众心目中的形象。

（2）联络媒介，主导舆论　危机事件发生后，各种传闻、猜测都会发生，组织会成为社会公众、特别是媒体关注的焦点。这时应安排专人负责媒介工作，让新闻界了解事情真相，用坦诚的合作态度引导新闻界保持公正立场和客观态度。特别要联络最初报道事件的记者，以掌握舆论主导权（具体应对原则与技巧见第四节）。

（3）加强内部的沟通协调　当危机发生后，一些组织忙于"救火"，往往忽略了内部公众，这是不明智的。因为员工的支持才是组织渡过"难关"的可靠保证。同样是南京冠生园，在危机发生后对员工不闻不问，既不向员工说明公司目前的处境和将来的打算，也无人告知员工该如何应对各类公众、该为公司做些什么，员工等来的只是放假两个月的停工通知。这种做法在员工心中留下了"大难临头各自飞"的阴影，恐慌、迷茫的气氛使不少员工失去了与公司共渡难关的决心与信心，以至于报上不断出现一些冠生园员工自报家丑的新闻，致使危机"一波未平，一波又起"，使事态更加严重。与此形成鲜明对比的是，2000年11月16日"康泰克PPA事件"发生后，中美史克公司在17日中午就召开了全体员工大会，由总经理向员工通报了事件的来龙去脉，表示公司不会裁员的决心，并以《给全体员工一封信》的书面形式将承诺公布给每一位员工。企业的坦诚相见和诚挚果断的决心打动了员工，很多人为之流泪，大会在全体员工高唱《团结就是力量》这首传统歌曲中结束。同样是面对危机，由于中美史克公司向员工传递了正确及时的信息，通报了公司举措和进展，最终赢得了员工空前一致的团结支持。

（4）多方努力，争取权威机构的合作，协助解决危机　这是迅速控制事态、避免危机扩大的重要步骤，也是增加公众信任度的有效策略和技巧。争取的对象包括政府机构、行业协会、合作伙伴、社区公众等。众多的实战案例说明，危机公关时组织必须多方努力，争取权威机构的合作，寻求最大帮助。在获得美国公共关系协会最高奖项银钻奖的经典公关案例——1982年约翰逊联营公司"泰莱诺尔"危机事件中，约翰逊联营公司之所以能在短期内迅速查清真相，源于他们与美国联邦调查局（FBI）紧密合作；该危机之所以能以最快速度在全球范围内消除不利影响，还得益于该公司的公关合作伙伴——博雅公司公关人员的精妙策划：正是在博雅公关人员的帮助下，约翰逊联营公司实施了具有历史意义的卫星转播电视记者招待会，在全球范围内澄清了事实真相，为公司重获信任奠定了基础。

### （四）总结教训，处理善后，寻找契机

在得到及时有效的应对后，事态已得到有利控制，危机进入了善后期。此时，首先应继续关注、关心利益受损失的公众。其次，应对危机管理工作进行全面的调查、总结和评估，找出存在的问题或薄弱环节，并完成详细的书面报告，以供员工培训和提高完善。第三，可适当开展一些社会公益活动以恢复形象。第四，教育强化员工的危机管理意识。第五，还应辨析形势，寻找蕴藏在危机中的可能的契机。

在"泰莱诺尔事件"这一经典案例中，虽然中毒身亡事件本身只涉及芝加哥一个地区，且权威政府部门 FBI（美国联邦调查局）已查明系人为投毒，但该公司认为这是维护和塑造公司负责任的社会形象的重要时机，于是不惜花费近亿美元在全国回收全部药品并更换为"防污染包装"，同时租用通信卫星召开全球同步新闻发布会，赢得了舆论和公众的一致称赞，最终在 12 亿美元的止痛片市场上重新登上了销量第一的宝座。同样，作为一家卓越的跨国公司，在付出巨大代价解决好"问题芯片"事件后，英特尔公司认真总结研究了该事件，明白计算机行业已出现重大变化，从以前的纵向一体化转为多家专业公司专注某一部分的横向一体化，从专为公司服务的大型机转为个人服务的 PC 机，即个人电脑消费革命开始，以此为契机，英特尔进行战略转折，至今仍占据着芯片行业的垄断地位。从危机找到战略转折点，化危机为契机，这正是危机管理最有价值的意义所在。

## 四、选拔并培训相关人员

选拔并培训危机管理的相关人员是不容忽视的重要环节，因为训练有素的危机公关人员是在危急关头凝聚组织内部信心、打开外部局面的关键所在。在公关人员选拔方面，不同的组织、不同类型的危机有不同的标准，但一般都应从思维敏捷性、沟通能力、应变能力、组织协调能力、换位思考能力、收集与把握信息的能力等方面进行考虑。

危机管理培训主要包括对危机管理人员的培训和对全体员工的危机管理教育。对公共关系危机管理人员的培训时要注意两个方面：一是除了内训外，有条件的组织还应该聘请专家给予指导和培训，以不断提高意识和实战能力；二在培训中要注意对重点人员进行特殊培训，如组织的最高领导人（如 CEO）和所指定的新闻发言人就是需重点培训的人员。对全体员工的危机管理教育着重于提高员工的危机意识，同时使员工了解自己在危机事件中的权利和义务，其内容应包括对组织可能遭遇危机的基本认识、危机管理中各类岗位所要求的相关能力，以及相互间的协调与沟通、危机操作手册的应用说明等。

## 五、进行危机公关演练

制订了完善的危机管理计划后，更重要的是必须进行方案的演练。危机公关演练是指选择那些最有可能发生或影响最严重的危机方案进行模拟实战，以检验效果、积累经验，完善与修正危机管理计划。演练包括演练准备、模拟演练、演练评估和方案修正四个部分。

由于演练需要投入较大的经济、精力，所以一些组织不愿开展；还有一些组织心存侥幸，也不愿演练。这说明必须首先在思想上重视这一危机管理的关键环节，要认识到平时的投入将在危机发生后取得"超值"的回报。在举世震惊的"5·12 汶川大地震"中，位于重灾区的四川省绵阳市安县桑枣中学的近 2400 名师生创造了无一伤亡的奇迹，其根本原因就在于自 2005 年起，该校每学期按照危机管理计划进行一次紧急逃生演习，演练内容包括地震发生时的正确行为反应、每个班级的固定逃生路线和固定操场站位、教师的指挥位置与行为规范等内容，结果，在"5·12"当天，全校师生分别从不同的教学楼、不同的教室按分配好的楼梯出口流向操场，直至全部以班级为组站定时，只用了 1 分 36 秒！可见，演练是危机管理计划得以成功实施的重要保障，否则危机管理计划有可能会成为一纸空文。

# 第三节 公共关系危机中的新闻传播

危机的爆发不但带来不同程度的影响，也最能刺激人们的好奇心理。尤其是那些与公众的健康乃至生命休戚相关的危机事件，其"舆论关注性"更加突出，如苏丹红事件、三聚氰胺奶粉事件、蒙牛 OMP 事件等。每一次事件，各类媒体都给予了集中的、连续的、全面的深入挖掘性报道。可以说，作为组织与社会公众间的"桥梁"，危机时刻媒体的态度与行为甚至直接影响着危机的发展走向。因此，在公共关系危机管理过程中，媒体是非常特殊与重要的一类公众，在公共关系危机管理中应特别重视媒体应对这一重要环节，借助媒体建立起与公众沟通的渠道、取得媒体的理解或谅解，并在媒体帮助下努力消除不利影响、重塑形象。

---

**知识链接**

### 危机公关中常用的信息发布方式

1. 通过向媒体发布新闻稿的形式，间接透露有关信息，表明组织的立场和态度。这种方式主要适用于出现问题的原因尚未查明的情况下，组织会先表明自己愿意与媒体和消费者沟通的诚意，然后说明将在查出发生问题的原因后再向公众通报，或者先期停止问题产品的销售。当问题已经查明、且已在解决的情况下，也可以采用这种方式。这种方式对组织来说，可以控制信息发布，以免发出不必要的信息。但风险是容易被媒体和公众认为态度不诚恳，从而带来不良影响。

2. 通过新闻发言人回答媒体提问的方式，向媒体和公众透露他们感兴趣的信息。采用这种方式将考验组织新闻发言人的素质和能力，但处理得好，却可以给组织树立良好的公众形象；反之，则会给组织脸上抹黑。

3. 通过组织高层人士主动拜访媒体有关人士，以接受专访的方式，向媒体提供第一手的信息，取得相关媒体的理解，从而争取媒体的客观报道，避免因媒体掌握的信息残缺而造成报道失实或者不全面。这种方式尤其适用消费者投诉等危机个案的处理。

4. 通过召开新闻发布会的方式，向媒体和公众主动公开有关问题的调查处理情况。如果出现问题的原因已经基本查明，组织将在发布会上通过媒体向公众致歉，宣布回收已经在市场上流通的产品，必要时向消费者提供补偿或赔偿。

5. 通过邀请媒体来组织现场采访的方式，传播信息，主动消除公众的疑虑和不安情绪。哈根达斯冰淇凌蛋糕卫生质量不过关事件发生后，公司邀请了一些媒体到公司在上海的中央厨房采访，表明公司食品生产没有质量和安全方面的问题。媒体进行报道后，一定程度上挽回了之前已造成的负面影响。

---

## 一、危机公关中新闻传播应具有的意识

### （一）树立重视媒体的主体意识

重视媒体的主体意识主要表现为充分认识到组织在维护自身的形象方面应居于主动地位，认识到媒体在组织形象塑造中的重要作用，主动联络媒体，掌握传播中的主动权。但遗憾的是，由

于长期以来计划经济的影响，许多组织认识不到媒体对组织形象的重要性，其主要表现有：

1. 形成了上传下达、奉命行事的"习惯"，没有制订媒体联络计划，危机发生，才发现在公众传播中"孤立无援"。

2. 没有意识到今天的社会已是传媒时代，媒体已成为更加具有影响舆论的力量，结果是当危机发生后，这类组织大多抱着"家丑不可外扬"的观念，一旦媒体"闻风而至"，一些组织要么回避，要么"捂盖子"，甚至个别组织还明确提出了"防火防盗防记者"的口号。

3. 不少组织缺乏系统观念，没有认识到事实上一些危机事件甚至能"转危为机"，成为自身传递组织理念、塑造形象的契机，而这一转折的实现离不开媒体的传播作用。

### （二）建立"双赢"的新媒体观

媒体是什么？组织与媒体的关系应该是怎么样的？这是每个组织应该主动思索的问题。海尔集团某负责人曾说："真正能被媒体持久、广泛、正面传播的是思想，尤其是领先的理念和具有创新的观点，而非一时的内幕或新闻""我认为我们与媒体是互为客户，媒体永远都是找最新鲜的事报道，所以企业也要经常有一些新的东西给媒体'闻'"。正是由于对媒体如此深刻的认知、理解和尊重，海尔获得了媒体广泛的支持与合作。通过分析与理解媒体的真正需求，海尔与媒体建立起了信赖合作、双赢发展的关系，并通过各级各类媒体的新闻公关与专题报道，建成了稳固的企业美誉度与优质品牌形象。海尔在媒体关系上的成功或许能为众多组织如何服务好媒体这一"难缠的客户"提供一个更广阔更宏观的思路：媒体不是与我们无关的、可以忽略的社会组织，更不是需要小心警惕的"敌人"，而是我们的朋友，是共同为公众服务、推动社会进步的同盟军。这是各类组织应当建立的新媒体观。

## 二、危机公关中新闻传播应遵循的原则

### （一）"三 T"原则

英国危机公关专家里杰斯特强调危机公关中信息发布应遵循"三 T"原则。

**1. 主动性原则（tell your own tale）** 主动性原则即是指在危机发生后，组织应及时联络媒体，以"我"为主提供情况，从而把握舆论主动权，避免谣言的流传甚至泛滥。

中外大量危机公关实践已充分证明，在危机爆发后有没有主动意识，会带来不同的结果。1998 年初，山西朔州发生了"1·26 假酒中毒案"，当时汾酒集团没有立即意识到自己将因"城门失火，殃及池鱼"而受到牵连影响，结果谣言四起，以至汾酒在全国大部分地区被封存、拒售，出口订货量也大幅度下滑，全国市场销量下降 60%。当时曾有媒体为汾酒出主意：用广告的形式发布"冤情"、成立打假基金会等，可惜并未被采纳；直到 4 月中旬国家技术监督局正式公布针对汾酒、竹叶青酒的专项检查结果公布，公众才慢慢开始重新相信汾酒，但要全面恢复品牌形象却需要更长时间。而同样面对这一事件的影响，安徽古井贡酒厂却采取了不同的措施：他们在第一时间意识到了该危机事件将影响公众对整个白酒行业的信任，进而也会影响到自己的销售与市场形象。于是，古井贡酒厂主动出击，联络全国性媒体，在《经济日报》刊登了《古井贡酒致全国消费者的公开信》，谴责造假者的不法行为，宣布捐助 20 万元抚恤金以慰问死难者家属，承诺继续坚持"质量是生命"的原则，呼吁白酒应当立法，并倡议以中国老八大酒厂的名义成立"中国打击假酒专项基金会"。这一积极、主动、负责任的行为有效地防止了古井贡酒厂受毒酒事件的困扰，避免了危机带来的损失。

**2. 及时性原则（tell it fast）** 及时性原则的内涵就是指在危机发生后，组织应尽快提供情况，应在迅速启动危机管理计划的同时，将组织的态度、行为与计划及时通过媒体发布，可以将事态控制在最小范围内，否则将会"小事变大"、得不偿失。在此方面也有许多可吸取的教训。2006年8月，成都媒体曝光某三甲医院在为患者输液中违规重复使用一次性针管，面对记者，该医院保持了整整两天的沉默，结果媒体在调查中又披露了该院另一位病患家属关于医院服务方面的其他投诉，引发了新的危机与舆论关注。但直到第三天，该院才主动联系了记者，同时院长也接受了采访，并通过媒体向公众道歉和承诺。纵观此次"针管事件"，尽管第三天该院终于有效恰当地做好了"善后"，但最初的拖延导致事件的恶化倾向仍值得警醒。

**3. 真实性原则（tell it all）** 在信息发布中保证信息的全面性、真实性和有效性，这是危机事件中新闻传播中应时刻牢记的原则；而建立信任，是与公众，尤其是媒体公众进行危机沟通的最重要的基础。因此，在具体的行动上，应坚守诚实，绝不能掩耳盗铃、自欺欺人，否则只能丧失化干戈为玉帛的机会，还使自己增添了新的、重量级的"媒体对立面"。尤其要注意的是，在接待媒体时，不能为了当时的急功近利而匆忙或随意作出不现实的承诺。1997年香港禽流感出现时，有政府官员对公众承诺说"我们可以在24小时内杀掉全市上百万只鸡"，这显然是一个不可能完成的任务。危机处理专家建议，理性的沟通应该如此表达"我们会尽最大可能，最快地杀掉全香港的鸡。但是我们预计这是一项困难的工作。可能会比较乱，可能会出现没有预料的事，但我们会尽最大努力。"这一实例生动说明，在公共卫生危机事件中，既要体现主动性与责任感，也要注意坦然与诚信，尊重事实情况与现实条件，不能随意承诺，否则会使媒体产生被愚弄、被欺骗的感觉，一旦媒体的这种感觉被传递到公众中，事件也就不可避免地被扩大，最终会背离我们的初衷。

## 【案例】

### 海底捞"后厨门"危机公关

2017年8月25日10:23（微博10:55），法制晚报看法新闻曝光海底捞北京劲松店、太阳宫店后厨老鼠乱窜、打扫卫生的簸箕和餐具同池混洗、用顾客使用的火锅漏勺掏下水道，然后放到装餐具的锅中一起清洗等一系列食品安全问题，"海底捞老鼠爬进食品柜"一度上升至微博实时热搜第8位。新闻一出，舆论哗然，全国人民讨伐，引发了海底捞重大的品牌危机。

海底捞官网首个官方回应发出的时间是8月25日14:31（微博14:46），就"后厨门"发表致歉信，承认问题属实，致歉并感谢监督，决定整改，愿意承担责任并有信心尽快杜绝此类问题的发生。

17:16，海底捞官方微博发布《关于海底捞火锅北京劲松店、北京太阳城店事件处理通报》，公布了七条更为具体的整改任务，包括暂时关停涉事门店进行整改彻查，主动向政府主管部门汇报事件进展并配合监管，欢迎媒体和消费者前往门店检查监督，迅速与第三方虫害治理公司研究整改措施，海外门店同步整改等。并将责任逐一落实到人（都是公司高管），包括整改负责人的职位、姓名甚至联系电话，同时表示涉事门店员工无需恐慌，主要责任在公司董事会。

在海底捞发布了致歉信和处理通报之后，因为反应迅速、道歉态度诚恳而平息了不少消费者的怒火。致歉信发布之后，大众的关注点集中在海底捞这次"危机公关的成功"，网络平台上大量出现——《海底捞的危机公关，你也学不来》《海底捞"哭"了，但员工不"哭"！》《这锅我背，这错我改，员工我养，这次海底捞危机公关100分！》。整个事件的舆论关注点被成功转移。

2017 年 8 月 27 日 15:04 分，海底捞在其官方微博和官方发布《关于积极落实整改，主动接受社会监督的声明》，表明将加强员工培训、落实整改措施，并承诺将在全国门店实现后厨操作可视化。

之后，海底捞在全国门店完成了整改内容，其中全国 60 多家老店是改造重点，单店平均花 5 万升级监控。此外，海底捞增加后厨展示区域，北京所有门店后厨实时直播，并且海底捞在门店设置参观卡，消费者可申请参观后厨。

危机发生过后，海底捞依然门庭若市。由此可见，海底捞不仅没有受到此次危机的重大影响，反而成功的危中取机，赢得了网民的赞誉、食客的信任、内部员工的信赖。

**【思考】**

结合所学危机管理的相关知识，分析一下海底捞这次危机公关中所体现的危机管理策略？在本次危机应对中，你认为最成功的措施体现在哪？危机后还可以做哪些工作？

### （二）"一个声音、一个观点"原则

对于一般性社会组织而言，危机事件中的新闻传播要遵循的原则可表述为"一个声音，一个观点"，以避免出现因对外发布的信息不一致、甚至出现"前门灭火、后门煽风"的尴尬被动局面。这就要求组织的危机管理计划或危机公关方案中必须具备以下内容：建立新闻中心（办公室），统一管理对外发布信息；培训电话接听人员；培训全员的媒体应对技巧；在每一次出席重要公开场合前提醒或强化培训相关人员。在此方面，2003 年"霸道广告事件"中的丰田公司给我们作出了良好的示范：专门紧急召集记者正式宣读了道歉信，并且在整个新闻发布会期间，"仅由一汽丰田汽车销售有限公司总经理古谷俊男对外发言，其他人如果被问及，只连连道歉，不发表其他讲话"。

有些危机事件发生后，由于涉及各界公众乃至千家万户，公众会非常关注甚至产生紧张、焦虑情绪，会力图通过各种途径来打听、了解事件的进展。这时，各种传闻、猜测都会发生，这时组织除了需要用统一观点传播，还要尽可能地用权威的声音来引导舆论与公众视线，从而控制事态向良性方向转变。在 2003 年 SARS 初期，准确地说是从 2003 年 2 月 8 日始，一条"广州发生致命流感"的消息悄悄在人群中蔓延，"人们期待着广播电视和报纸上能够告诉他们一个权威的说法，但是没有。人们在不安中度过漫漫长夜。"这样的信息真空提供了谣言滋生的土壤，一些网站上开始出现禽流感、炭疽这样一些可怕的字眼，死亡人数也从几十人变成了 3000 多人。但在 2 月 11 日广州市政府、广东省政府分别召开针对此事的新闻发布会后，"几天来盘桓在广大市民心头的阴影才逐渐消散"，谣言不再有市场，物价也逐渐平稳。这一实例充分说明，在危机事件中，尤其是突发性公共卫生事件中，主流的声音，尤其是政府的声音必须承当起引导舆论与健康传播的责任。要做到"权威的声音，统一的观点"，就必须建立发言人制度，即指派受到专业培训的发言人来应对媒体、传递信息，以避免传言和消息的混乱与干扰。

### 三、危机公关中新闻传播的技巧

与一般情况下的新闻传播相比，危机公关过程中的新闻传播有更为突出的特征，即一方面要应对媒体各种提问，另一方面要主动配合新闻媒介的采访，发布全面真实的信息以减少猜疑、澄清谣言，即组织迫切需要借助媒体来控制危机事态发展。在这种背景下，组织的新闻传播工作尤其需要注意技巧性。

### （一）联络合适的媒体对象

根据组织的目标需求确定合适的媒体对象，在确定时应扩大一定的范围，不但应有本地的媒体，还应根据危机事件的扩散情况与趋势主动联系更大地域范围内的主流媒体、行业内的专业媒体；有传统媒体，也应有网络媒体。尤其注意不要遗忘邀请最初报道该危机事件的媒体。

### （二）选择合适的具体形式

可采取新闻发布会、组织的新闻发布中心（或信息管理办公室等机构）定时新闻播报、联合第三方的专业新闻机构共同发布新闻等。

### （三）注意恰当的表达方式

在新闻发布时，应首先感谢媒体的关注与帮助。其次要用客观的语言详细、准确地解释危机发生的时间、地点、程度、造成的影响和目前的状态怎样；阐明组织已做了哪些努力，已取得了哪些组织的配合；要对已发生的危机事件表示遗憾，对已明确自身有责任的危机表示道歉和承担责任的态度；对受害者及其家属表示同情、理解与慰问，对受到相关影响的公众要表示关心。第三，要根据调查事实说话，不能推测危机的结果，特别是人员的伤亡情况；不发布不准确的消息；不使用"无可奉告"等语言；使用文明礼貌用语，尽量不使用专业术语或地方语言；告知媒体获得最新信息的有效渠道与方式等。

### （四）建立新闻发言人制度

**1. 建立新闻发言人制度的必要性**　新闻发言人制度实质上是一种新闻发布制度，其职责是在一定时间内就某一重大事件或时局问题，举行新闻发布会或约见个别记者，发布有关新闻或阐述组织的观点立场，并代表组织回答提问。

SARS危机后，我国已于2003年9月22日由国务院新闻办启动了全国范围内的政府新闻发言人培训工作，各级政府机构都开始设立新闻发言人。但由于尚处于起步阶段，尚缺乏对媒体应对专业性的深刻认识与系统培训。如在2006年8月的"欣弗事件"中，有媒体明确指出"有的新闻发言人令人失望"，并列举了某省食品药品监督管理局新闻发言人回避回答6岁小女孩死亡及全省疑似病例一事，认为"作为一名新闻发言人，在公共突发事件发生时，如此闪烁其词，是典型的'角色不到位'""作为新闻发言人，应认真履行自己的职责，学会和媒体打交道，发挥好媒体引导社会舆论的作用，而不能一味向媒体封锁消息""用一种官话、空话、套话搪塞、应付，或者干脆一推了之"。可见，由于缺乏专业技巧，新闻发言人"反倒成了信息阻断的一个环节"，更给卫生部门乃至整个行业带来了负面影响。事实上，该新闻发言人应该是及时清楚地向媒体介绍6岁女孩死亡事件的具体情况、本省的现状和已经采取的措施，同时主动对因欣弗药品死亡的小女孩表示人文关怀，向家属表示同情、理解和安慰，并通过媒体再次重申政府的相关文件与要求、行动，以树立卫生行政主管部门关爱民众、正在采取具体可行措施努力解决事件的良好形象。

**2. 新闻发言人应具备的素质与能力**　新闻发言人往往被视作组织形象的特殊代言人，是一个公众人物，有着较高的岗位要求。

（1）应有良好的个人素质　新闻发言人要具有管理者的头脑，思维敏捷，头脑清晰，善于分析问题并把握问题的实质核心；表述要清晰，要有高水平的语言表达能力；掌握沟通技巧，懂得如何运用身体副语言表达，有较强的人际交流能力；有亲和力，显现诚恳的态度；有较强的学习能力，善于通过各种渠道获取信息；心理素质较好；熟悉社交礼仪，有良好的个人形象。

（2）应有较强的专业能力　新闻发言人应具备一定的工作经验，熟悉本组织的实际情况，熟悉本行业的最新动态，要对公关行业有全面、深刻的认识。同时应了解媒体，对媒体运作规律和需求及各不同媒体价值观都了如指掌，掌握新闻学、传播学、心理学等的基本知识，知道什么是具有新闻价值的信息，面对媒体的提问能冷静应对。

（3）应有广博的社会知识　新闻发言人应有全局意识，对相关政策和全局形势都有所了解，同时还应关注到社会热点与焦点问题。

# 【本章小结】

本章介绍了公共关系危机的概念与类型、公共关系危机管理的内容，重点介绍了危机公关的程序及危机公关中的新闻传播。

1. 公共关系危机（public relations crisis）是各种危机中的一种特殊类型。它是指由于组织内外部的各种因素导致组织的形象和声誉受到严重损害，使组织面临强大社会压力、处于发展危机之下的一种公共关系状态。

2. 危机公关是指在公关理论和原则的指导下，运用公关的策略、措施与技巧，主动改变因突发事件而造成危机局面的过程。危机公关的原则有：维护声誉原则、公众至上原则、预防为主原则、全面兼顾原则。

3. 危机公关的一般程序与对策：迅速反应，积极行动，控制事态发展；组织领导人应做到"第一时间，第一现场"；确立对策，多方协调；总结教训，处理善后，寻找契机。

4. 危机公关中新闻传播应注意"三 T 原则"：主动性原则、及时性原则、真实性原则。

**【思考题】**

1. 危机的特征。

2. 公共关系危机的概念。

3. 危机公关与危机管理的区别。

4. 危机公关的一般程序与对策主要包括哪些内容？

5. 危机公关中新闻传播应遵循哪些原则？

# 第十章
# 公共关系谈判

扫一扫，查阅本章数字资源，含PPT、音视频、图片等

**教学目标**

    1. 掌握公共关系谈判的概念、特点和基本原则。

    2. 熟悉公共关系谈判的策略与技巧。

    3. 了解公共关系谈判的一般程序。

**【案例】**

### 我只是想买点鸡蛋

    美国菲德尔费电气公司的推销员韦普先生去一个富饶的农业地区推销用电。他看到一家农舍，前去叩门。门打开一个小缝，一位老太太探出头来，看见是电气公司的销售员，"砰"地把门关上。韦普又敲门，老太太又勉强开了一条小缝，然后开始训斥和抱怨电气公司的销售员扰民的行为。

    韦普并不气馁。他决心换个法子碰碰运气，改变口气说："抱歉，打扰了您。我访问您并不是为电气公司的事，只是向您买一些鸡蛋。"老太太把门开大了一些，怀疑地瞧着他。韦普接着说："您家鸡长得真好，羽毛很漂亮，大概是多明尼克鸡吧？能不能卖给我一些鸡蛋？"门开得更大了，老太太问："你是怎么知道这鸡是多明尼克种呢？"韦普知道自己的话打动了老太太，接着说："我家也养鸡，但我从来没见过像您养得这么好的鸡。而且我养的鸡下的是白蛋。夫人，您知道吧，做蛋糕时，用黄褐色的蛋比白色的蛋好。我太太今天要做蛋糕，所以特意跑您这里来了……"老太太一听，顿时高兴，由屋里跑到门廊来。韦普则利用这短暂的时间，瞄一下四周的环境，发现他们拥有整套现代化养鸡设备，便接着说："夫人，我打赌您养鸡所赚的钱，比你先生养乳牛所赚的钱还要多。"老太太心花怒放，长期以来，她丈夫虽不承认，但她总想把自己得意的事告诉别人。她邀请韦普参观她的鸡棚，相互交流，最后，主动向韦普请教用电的好处，韦普实事求是地向他介绍了用电的优越性。两个星期后，韦普收到了老太太交来的用电申请书。

**【思考】**

    韦普先生在说服老太太用电的过程中运用了哪些谈判技巧？

    每个人都希望身处于和谐的社会、融洽的人际交往环境中，然而现实却往往难尽如人意，无论什么原因，矛盾和冲突总是无处不在。有分歧、有矛盾、有利益冲突，就需要人们以积极的态度去解决。寻求合理、有效的解决办法是当事人的初衷，协调、交流是化解对抗的基本手段，由

此就有了谈判这一文明的、科学的、人们都愿意接受的方法。谈判是我们生活中不可缺少的活动，广义而言，我们每天都在不知不觉地进行着各种各样的谈判，大到国际谈判、商务谈判，小到与小商贩讨价还价、购买商品，处处都会有谈判。这些谈判的形式和目的虽然各有不同，但其本质却是相同的，都是通过协商对话，争取自己的最大利益。

社会组织在复杂的运行过程中，不可避免地会与各类公众之间发生各种各样的矛盾。在市场经济条件下，社会组织更需要通过各种形式的公共关系谈判来解决出现的问题，以达到与各方交往与合作，有效实现自身目标和目的。

# 第一节　公共关系谈判概述

## 一、公共关系谈判的概念

谈判是通过信息交换和目标的调整以达到正常诉求的活动。人类社会的发展史始终与谈判活动密切相关，这也是公共关系活动中明显有别于其他动物的独有行为，所以具有相当程度的复杂性。但是到目前为止，谈判并没有一个统一的并被广泛认同的定义，在相关学术领域对此有较多的解读。目前国外学者代表性的主要观点有：

美国哈佛大学法学教授罗杰·费希尔和谈判专家威廉·尤瑞的观点是：谈判是你从别人那里获取你所需要的东西的基本手段，你或许与对方有共同利益，或许遭到对方的反对，谈判是为达成某种协议而进行的交往。

美国谈判协会会长、著名律师杰勒德认为谈判的定义最为简单，而涉及的范围却最为广泛，每一个要求满足的需要或者隐性愿望，至少都是诱发人们展开谈判过程的潜在因素。只要人们为了改变相互关系而交换观点、只要人们为了取得一致而磋商协议，他们就是在进行谈判。

美国著名谈判专家威恩·巴罗和格莱德·艾森认为谈判并不是什么新东西，它从古至今一直是人们生活中的一个组成部分。实质上，谈判是一种在双方都致力于说服对方接受其要求时所运用的一种交换意见的技能，其最终目的就是要达成一项双方都能接受的协议。

美国哈佛大学谈判培训中心负责人霍德华·雷法认为谈判包含科学和艺术两个方面：科学是指为了解决问题所进行的有系统的分析；艺术是指谈判包括社交技巧、信赖别人和为人所信服的能力、巧妙地应用各种讨价还价的能力，以及知道何时和怎样使用以上能力的智慧。

中国学者关于谈判概念的观点有：

东北财经大学李品媛教授认为：谈判是指参与各方出于某种需要，在一定的时空条件下，采取协调行为的过程。香港中文大学邓东滨教授认为：广义地说，谈判是指人类为满足各自的需要而进行的交易。台湾学者刘必荣博士认为：谈判不是打仗，它只是解决冲突、维持关系或建立合作构架的一种方式，是一种技巧，也是一种思考方式。谈判是一种赤裸裸的权利游戏，强者有强者的谈法，弱者有弱者的方式。

这些学者从不同的角度对谈判的定义进行了阐述，虽然各自的表述有所不同，但综合起来，可以将谈判的要素概括如下：

1. 谈判至少是双方或者多方的行为，而且相互之间具有某种联系。

2. 谈判的各方都有各自的需要，是为满足某一种或几种需要而进行的活动。

3. 谈判各方的目标都是为了争取到各自的最大利益，尽可能满足各自的利益。

4. 谈判是一种协商和沟通，目的是要达成一项对各方都有利的协议。

由此，可以将谈判的概念归纳为：谈判是指具有某种相互联系或关系的双方或多方，为了满足各自的需求，进行沟通和协商，达成兼顾各方利益的协议的过程。

公共关系谈判是一种特殊的谈判，是社会组织在运行过程中为加强或改善与各类公众相互关系和协调利益矛盾而交换意见，为求得一致而相互磋商、协议的一种信息沟通与交流活动。其目的是使各方能做出某种安排、解决一个问题或达成一项协议。

公共关系谈判的对象是公众。每一个组织，都会面临十分广泛而复杂的公众，在社会组织的运行过程中，也不可避免地与各类公众发生摩擦或误解，这就要求公关人员要担负起主动协调组织与公众之间关系的责任，通过谈判来化解矛盾，消除误解，平息争端，排除外部环境中不利于组织发展的各种因素，争取与公众相互支持、相互谅解、互利互惠、真诚合作。因此，公关人员要掌握谈判技术和技巧，要通过谈判让对方感受到真诚，使其心悦诚服，增加长期互惠合作的诚意和信心。

## 二、公共关系谈判的特点

公共关系谈判同其他谈判一样，谈判活动必须在两个或两个以上的谈判主体之间进行；谈判是一种利益协调活动；谈判主体之间有冲突性；谈判是一种协调各方行为的人际交往活动。公共关系谈判作为多种类型谈判活动的一种，具有一切谈判的共性，也有其特殊性。一是特别强调互利互惠原则，而且更重视长久的利益关系；二是注重树立、改善组织的形象，沟通协调好与公众的关系。通常情况下，公共关系谈判具有以下特点。

### （一）组织性

公共关系谈判是公共关系人员代表社会组织与公众之间进行的沟通与交流活动，具有组织性，不同于一般的私人谈判。公共关系谈判是社会组织进行的有目的、有计划的组织行为，整个谈判从准备到最终的结果都要进行精心的信息收集、设计与谋划，这一系列的组织过程最终都是为了塑造、改善组织形象。

### （二）合作性

公共关系谈判是社会组织与公众之间为了改善相互关系而交换意见，为解决一个问题、达成一项协议而相互磋商的社会活动；是一项谋求合作的事业，是一个合作的过程，以寻求合作为基本目标。生活中，如果两个小孩分一个苹果，谁都想多分一点，这就需要选择一种双方都能够满意的方法，于是，一个负责切开，另一个则可以先选择，结果两个人都觉得很公平，皆大欢喜，这是一次成功谈判的简单原理，两个小孩都愿意合作，都会向着一个对双方都有利的共同目标进行交流。公共关系谈判也是如此，社会组织与公众之间也应以合作为基调进行沟通和交流。公共关系谈判的目标就是要协调与改善组织与公众的关系，避免和消除组织与公众之间的误会和纠纷，促使参与谈判的社会组织和公众共同受益、相互支持，从而塑造和维护组织的良好形象。

例如，国际间维护全球生态、防止环境污染的谈判，科研单位之间项目合作事宜的谈判，企业生产协作者之间的供销问题的谈判等都应具有合作性。当然，既是谈判就难免有分歧，但合作互利是主流。公共关系谈判正是为了更好、更公平地合作。2000 年全球经济一体化的观点问世后，人们的观念有了极大的改变，认为真正成功的谈判，每一方都应该是胜者，而不是你输我赢的棋赛或你死我活的战争，更不应该置对方于死地。公共关系谈判的良好结局，应该是双方都各得其所的"双赢"。

---

**知识链接**

### 全球经济一体化

经济一体化是指两个或两个以上的国家在现有生产力发展水平和国际分工的基础上，由政府间通过协商缔结条约，建立多国的经济联盟。在这个多国经济联盟的区域内，商品、资本和劳务能够自由流动，不存在任何贸易壁垒，并拥有一个统一的机构，来监督条约的执行和实施共同的政策及措施。

广义的全球经济一体化即世界经济一体化，指世界各国经济之间彼此相互开放，形成相互联系、相互依赖的有机体。狭义的全球经济一体化，即地区经济一体化，指区域内两个或两个以上国家或地区，在一个由政府授权组成的并具有超国家性的共同机构下，通过制定统一的对内对外经济政策、财政与金融政策等，消除国家之间阻碍经济贸易发展的障碍，实现区域内互利互惠、协调发展和资源优化配置，最终形成一个政治经济高度协调统一的有机体。

---

### （三）互惠性

公共关系主张社会组织与其公众互利互惠，共同发展，实现社会组织与公众利益关系的均衡化和一致化。谈判是一项综合性的，可能会涉及利益、观点、态度、方法等内容的复杂工作。公共关系谈判工作，必然要求谈判双方从确立自身需要出发，从探索对方的需要入手，着眼于寻求解决问题的途径和谋求双方的共同利益，最后达成合作的协议，使谈判的既定任务顺利完成。因而公共关系谈判具有互惠性的显著特点，在这种互惠模式下的谈判，要求把谈判对方视为共同解决问题的朋友，以真诚、温和、审慎的态度对待谈判对方及其所提供的信息。为此，公共关系谈判改变了不信任谈判对方、视谈判对方为敌人，甚至于施加压力或凭借手中所掌握的资源以打压谈判对方，把获取己方胜利视为唯一追求目标的传统做法。这种传统做法已经因不合时宜、与社会发展现实格格不入而渐被淘汰。当今世界潮流中，随着人们观念的更新，现实谈判案例中，很多谈判桌上的对手在私下里可以是朋友，于私于公都能代表各自的组织，彼此建立良好的信任关系。追求长远的信任与合作关系所带来的利益，已经远远超出了一局谈判的收获，短期利益的寻求已经被谋求长期合作的战略思维所取代。

公共关系活动的目的包括树立组织的形象，提高组织的美誉度，与不同的公共关系客体建立长远的信任合作关系。公共关系谈判应该尽量让双方合理的利益要求都能基本上得到满足，在可能对立的利益中寻找契合利益，在相异的目标中寻觅包含着有利于对方的因素。通过谈判，求同存异，使双方都有所得，达到互惠互利的目的。

### （四）双赢性

从公共关系谈判的结果来看，一切所谓成功的谈判，各方都是胜者。谈判的特点告诉我们，在具体谈判的过程中，谈判各方不论职位高低、权力大小、实力强弱，都应该具有平等的地位和权利。作为公共关系谈判的各方，组织与公众的利益发生分歧和矛盾等重大变化时，往往要通过谈判来解决问题。成功的谈判不是一方全赢，一方全输，而是满足双方各自的需要，寻找利益的契合点，达成共同的认识。公共关系谈判所追求的结果是组织和公众的双赢，是指谈判双方都能通过彼此的鼎力合作，各获其利，同时成为赢家。

公共关系是以赢得公众的理解、同情和支持，赢得更有效的合作和实现共同利益，塑造良好组织形象为宗旨的。即使在某种情况下，社会组织可能暂时做出较多的让步，但这种让步也会换来长远的发展。我国在加入 WTO 的谈判中，做出了较多的让步，但是从进入世贸组织后的发展空间来看，我们赢得了拓宽发展空间战略性的胜利。因为，公共关系谈判所看重的不是暂时的经济利益，而是组织形象的树立，这就需要有长远的发展眼光。因此，公共关系谈判双方一般以促使组织与公众的合作为主导，通过良好的合作，使谈判双方各自都能获得满意的结果，都是谈判桌上的胜利者，都成为赢家。

### （五）协商性

从公共关系的角度看，谈判是运用人际传播手段，相互交流信息、谋取各自需求、力争达成协议的活动过程。公共关系谈判不仅塑造和维护组织形象，而且具有协调关系的功能，是社会组织为了塑造良好形象，协调和改善组织与公众的关系，争取合作、支持与谅解而进行的双方正式的会晤与磋商，也是为实现公共关系目标而被经常运用的一种主要的人际传播与交流沟通手段。这种会晤与磋商既不是社会组织对公众的指令，也不是社会组织对公众的教育、劝告和建议，而是通过双方开诚布公，交换看法，沟通信息，求得对方的理解，是各方观点互换、感情互动的过程，这一协商过程既体现双向交流，又反映各方平等的交换关系。

公共关系的功能包括塑造形象、协调关系、传播沟通和优化环境等，公共关系谈判应以实现其功能为出发点。所以公共关系谈判应该重视沟通和协商环节，强调以理服人，以信取人，不必计较微不足道的枝节问题，以公共利益为重，将着眼点放在发展组织与公众之间的长久和谐关系上。

公共关系谈判还有一个特点，其结果一般不具备法律约束效力，往往是意向性的、展望性的文件，谈判的结果一般是以签署意向书、备忘录或口头许诺作为结局。

【案例】

#### 罕见病用药谈判现场再现"灵魂砍价"

罕见病患者的用药一直是国家医保药品目录调整中重点关注的品种，2021 年 11 月 11 日，国家医保局谈判代表和企业谈判代表就治疗罕见病脊髓性肌萎缩症药物诺西那生钠注射液进行了一个半小时的谈判，企业谈判代表进行了八次商量，为了患儿们，谈判双方都竭尽全力，最终实现大幅降价。2022 年 1 月起，70 万元天价药诺西那生钠注射液价格降至每支 3.3 万元，并纳入医保。

......

甲方（国家医保局谈判代表）：目标是一致的，而且我们都不希望套路，我觉得套路对这种价位的药品是没有价值的。我们请企业第一轮报价。

乙方（企业谈判代表）：我们第一轮报价，总部授权的报价 53680 每瓶。

甲方：我们希望企业在第一轮报价就要拿出最大的诚意。医保其实我们一直考虑这个问题，就是每一个小群体都不应该被放弃，包括这个品种后续如果进来，它的空间，我想中国这种人口基数、中国政府为患者服务的决心，其实很难再找到这样的市场。请商量一下。

乙方：我们商量一下。

（企业谈判代表第一次商量……）

乙方：经过我们的协商，我们修改了一次报价，定在 48000 元每瓶。

甲方：中国的医保基金今年实际上是一个非常困难的年份，包括新冠肺炎前期的医保基金的减征缓征，这块我想可能外企也有享受到相应的优惠，疫苗的费用实际上是占了医保基金非常非常大的支出，所以我们对国家医保局今年仍然有勇气来开展我们的医保谈判工作，确实也是体会到了这种人民健康至上的非常大的决心。

（企业谈判代表第二次商量……）

……

甲方：45800 这个价格很困难，很困难我们给点评，不是很困难我们下一次谈。我们五个都是在地方一线工作的医保人员，我们是直接面对面地在接触这些群体，我们希望企业再努力，我们希望在点评阶段给到企业清晰的指引。

（企业谈判代表第三次商量……）

……

甲方：42800 这个价格，从企业来说我相信你们觉得很痛，因为降幅确实已经非常大了，但是 42800 这个价格，离我们还要进一步谈还有一定的距离。我相信在全球没有哪一个市场，比中国政府的决心更大。在全国的范围内这一类的品种、这种价位的品种开展谈判，决心我想你们应该能体会到。

（企业谈判代表第四次商量……）

……

甲方：如果这个药能谈进，我们真的可能比你们还要高兴，好吗？继续努力。

乙方：好呢。

（企业谈判代表第五次商量……）

乙方：我们的报价是 37800（每瓶），在 42800（基础上）做了非常大的努力。

甲方：刚才其实从我们来讲我们真的是反复表态，我觉得在谈判桌上，作为我们甲方这么卑微，真的很……刚才也说了，其实我们谈判组对底价可以调整的空间是 0，我们就是按照这个底价，你们踩进来我们相遇，踩不进来我们就是平行线。真的很难，其实我刚才觉得我的眼泪快掉下来了。

乙方：我们也是，我们也快掉眼泪了。你们给点提示。

甲方：非常的艰难进到谈判空间。

（企业谈判代表第六次商量……）

……

甲方：从我们谈判组来说，我们就是引导企业报这个底价之下，我们才能谈成。医保部门从我们来说，我们的底线摆在那里，确实是公平性有很多评价的方法，刚才说的小群体不应该被放弃，但是这个药一个药进来，可能是数千人的缴费，我想这个账你们算得比我清楚。我们其实也是要面临很大的压力的。

（企业谈判代表第七次商量……）

乙方：我们报价 34020。

甲方：34020 这个价格，我觉得前面的努力（都白费了），我真的有点难过。

甲方：我们双方都是抱着极大的愿望能把它谈成的，所以刚才跟我们谈判组的成员商量了一下，给到大家的报价 33000 元一个整数，希望你们能够接受，可能你们手头上还是有一些权限。从我们来说我们的权限是 0，真的是 0，是一个刚性的线。我想你们再商量一下好吗？

（企业谈判代表第八次商量……）

乙方：经过我们的商量，取一个好的这个（报价），也是一个吉利的数字。

甲方：请问这是你们确认的最终报价吗？请确认。

乙方：（企业谈判代表）确认。

甲方：好的，成交！

【思考】

1. 结合案例，分析一下成功谈判的原则。

2. 分析案例中运用了哪些谈判的策略与技巧。

## 三、公共关系谈判的基本原则

在现代社会，一个社会组织经常需要处理一些问题：应对突发事件；引进人才、引进技术时同对方签订协议；在横向、纵向经济往来中与其他组织进行合作等。在处理这些问题的过程中，都需要各方当事人沟通、讨论、磋商，进行谈判，以期能达成令各方都满意的协议，实现各方的目的。在这些公共关系活动中，谈判是协调社会组织与其公众之间关系的一种很有效的方法，是一项运用人际传播手段进行的活动。

公共关系谈判的原则是指在公共关系谈判中所应依据和奉行的准则，这也是争取公共关系谈判取得顺利进展、取得圆满成功的前提。公共关系谈判的基本原则主要包括以下几项。

### （一）平等互利原则

平等互利是指在交往与合作中，将平等互利、追求双赢作为处理各种关系的行为准则，将自身的发展与对方的发展统一在双赢的目的下，通过互相协助来争取双方的共同利益。参与公共关系谈判的各方在法律上都是平等的主体，都有自己要争取的利益，他们是平等的合作者，而非竞争者，更不是敌对者。谈判各方的利益并不是对立的，谈判的一个重要原则就是协调双方的利益，提出互利性的选择。要认识到谈判破裂会带来共同损失，谈判成功将会实现共同利益。遵守此原则，要求谈判双方处于平等的地位。在公共关系谈判中，既不能强加于人，以强凌弱，也不应接受不平等的条件，要尽量维护双方的良好关系。这是公共关系谈判的基础，也是维护组织公共关系状态的前提。

### （二）真诚合作原则

公共关系谈判中，谈判双方如果都把对方看作是自己的对手，对各自的利益互不相让，甚至互相攻击、互相指责，或者一味地指责、埋怨对方，就很难达成协议。合作是公共关系工作中的一个重要目标，社会组织之所以开展公关活动，其目的就在于通过公共关系活动取得组织与社会公众的双向合作。在谈判中要明确双方不是对手、敌手，而是朋友、合作的对象。公共关系谈判不是利益争夺的过程，而是双方互相沟通、交流，以寻求共同发展的过程。谈判过程中，不论哪一方缺乏诚意，都很难取得理想的合作效果。社会组织的谈判人员要有携手共赢的意识，表现出真诚合作的态度，在相互合作、相互信任的基础上，双方坦诚相见，将自己的观点、要求明确地摆到桌面上来，求同存异，相互理解，这样才有可能获得谈判对方的积极响应，才会大大提高谈判成功的可能性。

坚持真诚合作的原则，并不排斥谈判策略与技巧的运用。合作，是解决问题的态度，而策略和技巧，则是解决问题的方法和手段，二者是不矛盾的。

### （三）灵活应变原则

在谈判的过程中，公共关系人员要善于灵活机动、随机应变。公共关系谈判受到多种因素的制约，不确定性很大，这就要求谈判人员必须根据自己预定的目标，灵活运用自己的策略与技巧，在谈判中做到游刃有余，为取得谈判成功打好基础。同时，在公共关系谈判中要注意留有余地，注意设计回旋空间，尽力避免僵局。但是，把握灵活应变原则也不是灵活无度，而应是以预期目标为底线的开诚布公协商。

### （四）时效性原则

时间就是生命，效率就是金钱。时效性原则，指的是人们在谈判过程中，应当坚持效率与效益的有机统一。公共关系谈判既要有高的效率，又要有好的效益，不能陷于马拉松式的谈判中，以致使组织的形象严重受损。但这并不是说公共关系谈判要越快越好，而是要尽量避免不必要的拖延，在谈判中抓住一切有利的机会，迅速达成协议。任何一个社会组织，尤其是处理突发事件的时候，更应第一时间进行危机公关，抢时间，重效率，抓住合作的机会，做好与公众的沟通，这样才能使组织的损失降到最低。

### （五）遵守法纪原则

在谈判及协议签署的过程中，要遵守国家的法律、法规和政策。与国家法律、政策有抵触的任何谈判，即使出于谈判双方自愿并且协议一致，也是无效的，不但不受法律的保护，还要受到法律制裁。同时，因为法律对谈判双方都具有约束力，所以遵守法纪能够保障双方利益的实现。

## 四、公共关系谈判的程序

谈判的程序一般分为准备、开局、反复磋商和签约等几个阶段。公共关系谈判也不例外，其过程也有其固定的顺序，即公共关系谈判的程序。了解并熟悉公共关系谈判的程序是恰当使用公共关系谈判技巧和策略的前提和基础。只有掌握好公共关系谈判的程序，才能把握公共关系谈判的全过程，完成公共关系谈判的各阶段工作，实现最终目的。公共关系谈判程序可以分为以下几个阶段。

### （一）公共关系谈判准备阶段

充分的准备是成功的一半。西方谈判界有一句名言："如果谈判准备不成功，那就在谈判中准备失败吧！"谈判的准备至关重要，准备工作是否充分细致，将直接影响谈判过程的各个环节，乃至最终结果。在公共关系谈判准备阶段，主要应做好以下几个方面的工作。

**1. 确定谈判目标** 谈判目标通常是谈判要解决的问题。确定谈判的目标，就是确定期望通过谈判要达到的目的。在整个公共关系谈判过程中，无论是方案的制定、策略的选择和实施，都是为实现谈判目标服务的。

谈判的目标一般分为3个层次：①最高目标，指谈判者所能获取的最大利益目标。②比较理想目标，指较理想的实际目标。③可接受的最低目标，指谈判者的底线。

**2. 收集相关信息资料**　收集资料，在任何形式的谈判准备中，都是非常重要的一环。"知彼知己，百战不殆。"在公共关系谈判中，除了了解组织自身的情况外，也要收集谈判对方的信息，摸清对方的实际情况，这些信息主要包括：本次谈判所涉及的市场信息、技术信息、环境信息、政策法规信息和对方资料信息等。

**3. 建立谈判组织**　谈判组织的建立主要包括确定参加谈判的人数、名单和成员之间的分工与配合。公共关系谈判是谈判双方人员的知识、智慧、心理、经验等综合能力的较量，组织一支优秀的谈判团队，对取得谈判的成功起着重要的作用。

**4. 制定谈判方案**　公共关系谈判方案是指在谈判之前制定出一个周密、明确的谈判计划，其内容一般包括谈判的目标、议程、进度和对策等。制定谈判方案要注意简明扼要、明确具体、策略得当和灵活机动。谈判方案是谈判的指导性纲领，其具体制定要尽可能的维护己方目标，兼顾对方利益，最终实现双方比较满意的结果，进而达成协议，促成长久合作的伙伴关系。

**5. 进行模拟谈判**　为了使公共关系谈判最大限度地达到己方的目标，适应对方，往往要进行一次或多次模拟谈判。在组织进行模拟谈判时，要特别注意要求扮演对方角色的人员，运用假设思维，在各方面尽力模仿对方，严格认真地进行模拟。每次模拟谈判完成之后，要认真总结，发现自己的薄弱环节，找出问题，根据需要进行反复模拟，直到满意为止。

### （二）公共关系谈判开局阶段

公共关系谈判，良好的开局至关重要。谈判的开局能体现出谈判双方在谈判中采取的态度和方式，对谈判能否顺利实施具有极大关系。同时也影响着双方对谈判局面的控制，有时则直接影响谈判的结果。公共关系谈判首先要相互介绍，增进了解，尽力营造一个宽松、愉快、和谐的氛围。切忌开门见山、单刀直入、不加铺垫地直奔主题。

**1. 创造良好的谈判氛围**　在公共关系谈判中，良好的谈判氛围直接影响到双方的情绪和行为，它是整个谈判过程中，能否使双方进行友好协商的基础。应注意消除冷淡、对立、紧张的情绪，还要注意避免松松垮垮、拖拖拉拉、旷日持久、互不让步的马拉松式谈判。要创造出既积极、友好、热情的局面，又在涉及具体问题时保持冷静、严肃、严谨和务实的心态。

1991年底，中美开始进行首轮知识产权谈判。吴仪（当时任对外经济贸易部副部长，后来任国务院副总理）到外经贸部工作才4个月。一开场，美国贸易代表、被称为国际贸易谈判圈中"铁女人"的卡拉·西尔斯就极不友善的进行挑衅，说："我们是在和小偷谈判。"面对美国人的无理，吴仪机敏而犀利地还击："我们是在和强盗谈判。请看看你们博物馆里的展品，有多少是从中国抢来的。"吴仪的针锋相对，掌握了开局的主动权，迫使对方放弃了傲慢与偏见，开始了冷静、务实的谈判进程。

**2. 开场陈述**　开场陈述是公共关系谈判进入实质性阶段的开始，是谈判双方对自己谈判目标进行的表达。在陈述中，向对方表达己方的基本目标、要求、原则和希望，要尽量引起对方的重视和响应。在陈述中要首先明确自己的目的，注重发表意图的顺序和时机，并要注意语言表达的策略。

初始陈述，不仅需要明确表示己方的想法，也需要一些相应的暗示。涉及对方容易产生异议的敏感问题，可以通过暗示来试探对方的反应，给自己留有回旋的余地，使己方获得更多的主动。

**3. 交换意见**　公共关系谈判开局以后，随即进入到相互对各方基本意见的反应阶段。双方各自意向性的陈述，必然会引起对方的反应和应对。这时应该尽量反复交换意见，摸清对方底牌。公共关系活动非常注重关系的协调和形象的树立，所以应该在满足己方基本原则的基础上，相互为对方利益考虑，争取双赢的结果，促成建立长远的利益关系。

### （三）公共关系谈判交流与磋商阶段

公共关系谈判的交流与磋商是指谈判的双方进入正式谈判，相互间讨论、争辩、讨价还价和解释等过程，这是有别于其他利益谈判的特殊谈判，在此过程中的附加效益就是交流磋商过程会产生相应的舆论影响，从而加深参与谈判各方的了解与信任。公共关系谈判的交流与磋商要注重以下几个方面问题。

**1. 真诚客观** 在交流与磋商的过程中，提出的要求要具有解决涉及双方利益的现实性；提出的问题和解决问题的方法要具有对双方均为有利的真实性和可靠性，以求达到双方一致能够接受的合理性和可能性。

**2. 注重礼节** 一般来说，任何谈判都有可能产生争论，但在激烈争论的同时，应当注意相互尊重和谅解。这就要求在磋商过程中，始终要坚持公共关系礼仪的行为准则，不能蛮横无理或以强欺弱、以大压小，应沉着应对、以理服人。

**3. 耐心坚持** 公共关系谈判过程一般比较复杂，要有耐心，尽可能坚持己方的观点，坚守底线，善于利用己方的有利因素，最大限度地争取己方的利益。

**4. 反复磋商** 在公共关系谈判中，可能会出现反复交流、较量、商谈和讨论的过程。对此，要有充分的心理准备和物资准备。尤其在双方产生对抗情绪时，可以暂时放下争议较大的问题，采取休会的办法，打破僵局，冷静分析原因，讨论双方都能够接受的解决问题的方法。必要时，双方都要做一些妥协和让步，维持谈判的进行，力争达到双方满意。

### （四）公共关系谈判签约阶段

谈判完成以后，一般双方都要签署协议或合同，以规定双方的权益与义务。公共关系谈判的签约，一般来说，没有商务、军事及外交等谈判那样严格的协议文本，但是双方也要签署协议或备忘录，用以约定双方的责任与义务。在起草协议文件的过程中，要注意不违反相关的政策、法规等。

## 第二节 公共关系谈判的策略与技巧

### 一、公共关系谈判的策略

策略是指人们谋事的基本计策与方略，谈判策略是指人们在谈判中所采用的计策与方略。策略主要解决的是大的、影响局面的问题，具有相对的稳定性，策略主要体现在方案中。谈判策略是指谈判人员为取得预期成果而采取的一些措施，它是各种谈判方式的具体运用。任何一项成功的谈判都是灵活巧妙地运用谈判策略的结果，一个优秀的谈判人员必须熟悉各种各样的谈判策略与技巧，学会在各种情况下运用谈判策略，以实现自己的目标。

### （一）公共关系谈判的基本策略

根据不同的划分标准，谈判的基本策略可分为以下三类。

**1. 根据谈判的方针分类**  根据谈判的方针可分为软式谈判策略、硬式谈判策略和原则谈判策略。

软式谈判策略是一种对人温和、以和为贵、信任对方的谈判策略。硬式谈判策略是一种对人态度强硬，向对方施加压力，让对方让步的谈判策略。原则谈判策略则是一种对人温和、对事强硬的谈判策略。

这3种谈判策略各有其优缺点，不能说孰好孰坏，每一种策略都有一个自身应用的度和范围。现代谈判更推崇原则谈判策略。

**2. 根据谈判的姿态分类**  根据谈判的姿态可分为积极策略和消极策略。

（1）积极策略  是指在谈判时采取积极的态度，创造良好的谈判氛围、推动双方积极合作的一种策略。既采取一定的方法让对方做出有利于我方的行为，同时我方也会给予对方一定的报偿，实现互惠互利。

（2）消极策略  是指在谈判中采取一种相对低调、消极的态度，迫使对方主动让步的一种策略。在具体的谈判过程中，应注意采用一定的措施，阻止对方对我方采取不利的行为，否则，我方将会给予相应的报复。

**3. 根据谈判方式分类**  根据谈判方式可分为攻势策略和防御策略。

（1）攻势策略  是以进攻为主，主动向谈判对方实施压力的一种谈判策略。此策略强调的是先发制人，先入为主，出其不意，攻其不备，从而掌握主动权。

（2）防御策略  是以防御为主，伺机发动进攻的一种谈判策略。此策略强调的是坚固防守，后发制人。先摸清对方的虚实，一旦对方的弱点暴露出来就反守为攻。

## （二）公共关系谈判主动权的谋取策略

### 1. 公共关系谈判人员策略

（1）专家策略  在谈判中可派出具有一定权威的专家进行谈判，专家在某一方面具有较高的威信及影响力，容易使人信服，其观点也易于被接受。

（2）对等策略  在谈判中比较讲究权力和地位的对等，派出职务相对等的谈判人员往往可以进行比较好的沟通和交流，取得较好的谈判效果。

（3）升格策略  在谈判中，有时级别较低的谈判人员无法取得较好的谈判效果时，谈判双方或一方派出级别更高的谈判人员来取得突破，也不失为一个较好的策略。

（4）幕后策略  在谈判过程中有时为了应付复杂情况，可以让一般谈判人员先出场谈判，真正的决策人物在幕后操纵指挥，一旦谈判出现什么情况，幕后人物可出来进行斡旋或圆场，最后拍板定夺。

（5）车轮战策略  在谈判中为了使对方疲于应付，并做出让步，派出不同的谈判人员轮番上阵与对方谈判的策略。

（6）中间人策略  当谈判双方分歧较大，均陷入紧张矛盾中时，为了缓解双方的关系，可从外界寻求有影响力的第三者，并谋求一个各方都能接受的新方案，从而使谈判得以继续进行。

### 2. 公共关系谈判时间策略

（1）时机策略  是指谈判者对于开始谈判、采取行动、提出谈判的具体方案、向对方做出让步、退出谈判等都必须选择适当的时机。时机选择非常重要，选择适当的时机可以争取主动；时机选择不当则会失去主动权，事倍功半。时机策略使用的关键在于，要懂得选择于己有利的时机，尤其是己方的谈判实力强于对方的时候，果断出击。

（2）僵局策略　是指在谈判中，为了让对方最终不得不作出某种选择，有意通过比较苛刻的条件或拒不让步来制造僵局，随着谈判的进行，对方会面临较大的压力，从而做出让步的一种策略。僵局策略是一种假性败局，在使用时一定要把握好时机和度，否则就会弄巧成拙。

（3）休会策略　是指在谈判过程中，遇到某种重大分歧或突发事件时，谈判一方或双方提出暂时中止谈判，另选时间重新进行谈判的策略。休会能使谈判人员有机会重新思考和调整对策，促进谈判的顺利进行，可以暂时缓和谈判的气氛，缓冲双方的矛盾，也可改变我方不利的局面，为达成谈判的目标另辟蹊径。休会策略运用得当，能起到调节谈判人员的精力、控制进程、缓和谈判气氛的作用。

### （三）公共关系谈判互利型策略

互利型策略，就是在互惠互利、彼此合作的基础上进行谈判的策略。在此种策略下，可以采用以下具体措施。

**1. 开诚布公策略**　开诚布公策略是指谈判人员在谈判过程中以诚恳、坦率的态度向对方袒露自己的真实想法和观点，实事求是地介绍己方的情况，客观地提出己方要求，以促使对方通力合作，使谈判双方在坦诚、友好的氛围中达成协议。

开诚布公，是指将我方情况大部分透露给对方，实际上百分之百的透露给对方是不明智的，也是不现实的。在谈判过程中，不讲出实际情况是出于某种需要、某种策略，讲出实际情况，也是策略的需要。采用开诚布公策略要以取得好的效果为前提。开诚布公策略并不是在任何情况的谈判中都可以采用。选择这一策略时，面对的谈判对象一定是也有诚意的，把对方作为唯一的谈判对象，而且还要选择好使用的时机，才会促成双方进行友好的合作。

**2. 以退为进策略**　在谈判过程中，①为对方留下讨价还价的余地，做到以退为进。②不要急于表露我方的要求，去诱导对方先行发表其观点及要求，待机而动。③在让步时要有一定的策略，可在较小的问题上先行做出让步，让对方在重要问题上做出让步。

**3. 润滑策略**　润滑策略是指谈判人员在谈判及交往过程中，为了建立友好的情谊和联络感情的需要，互相赠送礼品。在使用此策略时，①要注意赠送礼品完全是为了联系感情，尽量不带有任何功利色彩，不然的话会给对方造成行贿的感觉。②要了解个人的兴趣爱好，尊重对方的风俗习惯。③要注意选择适当的时机和场合赠送礼品，使对方很自然地接受礼品。

**4. 假设条件策略**　假设条件策略是指在谈判的探测阶段，提出某种假设条件来试探对方的底细。提出假设条件可以从两个方面进行考虑：①在己方认为不太重要的问题上提出，如果对方对此反应强烈，则说明对方对此问题比较重视。②选择适当的时机在我方认为比较重要的问题上提出假设，同时需要注意应对假设成真后可能产生的结果。否则，一旦提出的假设条件最终要变成现实，而我方还要进行其他的变动和要求，则会使我方陷入被动的局面。

**5. 私下接触策略**　这是在谈判过程中经常使用的一种非正式会谈的策略。在谈判过程中，谈判人员有目的、有意识的与谈判对方私下接触。这样不仅可以增加双方的友谊与感情，融洽谈判双方的关系，而且还能得到谈判桌上难以得到的东西。私下接触的形式很多，可根据双方人员的爱好进行选择，没有具体的限制。双方关系越熟，合作的时间越长，私下接触的效果就越好。

**6. 有限权力策略**　有限权力是指在谈判过程中使用权力的有限性。有的谈判专家认为，受到限制的权力才具有真正的力量，这是因为受到权力限制的谈判者比大权在握的谈判者处于更加有利的地位。当谈判双方协商某些问题时，一方提出某种要求，企图使对方让步时，另一方就可以使用有限权力策略进行反击，明确告诉对方，在此问题上，他无权向对方做出如此的让步，这样既维护了己方利益，又给对方留了面子。利用有限权力，迫使对方向己方让步，在有效权力的条件下进行谈判，但是有限权力也不能滥用，过多使用会使对方怀疑你的身份与能力，从而失去谈判的兴趣。

### （四）公共关系谈判对己方有利型策略

对己方有利型策略，并不是意味着在谈判中必须要以损害对方的利益为代价，而是指在谈判中，谈判者在努力争取己方利益的同时，也要同时兼顾对方的利益。

**1. 声东击西策略**　声东击西是指在谈判中，一方为了某种需要，去分散对方的注意力，以达到己方谈判目标，而有意识地将谈判议题引到对己方并不重要的话题上来的一种策略。这种策略是在对谈判对手并不信任的情况下，故意隐藏自己的真实利益，为更好地实现谈判目标而采用的策略。在谈判过程中，只有更好地隐藏我方真正的利益，才能更好地实现谈判目标，尤其是我方不能完全信任对方的情况下，使用这一策略。

**2. 先苦后甜策略**　先苦后甜策略是指在谈判过程中，为达到己方的目的，先向对方提出较为苛刻的条件，然后再慢慢让步，最后取得双方比较一致的看法，获得己方的最大利益。在运用此策略时，开始时提出的要求不能过于苛刻，要有分寸，提出苛刻的要求应尽量处于对方掌握较少的信息与资料的某些方面。否则，会让对方感觉缺乏诚意，从而中断谈判。

**3. 最后期限策略**　最后期限策略是指规定谈判最后结束期限的一种策略。这种策略可促使双方谈判人员集中精力、克服双方因时间过久而产生的拖沓、散漫的心态，增加紧迫感，促使双方通力合作，最终使谈判达成协议。在谈判过程中，对于某些双方一时难以达成妥协的棘手问题，不要操之过急地强求解决，需要巧妙运用最后期限策略，规定出谈判的最后截止日期，向对方展开心理攻势，以此来达到我方的目的。

**4. 攻心策略**　攻心策略是指在谈判中，谈判一方利用可使对方心理产生较大影响的做法，来使对方妥协让步的策略。一是以愤怒、发脾气来使对方心理产生压力，当对方是新手或者相对软弱型谈判者的情况下，此策略更有效；二是以软化方式使对方做出较大让步。此策略主要是针对不同类型的谈判者，采用不同的攻心方式，尽管可以收到一定的成效，但一定要注意适可而止。

**5. 出其不意策略**　出其不意策略是指在谈判过程中，没有任何迹象突然改变先前观点或方法，让对方惊奇而产生心理压力的做法。此策略在谈判中经常被采用，因为它能在较短时间内产生一种使对方震慑的力量。在遇到令人惊奇的情况时，克服震惊的最好方法是让自己有充分的时间去思考，多听少说或者暂时休会。

**6. 得寸进尺策略**　得寸进尺策略是指在谈判过程中，在对方已经让步的基础上，再继续提出更多对己方有利的要求，最终达成目标的一种策略。此策略的核心是：一点一点地要求，积少成多，以最终达到自己的目的。运用此策略一定要慎重，如果要求过分，会激怒对方，如果对方进行报复，就会使谈判陷于僵局。

### 二、公共关系谈判的技巧

技巧，是指人们为了完成相应任务而进行的与此相关的具体技术及其灵活运用的能力。公共关系谈判的技巧，就是指在进行公共关系谈判中运用的具体技术及其灵活运用的能力。采用不同的技巧可以解决可能会出现的各种实际问题，也可以通过各种技巧来达到预期的目标。公共关系谈判中，使用最多且最直接的技巧主要是语言的表达形式，如娓娓道来、据理力争、掷地有声、感人肺腑等。当然，身体姿势、着装得体、表情、声音高低平直等也必不可少。因技巧运用中内容的复杂性、技术性等客观存在，故谈判技巧也称为谈判艺术。众多的公共关系谈判技巧是谈判艺术殿堂中灿烂的瑰宝，高水平的谈判时时刻刻都闪耀着智慧与艺术的灵光。下面介绍几个公共关系谈判的技巧。

### （一）公共关系谈判中的语言技巧

**1. 公共关系谈判语言的类型**　根据语言的表达方式，谈判语言分为有声语言和无声语言。

有声语言是指通过人的发音器官来表达的语言，这种语言借助于人的听觉来进行信息传递以实施说服，通过语言的阐述表情达意。

无声语言又称身体语言，是指通过人的眼神、形体、姿势及辅助的物品（着装、手势等）等非发音器官来表达的语言形式，是公共关系谈判中必须使用的基本工具。

**2. 公共关系谈判陈述的技巧**　陈述即讲述，以准备充分的语言来表达自己的观点或阐述问题。在谈判的各个阶段，有经验的谈判人员都会适时通过陈述来充分表达己方的观点及看法，在陈述中做到左右逢源、滴水不漏，同时又要暗藏锋芒，这就要用到陈述中的技巧。陈述中的技巧一般有：入题的技巧、叙述的技巧和结束的技巧，引人入胜的陈述总是能够获得先声夺人的效果。

（1）入题的技巧　一般情况下，在谈判时，谈判中的任何一方所表达的入题内容如果能够引起谈判对方的兴趣，使谈判对方能够很关切地投入到所交谈的问题中来，这样将会起到意想不到的效果，形成热烈的谈判气氛。入题经常采用的方法有触景生情法、迂回入题法和开门见山法。

（2）叙述的技巧　不管是大型谈判还是小型谈判，无论是复杂的谈判还是简单的谈判，谈判一方总是期望能够清晰地了解对方的相关信息，而提供信息方也希望对方能够做出回应。当信息必须由己方提供时，要注意不能不顾及对方感受，只顾自己滔滔不绝、侃侃而谈、长篇大论而不是简洁明快的错误做法，这样反而会让对方感到茫然不得要领，自己也得不到思考的余地。在叙述问题时，其关键点的信息不能太多，要做到简明、扼要，使对方明白：哪些是赞同的，哪些是反对的。通常一般人一次能够接受的事项不可能太多。同时，尽量避免那些对方无法对某些事项表示肯定或否定回答的情况，不然谈判会无法推进。

（3）结束语的技巧　结束语在谈判中起着非常重要的作用。好的结束语能够让谈判对方产生共鸣与深思，又能引导对方陈述问题的态度及方向。一般情况下，结束语应采用切题、稳健、中肯并富有启发性的语言；做到有肯定有否定，并且还要留有一定的余地，尽量避免出现绝对性结论的话语。

**3. 公共关系谈判的发问技巧**　发问也称提问，是谈判中经常使用的一种语言表达方式。在谈判时善于发问，目的在于能够获取己方所不知道的信息，或者希望对方提供己方所不知道的资料，或者要求对方澄清我方尚未明白的问题，或者借此表达发问人的感受，或提醒对方注意某些重要的问题，为对方的思考提供新的思路等。但在发问时，要善于倾听对方所表达的观点，了解问题的实质与动机，通常发问的技巧有如下 4 种。

（1）为难提问法　在谈判中，倾听对方所表达的观点后，给对方进行设问提问，不管对方对这个问题进行肯定回答或否定回答，都与其愿望和要求相背离。《战国策·韩策》中记载，韩灭郑后，当时的著名思想家和改革家申不害被韩昭侯起用为相。申不害平时教人按功授职，但他自己却任人唯亲。有一次，申不害请求韩昭侯封自己的堂兄一个官职，其兄却无甚功劳。韩昭侯不同意，申不害脸有愠色。韩昭侯说："这样的事，我没有跟你学过。你是让我接受你的请求，封你堂兄官职，而废弃你平时的学说呢？还是推行你平时按功授职的主张，拒绝你任人唯亲呢？"申不害无言以对。这种方法利用对方观点或行为的矛盾之处，通过设问使其陷入进退两难境地，使己方占有主动权。

（2）直接提问法　在谈判中，当需要对方毫不含糊地做出明确回答时，可采用这种直露不讳的提问方式。它的好处在于方向明确，直来直去，节省时间。一般用于需要确切地知道与对方有关的某些情况或想法，而对方又有义务与责任提供的情况。如医生向患者询问病情："你什么地方不舒服？"顾客向售货员询问有关商品的用途和使用方法："请问这台电脑每小时耗电多少？"如果对方没有回答的责任，而问题属于对方比较敏感或比较忌讳的话题，双方关系并不密切，那么一般不宜以这种直接的方式发问，以免引起对方反感，伤了对方的心。

（3）引出提问法　引出式提问对答案具有强烈的暗示性，是反义疑问句的一种。它具有不可否认的引导性，几乎使对方没有选择的余地，只能产生与发问者观念一致的反应。在谈判过程中，有时为了反驳对方需要先进行发问，让谈判对方说出自己希望的答案，然后以此为谈判话题，有力地反驳对方。这种提问方法是为了让对方做出自己所需要的回答，并让这种答语成为我方反驳的主要话题，这样的反驳就更具有一定的说服力。

（4）选择提问法　选择式提问的目的是将自己一方的意见摆明，让对方在划定的范围内进行选择。在谈判过程中，有时会出现因对方有多种选择而举棋不定的情况，在这种情况下，谈判高手总是采用故意缩小选择范围的办法使对方做出如我方所设想的预期回答。由于选择式提问一般都带有强迫性，因此在使用时要注意语调得体，措辞委婉，以免给人留下强加于人的不好印象，给谈判对方有一定的选择机会，使对方不会感到其结果是我方强加给的，而是自己选择的，使对方的自尊心得以满足。

---

**知识链接**

### 选择式提问技巧

你想到一家公司担任某一职务，你希望年薪3万元，而老板最多只能给你2.5万元。老板如果说"要不要随便你"，这句话就有攻击的意味，你可能扭头就走。而实际上老板往往不那样说，而是这样跟你说："给你的薪水，那是非常合理的。不管怎么说，在这个等级里，我只能付给你2万元到2.5万元，你想要多少？"很明显，你会说："2.5万元。"而老板又好像不同意说："2.3万元如何？"你继续坚持2.5万元，其结果是老板投降。表面上，你好像占了上风，沾沾自喜，实际上，老板运用了选择式提问技巧，你自己却放弃了争取3万元年薪的机会。

---

### （二）公共关系谈判中的沟通技巧

沟通泛指人与人之间通过各种方式进行的思想感情交流活动。在人类社会的发展历程中，沟通无处不在、无时不有。在公共关系谈判中常用的沟通技巧主要有感情投资、倾听、应对僵持和拒绝。

**1. 感情投资的技巧** 在谈判过程中，谈判高手往往利用人性的特点来实现自己的谈判目标。为了达到这一目标，使谈判对手成为其合作的伙伴，在谈判过程中可通过相对善意的礼仪、馈赠、宴请来加深感情，使对方的对抗意识降低，愿意做出恰当的妥协与让步，从而实现自己的目标；也可通过主动满足或答应对方的需求，给予良好的物质或精神待遇，使对方产生愉快和受到尊重的良好感觉，以此达到让对方因满意而让步或减弱对立心态的目的，但要做到有度，不要无原则地退让；还可以精心准备各种参观、娱乐等活动，来缓解在谈判中出现的紧张局面。

**2. 倾听的技巧** 善于倾听，除体现个人优秀品质外，还能够在倾听中得到对方更多的信息，了解问题的实质和对方的动机，克服谈判过程中信息不对称及信息理解的偏差，做到知己知彼。倾听时的基本要领：要聚精会神地专注于对方，不能东张西望；在对方讲话过程中不可随意打断对方的讲话；注意对方讲话的语气与说话的方式；对关键性的问题即使已经清楚，也要选择恰当的时机运用恰当的方式进一步确认；对于不便回答或对己方不利的问题，可以保持沉默，不予回答，给对方造成无形的压力。

**3. 应对僵持的技巧** 在谈判开始之后，在维护己方实际利益的前提下，应尽量避免由于一些非本质的问题而坚持强硬的立场，一旦谈判陷于僵局，应积极主动地寻找解决的方案。在谈判中如果双方均坚持己见，不肯对分歧做出妥协时，可采用更换话题的方法，变换一下议题，把僵持的议题暂时搁置，等其他的议题解决好后，再解决僵持的问题；也可以更换主谈人，新主谈人的新姿态会使僵局得以缓解；也可考虑暂时休会，缓冲一下紧张气氛，等气氛缓和下来再谈；双方为了自身的利益求同存异，还可以试着寻找其他解决的方案。

**4. 拒绝的技巧** 在公共关系谈判中，讨价还价是难免的，也属正常的，有时对方提出的要求或观点与己方相反或相差太远，这就需要拒绝、否定。但拒绝方式过于死板、武断甚至粗鲁，就可能会伤害对方，使谈判陷于僵局之中，导致谈判失败。在谈判中，拒绝对方需要一定的技巧。高明的谈判者在拒绝时应审时度势、随机应变、有理有节的进行，让双方都有回旋的余地。如果拒绝得比较巧妙与合情合理，就既不伤害对方的感情，同时也使自己达到了目的。拒绝对方需要智慧和勇气，在谈判中，巧妙运用拒绝技巧，能够使谈判进展顺利，最终实现谈判的目标。

### （三）公共关系谈判压力处理技巧

任何谈判对于谈判者来说，都既是一场智力的较量，也是一场心理的较量。在谈判中，由于所谈问题可能会引发误解而出现分歧与冲突，往往会对谈判者的心理造成一定的压力，对本该正常进行的谈判进程带来不良影响。因此，对于谈判者来说，如何承受谈判过程中的压力是获取谈判成功最基本的素质。在谈判中不仅要恰当的给对方施加压力，也要善于缓解对方给己方施加的压力。缓解压力的方法通常有防范法、软化法、劝导法、转化法和对攻法。

**1. 防范法** 在谈判过程中，谈判一方如果通过分析得知，对方可能会利用某些技巧或手段加压，使己方必须或不得已做出妥协性回应时，己方可以立即采取行动，或主动在对方施加压力前就让其感到此类行为的实施不会产生作用，使对方失去对己方施加压力的想法及行动，以提高谈判的进程。

**2. 软化法** 在谈判中，公共关系人员通常存在来自组织上级的压力，因此，需要对上级阐述清楚有关信息，在清楚情况和事情可能发生的变化后，上级会对施压失去兴趣，这样压力就会因失去施加的权力而自动解除。在影响上级的过程中，一般要信息准确、阐述简明扼要，耐心细致地运用此方法，以达到软化的目的。

**3. 劝导法** 这是一种动之以情、晓之以理的方法。在谈判中，有时施加压力会带来一定的威胁实施，并给自己造成一定的损失。劝导法将向施压方说明，如果威胁付诸实施，那么己方也将会采取什么样的报复行动，这些行动将给对方带来什么样的伤害，那样必将是两败俱伤，这样施加压力的一方会主动撤销压力，有时还会做一定程度的让步。其实就是刚柔相济的方法，可以很好地避免对抗。

**4. 转化法**　在谈判中，针对压力所造成的损失可采用转化法，即将我方所要承担的风险或损失转嫁给对方。当对方意识到所施加的压力无法损害或无法严重损害我方利益时，或许会撤销其压力。但是从公共关系的角度而言，一般应尽可能不发生强烈对抗的局面。

**5. 对攻法**　这是一种硬碰硬的方法，是缓解压力的一种强硬方式。这种方法一定要基于我方的心理承受能力强于对方时才能使用，一旦采用了这种方式，坚决不可再向谈判对方做出让步。在公共关系谈判中，此种方法必须是其他方法已经无效的前提下才能使用。

### （四）公共关系谈判中改变劣势的技巧

在谈判中出现的劣势，会影响谈判目标的达成及双方的利益分配。当然，这里的劣势，并不是谈判双方实力相差极为悬殊的优劣势对比，而是指在某一方面或某一条件下的劣势。如果在谈判中所有的优势都被对方所掌握，那就很难靠谈判技巧来取得较为平等的利益。改变劣势的方法有两种。

**1. 提出最佳选择，维护己方利益**　在谈判中，一方处于劣势，往往会十分担心谈判不能达到目标，会过于迁就对方的要求，从而达成一个令自己不太满意的协议。为了避免这种情况出现，谈判人员往往事先都有一个不得已而接受的底线，即最低限度标准。运用此方法对于改变劣势有一定的作用。在谈判中，为了避免处于劣势地位的一方出现不利后果，可根据实际情况提出多种备选方案，从中确定一个最佳方案，作为最终所要达成协议的标准。其最佳选择越是可行、贴近实际，改变谈判结果的可能就会越大。

**2. 充分利用自身优势**　谈判时，如果谈判双方实力相差悬殊，我方处于劣势时，就需要做精心准备工作，对双方的优劣势进行分析，知晓对方所具有优势，再对比我方的优势，设计出如何利用我方优势的方法，做到心中有数，有的放矢。其实优劣势并不是绝对的，在谈判中随着谈判的进行，多种方案的提出，增加了自身的实力，也就增加了优势。有时候一方所具有的优势可能被暂时掩盖了，没有表现出来，也可能是对方没有认识到。因此，在谈判中充分利用自身的优势，发挥自身的长处，攻击对方的劣势，也是一种技巧。

### （五）处理反对意见的技巧

在谈判过程中出现反对意见时，往往会令人非常恼火。但是为了达成谈判的协议，还必须注意处理好这些反对意见。

**1. 冷静分析反对意见**　在谈判中当对方提出反对意见时，要冷静分析。如果此反对意见是以偏见或成见而提出的，就不要急于反驳，尽力找出其偏见形成的根源。以此为突破口，证明其见解是不符合实际的。如果反对意见只是一般性的，或是找一个借口，就不要过分较真，适当加以说明即可。

**2. 选择适当时机**　在谈判中，预计对方可能提出某种意见时，可抢先提出问题，争取主动，引导对方按我方的思路、想法去理解问题。这样有利于避免矛盾冲突，增强说服效果。

**3. 平和的态度**　在谈判中对待对方的反对意见要心平气和地回答。如果你带着不满的口气回答对方的问题，会让对方认为你讨厌其意见，对他有成见。如果是这样，可能会遭到对方的强烈反对，说服就很难奏效了。

**4. 简明扼要** 谈判过程中，在回答对方提问时一定不要长篇大论，那样很可能会引起对方的反感，使对方有进一步反驳的口实。简明扼要地回答对方的问题，必要时适当加以解释即可。

**5. 间接反驳对方** 在谈判时如果直接反驳对方，往往容易伤害对方，使对方颜面扫地，很可能要遭到反击，不利于谈判顺利进行。选择间接反驳，采用提示、暗示等方法，避免正面冲突是比较好的谈判方式。

# 【本章小结】

谈判是指具有某种相互联系或关系的双方或多方，为了满足各自的需求，进行沟通和协商，达成兼顾各方利益的协议的过程。公共关系谈判是一种特殊的谈判，是社会组织在运行过程中为加强或改善与各类公众相互关系和协调利益矛盾而交换意见，为求得一致而相互磋商、协议的一种信息沟通与交流活动，其目的是使各方能做出某种安排，解决一个问题或达成一项协议。公共关系谈判具有组织性、合作性、互惠性、双赢性、协商性等特点。

公共关系谈判的基本原则包括：平等互利原则、真诚合作原则、灵活应变原则、时效性原则、遵守法纪原则。

公共关系谈判的程序包括：公共关系谈判准备阶段、公共关系谈判开局阶段、公共关系谈判交流与磋商阶段、公共关系谈判签约阶段。

公共关系谈判策略是指公共关系谈判人员为取得预期成果而采用的一些措施，它是各种谈判方式的具体运用。公共关系谈判策略包括公共关系谈判的基本策略、公共关系谈判主动权的谋取策略、公共关系谈判互利型策略、公共关系谈判对己方有利型策略。

公共关系谈判的技巧，就是指在进行公共关系谈判中运用的具体技术及其灵活运用的能力。在公共关系谈判中，要灵活运用公共关系谈判中的语言技巧、沟通技巧、压力处理的技巧、改变劣势的技巧和处理反对意见的技巧。

**【思考题】**

1. 什么是公共关系谈判？公共关系谈判具有哪些特点？
2. 组织应该如何开展公共关系谈判活动？
3. 组织如何应用公共关系谈判技巧成功地进行谈判？

# 第十一章
# 公共关系中的文书写作

扫一扫，查阅本章数字资源，含PPT、音视频、图片等

**教学目标**

1. 掌握日常礼仪类文书的格式与写作要求。
2. 熟悉新闻类文书、调查策划类文书的格式与写作要求。
3. 了解公共关系文书的特点和分类。

【案例】

### 中共中央　国务院致北京第24届冬奥会中国体育代表团的贺电

中国体育代表团：

在北京第24届冬季奥林匹克运动会上，中国体育代表团表现出色，勇夺9枚金牌、4枚银牌、2枚铜牌，取得了我国参加冬奥会的历史最好成绩，为祖国和人民赢得了荣誉，为成功举办北京冬奥会作出了重大贡献。党中央、国务院向你们表示热烈的祝贺和亲切的慰问！

在本届冬奥会上，你们牢记党和人民嘱托，新春伊始出征，敢于拼搏、同心同力，全项参赛、全力争胜，胜利完成比赛任务，实现了运动成绩和精神文明双丰收，祖国和人民为你们取得的成绩感到自豪。你们在奥运赛场展现出新时代中国运动员的精神风貌和竞技水平，以实际行动落实拿道德的金牌、风格的金牌、干净的金牌的要求，生动诠释了奥林匹克精神和中华体育精神。你们同世界各国各地区运动员相互切磋、相互激励，共享冰雪盛会，促进了交流，增进了友谊。你们的出色表现进一步促进了我国冰雪运动发展，进一步激发了海内外中华儿女的爱国热情，为全党全国各族人民在全面建设社会主义现代化国家新征程上凝心聚力、团结奋斗注入了精神力量。

当前，全党全国各族人民正在意气风发向着第二个百年奋斗目标迈进。希望你们以习近平新时代中国特色社会主义思想为指引，牢记初心使命，发扬光荣传统，不断提升我国竞技体育综合实力，提高为国争光能力，为巩固和扩大"带动三亿人参与冰雪运动"成果、加快建设中华体育强国，为实现中华民族伟大复兴的中国梦作出新的更大的贡献。

中共中央

国务院

2022年2月20日

**【思考】**

本文属于哪一类公共关系文书？其格式和要求有哪些？

公共关系是一种无形的管理艺术和有效的经营手段，它需要以语言文字为媒介来进行表达，因此公共关系中的文书写作是体现公共关系这种独特管理职能的重要手段。公关写作，是具有综合性、交叉性、实用性强的写作学科，是组织以文字为媒介，以传播为手段，沟通处理主体与客体之间的关系，为组织树立良好的社会形象，进而促进事业的成功写作活动。它的功能是在传播、交往的过程中，引起对方满意的效应，从而形成一种友好的交际情感氛围，产生最佳的社会效益和经济效益。本章将着重介绍公关写作的基本知识和基本技能。

# 第一节　公共关系中的文书写作概述

在精神文明和物质文明高度发展的今天，人们作为社会生物人，在日常工作和生活中，相互之间形成各种关系，产生种种交往，如交流信息、探讨问题、合作办事、解决矛盾等，经常要以文书为中介来表达。公关文书具有不可替代的作用。

## 一、公共关系文书的范畴与分类

公关文书是记录公关活动状况的书面形式，是促进公关活动有效开展的工具，也是公关传播沟通最重要的方式之一。为使公关文书能正确反映公关活动，真正发挥它的重要作用，使社会组织树立良好形象，公关文书的写作主体必须体现公众意识、形象意识、沟通意识、信息意识、传播意识和创新意识等。语言是思维和意识的外壳，因此只有具备较高的公关意识和思想，才能真正完成好公关文书的写作。

公关文书是应用文体中使用频率较高的一种应用文，广泛应用于各种不同的社交领域，依据性质、使用范围、目的的不同大致可分为三类。

**1. 礼仪性公关文书**　礼仪性公关文书就是在日常工作中组织与组织，组织与个人之间为达到一定的公关目的而使用的文书，如请柬、祝词、答谢词等。

**2. 传播性公关文书**　传播性公关文书就是为了宣传组织良好形象，为组织的正常运作和发展创造有利的内外部环境而使用的文书，如广告、新闻、演讲等。

**3. 事务性公关文书**　事务性公关文书就是机关、团体、企事业单位处理公务时使用的文书，主要用于传达、贯彻党和国家的方针、政策，发布法规，请示和答复问题，指导和商洽工作，报告情况和交流经验等。根据国务院 2012 年 4 月 6 日颁布的《党政机关公文处理工作条例》的规定，党政机关的法定公文共有 15 种。其中与公共关系活动关系较为密切的有通知、通报、请示、报告等。

---

**知识链接**

**《党政机关公文处理工作条例》的规定**

2012 年 4 月 6 日，中办、国办联合印发了《党政机关公文处理工作条例》（以下简称《条例》），同时废止了 1996 年中办印发的《中国共产党机关公文处理条例》和 2000 年国务院印发的《国家行政机关公文处理办法》（以下简称《办法》）。

　　《条例》与《办法》对比，增加了公文种类。《办法》规定公文种类有 13 种，文种有 15 种，增加了"决议"和"公报"，同时将"会议纪要"改为"纪要"。原有 13 个文种的适用范围与《办法》的规定基本相同。

## 二、公共关系文书的特点

公关文书写作具有语言明确、表达简洁、格式规范的特征。

### （一）语言明确

　　语言明确，就是语言清楚明白、确切无误。公关文书写作要力求用词准确，以达到预期的效果，在选词择句时不疏忽、不含糊。要把该做什么，不该做什么，怎样做，需要达到什么目的，都准确地表达清楚，不引起误会，不产生歧义，使人读后就知道应该怎样付诸实践。如在介绍产品的广告中，其性能、规格、特点、专家评价、检测等一定要用准确而严密的语言表述出来，否则就有虚假不实之嫌。明确性主要表现在以下几个方面。

　　**1. 用词准确、规范**　为了表意确切，避免歧义，所用的词语大都是有偏正关系的单义词；一般不用语气词、感叹词、儿话词，不用富于描绘性、形象性的词语；不用口头语和方言。简称、略语是在社会交际的一定环境中，为了用语的简练或表达的方便而使用的。脱离了言语环境就会使人费解或引起误会，因此不可滥用。但其中有些已被全民语言所吸收，不致引起误解的，在写作中也可采用。如"灰色收入""博客"等。而有些简称、缩略语则仅能在某些行业、部门或在特定的情况下使用，并且应加以说明。

　　**2. 句式严密**

　　（1）适当运用长句　适当运用长句是表意明确的特征。长句的特点是附加成分长而复杂，具有容量大、说理严密的特点。例如，"参众两院可能对该方案的两项内容分歧较大，一是教育融资，二是政府平准基金的融资"。又如，"这笔资金目的在于帮助州政府和地方政府在不增加赋税或者削减其他重要开支预算的情况下继续向教育和执法等机构提供资金"。这些长定语、长状语限制，规定了中心语的意义范围，使表述更明确、更精密。

　　（2）普遍使用主谓完全句　为了避免产生歧义，公关文书语言表达大多用主谓完全句，特别是在合同、规章制度等写作中。即使用省略句，也都是承前省略，或在主语十分明确的情况下省略，从而保证说明、判断的明确性。

　　**3. 语气贴切**　公关文书语言在使用词语上十分讲究分寸，应注意语气的运用。语气是语言交际不可缺少的辅助手段，它可以用来达意，更可以用于传情，细微地表达出语言的使用者对交际对象的不同感情和态度。要根据不同文种、不同受文对象和不同目的来选择和组织语言材料，使语言的运用与交际目的、交际对象、交际情境取得和谐统一。

　　（1）语气的运用要切合文种和受文对象　如请柬要做到文雅、庄重、有礼，还要表现出邀请者的诚意；演讲稿要根据听众和场合的不同，在称谓上有所变化，如演讲家曲啸在给一个农场犯人作演讲时，所用的称谓就是经过再三斟酌而定的，他一开始用"犯人们"，觉得不合适，后改为"同志们"，还感觉不当，最后他再三思考，选用了"触犯了法律的年轻朋友们"，这样既符合实际，又很亲切，使当时在场的犯人感动地流下了眼泪。

　　（2）语气的运用要切合题旨　如颁布政令的要严肃，贺喜祝捷的要热烈，表示哀悼的要沉痛，提出申请的要恳切，批驳错误的要明断，商洽问题的要诚挚等。

（3）语气的运用要切合情境　所谓情境，是指使用语言时的客观因素，如时间：大至时代、小至时刻；地点：大至世界、小至居室；场合：一定时间、地点、条件、发生的情况及发文者和受文对象等因素。

总之，公关文书的语言一定要得体，这样才能发挥其实际作用，使发文取得应有的效果。

### （二）表达简洁

表达简洁是公关文书语言的基本特征。公关文书写作要求文字简短，简洁明了。如简报的字数要求千字以内，最多不超过2000字；广告、新闻更强调文字精练，篇幅简短有力。此外公关文书还要做到述事简明完备，简而不漏，要而不繁；说理精辟透彻，略而不失一词。主要表现在如下几个方面：

**1. 根据不同需要，采用专业词语**　例如财税金融的外汇、证券、硬通货、税收等；商业贸易的流通、经营、购销、利润等；交通运输的抢道、超员、超载、混载等；公安司法的司法权、终审权、司法补救、拘捕等。

**2. 适当使用单音节的文言词**　例如兹、悉、妥、拟、洽、系、尚、鉴等。

**3. 经常使用介宾短语**　目的是使表述简洁、严密。例如表目的、原因的：为、为了、由于等；表对象、范围的：对、对于、将、关于等；表根据方式的：根据、遵照、通过、在、随着等。

**4. 习惯使用一套常用的事务性词语**　这些词语反映了公关文书的行文关系和工作程序，形成了固定的语言形式。例如，开端用语：根据、查、兹、为了、关于、按照等；称谓用语：第一人称用"本"，第三人称用"该"；经办用语：兹经、业经等；引叙用语：悉、前接、近接等；期请用语：即请查照、希即遵照、希等；表态用语：照办、同意、可行、不宜、不可等；征询用语：当否、可否、是否可行等；期复用语：请批示、请复等；结尾用语：为要、为盼、为荷、特此函达等。这些常用语，常常根据实际情况，灵活运用。

### （三）格式规范

公关文书与一般文书一样，在长期使用过程中，为了更好地表达内容、适应需要，使事项得以迅速传达和处理，逐渐形成了相对固定的格式，即比较固定的结构层次、习惯用语、称谓、签署等，这样便于书写和阅读。

这种比较固定的格式，有的是约定俗成，即人们在长期的使用中形成的，例如信封的写法就有惯用的格式；有的则是有关部门为了实际需要而统一规定的，例如公文的格式就是由国家行政机关统一制定的。

# 第二节　新闻类文书的写作

## 一、新闻的采写

无论何种类型的公关文书写作，语言的组织、修辞都是一项技术，它涵盖了当事方的理念、思维，以及行为方式，决定事件的胜负、发展走向。

新闻就是对新近发生的有社会意义事实的及时报道。它有广义和狭义两个概念，广义的包括消息、通讯、特写、调查报告等；狭义的指消息，也就是仅指以简明扼要的文字，对新近发生事实的及时报道。因此，新闻也叫消息。

常见的新闻种类有动态新闻、综合新闻、经验新闻、述评新闻。

**1. 动态新闻**　这是新闻中最常见的一种，它迅速、及时地报道国内外的最新动态，一事一报，篇幅最短。

**2. 综合新闻**　这是围绕一个主题，综合反映某一方面的情况、动向、成就、问题的新闻。它既有面上情况的概括，又有点上典型材料的说明，点面结合，反映全局。

**3. 经验新闻**　这是反映某一方面的经验、做法的新闻，它为人们变革现实提供借鉴。

**4. 述评新闻**　这是用夹叙夹议的方式，或在叙述中融注作者观点来反映国内外重大事件或问题的新闻。它是当新闻记者认为单纯地报道客观事实不能满足读者的需要，或不能达到某种目的时，对形势、事态、问题发表意见，进行分析与解释的一种特殊报道形式。

此外，随着社会的发展，为适应人们对信息传递速度和信息量增加的需要，报纸上还出现了"标题新闻""一句话新闻""简讯"等新闻形式。

新闻是一种最讲时效的宣传形式，它一般具有内容新、事实准、报道快、篇幅短的特点。

（1）内容新　是指报道的是新鲜事、新鲜人物、新动态、新风尚、新知识、新问题等。它要求尽可能报道最新出现的人、事、物。

（2）事实准　就是报道要实事求是，人物、地点、时间、数字、引语、细节都准确无误；作者对事实的分析，符合客观事物的本来面目。

（3）报道快　新闻是对稍纵即逝的客观现象的及时记录，最讲究反应快。如果迟写慢发，新闻就会贬值或失去意义。

（4）篇幅短　就是用简洁、概括的文字，把事实要点表达出来。"短"是新闻的鲜亮特色，也是社会生活的需要。稿件短，传播媒体才能大量报道，读者才能了解更多信息。

新闻写作的基本要求：

**1. 真实**　既要讲究生活真实，又要讲究本质真实。

**2. 精练**　新闻一般篇幅短小，惜墨如金。

**3. 快速**　要迅速及时地报道新近发生或发现的事实。

**4. 鲜活**　要做到事实新鲜，角度新颖，生动活泼，引人入胜。

【案例】

**中国空间站成功实施首次点火实验**

据中国科学院空间应用工程与技术中心消息，梦天实验舱燃烧科学实验柜日前成功实施首次在轨点火实验，验证了空间站燃烧科学实验系统功能的完备性，以及整体实验流程的准确性与科学性，为后续空间科学燃烧实验项目打下良好基础。

您或许会好奇，为什么我们要在太空中做这个实验呢？这是因为，太空中的微重力环境提供了地面无法模拟的条件，它能够排除浮力对流，抑制颗粒或液滴的沉降。过去，科学家们会去寻求像自由落体环境或是空间站这样的环境，制造形成一个理想火焰。如今有了在微重力环境下燃烧实验的数据，就可以进行更多天地对比分析，能为燃烧理论和模型的发展建设提供重要支撑。

此次点火实验采用甲烷作为燃料，先后两次点火共持续约 30 秒。高速相机下传的实验画面清晰展现了甲烷预混火焰（内圆锥状火焰）受扩散火焰包围的形貌。由于不受浮力的影响，太空中火焰的颜色、界面，以及燃烧全过程，都跟地面有一些区别。比方说和地面的蜡烛燃烧相比，火焰没有了地球重力的影响就会"虚胖"一些，它的内焰和外焰的形状和颜色都会有比较大的变化。太空上的火焰结构是典型的甲烷预混火焰特征，外部的扩散火焰与地面的相同实验结果相比更为短而圆。

这个点火实验是国内首次在空间站点燃气体的火焰。获取的甲烷－氧气部分预混火焰高速高分辨率图像和视频，是我国空间站首批微重力燃烧科学数据，为后续空间科学燃烧实验项目打下良好基础。

目前，我国在微重力燃烧科学领域规划了包含79项实验目标在内的10个研究计划，预计将在2023年底前完成40次以上的在轨燃烧实验。这些实验将为我国微重力燃烧领域取得第一批空间站实验数据，服务于地面和空天燃烧应用装置和材料合成相关理论的发展。

自梦天实验舱发射入轨以来，梦天实验舱各科学实验柜陆续完成了供电检查、基本功能自检，并进行功能指标测试及参数调优，按计划开展了舱外载荷保温、高精度时频柜和超冷原子柜真空保持、有效载荷在轨测试等50余项任务。据了解，待天舟六号货运飞船上行货包后，还将开展包括我国空间站燃烧科学领域首个国际合作项目在内的极限火焰动力学、火焰合成纳米材料、火焰碳烟生成等科学实验。

## 二、消息的采写

消息的格式一般由标题、导语、主体和结尾四部分组成。

**1. 标题** 标题是对新闻的主旨或内容的提要，用以吸引读者，帮助读者阅读。它与一般文章的标题相比，形式更多样，有引题、主题、副题，可灵活运用。主题，是新闻中心的概括或主要事实的说明；引题，往往用来交代形势，说明背景，烘托气氛，揭示意义，引出主题；副题，常用以补充交代事实，或说明事件的结果，有时也用来说明主题的来由或依据。

**2. 导语** 导语是新闻的开头部分，可以用一句话，也可以用一个自然段。一般是简明扼要地叙述最主要、最新鲜、最有吸引力的事实或综合介绍全文的基本内容，使读者先获得一个概貌。这种写法称叙述式。这是报纸上最常见的导语的写法。此外，还有把主要的事实用提问方式写出来的提问式导语、对主要事实或某一有意义的侧面作简朴描述的描写式导语、把结论放在开头的结论式导语等。

**3. 主体** 主体是新闻的主干，是对报道的事实作具体的叙述和进一步的说明，用充分的、有说服力的事实材料表现新闻的主旨。对材料的安排，可以按时间顺序写出事件的发展，或者按空间位置的转换组织材料，或者依据事物的逻辑联系来安排层次。主体中的材料，要同导语部分密切联系，例如导语里采用的事实，主体部分要加以说明、补充，但要避免重复；导语里提出的问题，主体部分要运用材料回答、解决。

**4. 结尾** 结尾是新闻的最后一句话或最后一段文字，一般会指出事物发展的趋势，或者对报道内容做概括式小结，有的则提出作者希望等。

消息写作往往要有相关背景材料的运用。背景材料是指新闻事件发生的历史条件和环境的材料，一般来说，新闻写作中往往用背景材料来烘托、深化主旨，帮助读者认识所报道事实的性质和意义。背景材料包括对比性材料、说明性材料和注释性材料。对这些材料的运用要从实际报道的内容出发，根据是否有助于阐明主旨、说明事实的来龙去脉决定用或不用。背景材料常常穿插于导语、主体、结尾中。

### 三、答记者问（电视采访）的采写

#### （一）答记者问（电视采访）的写作要求

答记者问，是各级领导人、有关方面负责人或专家、学者直接回答记者提问的一种报道形式。提问内容，是相关读者急需了解和关心的问题，或者是有关组织机构需要向广大群众宣传、解释的问题。通常就某项事件由记者请有关方面负责人正式发表意见，随后以问答记录形式公布。采访者与采访对象是平等的关系。

答记者问的写作要求：

**1. 提问要为观众着想** 力求提出读者当时想问、未问、欲问的问题。

**2. 准确选择采访对象** 采访对象不仅要具有权威性，而且要熟知某一问题表象及其实质，其回答才有说服力。

3. 提问要集中，要抓住要点 采写答记者问的提问，不同于采写其他新闻报道，它本身便是发表稿的组成部分。提问不宜随口而提，泛泛而提。它要求记者对客观情况有所了解，经过认真思考之后，有准备、有目的地提出来。答记者问的稿件，在发表前要让采访对象或其委托者过目，以便加以必要的修改和订正。

#### （二）答记者问（电视采访）的采访程序和注意事项

**1. 采访程序** 采访程序包括：①确定采访的主题、采访的范围和对象、采访方式、采访步骤、目的、意义，以及达到何效果。②确定采访提纲。③预约，并将采访提纲发给被采访人或其秘书。④按计划进行采访。⑤将采访后形成的文稿发给对方确认。⑥发表，如果是平面媒体，则将报刊尽快寄给对方；如果是电台或电视播出，则告知对方播出时间，请对方收听或收看。

**2. 注意事项**

（1）提问要做好准备 古语说："知己知彼，百战不殆。"事前对采访对象的背景进行了解和资料收集十分重要。事前对重大历史要有一定了解，如果采访者和被采访者能在采访问题上做好了解和沟通工作，整个采访活动就能顺利进行。

（2）提问要简洁通俗 采访者对每个要提问的问题，事先在其用语的长短上应当精心设计、推敲，宜短勿长，宜通俗勿艰涩。

（3）提问要具体明确 以具体新闻事实为由头发问。这类问题由于有确凿的事实为依据，被问者很难避而不答，一般都要予以正面回答。任何事物都是错综复杂的，且有其形成、发展、结束的过程，记者如果笼统、抽象地提问，采访对象就难以回答。

（4）提问要把握主线 一般的采访目的性很强，由于时间和环境的限制，采访者和采访对象之间不可能像拍摄纪录片和写人物通讯那样可以长时间地共同生活、工作，所以要抓住关键问题，一旦采访对象的谈话偏离了主题，就要及时将它拉回到主线上来，切勿跑题。

（5）以真实情况为由发问 这种情形的提问与第一种情形非常相似，唯一的不同是，一个用新闻，一个用真实存在但不一定能成为新闻的事实。

（6）以对比或比喻的方式提问 这是一种常见的提问方式，它的优点在于将复杂、抽象的问题形象化，在两个不同的个体或事物之间建立起某种联系，让听者容易理解和消化。

（7）提问要注重非语言类沟通 采访者要注重非语言类信息沟通，善于运用眼神、表情、身姿等进行表达，对被采访者要观察细致入微，力求捕捉到对方的每一个细节。这些非语言信息在细节上的运用，不但对记者的采访至关重要，对触动被采访者当前的状态也起到了举足轻重的作用。

（8）提问结束要回顾　采访进入收尾阶段，常常容易松懈，匆忙了结，"刀枪入库，马放南山"。其实在结束提问时有很多工作要做，不能忽视。如向采访对象复核材料，力保准确无误；回头看看，是否有遗漏的问题；征求采访对象的意见，特别是比较重要的报道。

# 第三节　调查策划类文书的写作

## 一、调查类文书的写作

### （一）调查报告的特点

调查报告是针对某一现象、某一事件或某一问题进行深入细致的调查，对获得的材料进行认真分析研究，发现其本质特征和基本规律之后写成的书面报告。调查报告是一种在新闻领域和机关应用文领域中都可以采用的常用文体，它具有新闻和应用文的两栖文体性质。不过，有些在机关之间流通的调查报告，可以没有新闻性。而在报刊广播上发表的调查报告，必须有新闻性。具有新闻性的调查报告在新闻媒体上发表的时候，也可以叫作"新闻调查"。

较强的针对性是调查报告的特点。一是不仅要介绍事物发展的全过程，还要对事件进行本质的分析、评价，从中总结经验教训，探索其规律；二是必须选择具有典型意义的对象进行调查，可以调查现状，也可以调查历史，为实际工作服务；三是叙述方式，惯用第三人称。调研报告的核心是实事求是地反映和分析客观事实。

调研报告主要包括调查和研究两个部分。调查应该深入实际，准确地反映客观事实，按事物的本来面目了解事物，详细地占有材料。研究即在掌握客观事实的基础上，认真分析，透彻地揭示事物的本质。至于对策，调研报告中可以提出一些看法，但不是主要的。因为对策的制定是一个深入的、复杂的、综合的研究过程，调研报告提出的对策是否被采纳，能否上升到政策，应该经过政策预评估。

### （二）调研报告的写作要求

**1. 要取得第一手资料**　必须掌握符合实际的丰富确凿的材料，这是调研报告的生命。丰富确凿的材料一方面来自于实地考察，一方面来自于书报、杂志和互联网。在知识爆炸的时代，获得间接资料似乎比较容易，难得的是深入实地获取第一手资料。这就需要认真调查，掌握大量的符合实际的第一手资料，这是写好调研报告的前提。

**2. 要有强有力的分辨能力**　对于获得的大量的直接和间接资料，要做艰苦细致的辨别真伪的工作，从中找出事物的内在规律性。调研报告切忌面面俱到，在第一手材料中，筛选出最典型、最能说明问题的材料，对其进行分析，从中揭示出事物的本质或找出事物的内在规律，得出正确的结论，总结出有价值的东西。

**3. 要以事实为依据**　调研报告要做到观点鲜明，立论有据。论据和观点要有严密的逻辑关系，条理清晰。逻辑关系是指论据和观点之间内在的必然联系，如果没有逻辑关系，无论多少事例也难以证明观点的正确性。调研报告的结构可以不拘一格，但要以事实为依据进行写作。

**4. 要讲究语言的洗练**　用词力求准确，文风朴实。写调研报告，应该用概念成熟的专业用语，非专业用语应力求准确易懂。特别是被调查对象反映事物的典型语言，应在调研报告中选用。盲目追求用词新颖，把简单的事物用复杂的词语来表达，有时反而会弄巧成拙，给人不真实的感觉。

**5. 要有宽阔的知识面**　好的调研报告是由调研人员的基本素质决定的。调研人员既要有深厚的理论基础，又要有丰富的专业知识。一项政策往往涉及国民经济的诸多方面，并且影响到不同的社会群体，只有具备宽广的知识面，才能够深刻理解国家的大政方针，正确判断政策所涉及的不同群体的需要，才能够看清复杂事物的真实面目。

**6. 要坚持真理，服从真理**　事物的产生和发展都遵循一定的规律，调研报告的写作过程实际上也是探索事物发生发展规律的过程。报告的论点和论据一定要符合自然规律和社会规律，而不是一味追随潮流，迎合某些群体的需要，这就需要调研人员非常敬业，具有不懈追求真理的精神。

## 二、策划类文书的写作

### （一）策划及策划类文书的概念

策划是一种策略、筹划、谋划或者计划、打算。策划又称策略方案和战术计划，是指人们为了达成某种特定的目标，借助一定的科学方法和艺术，为决策、计划而构思、设计、制订策划方案的过程。

策划文书，简称策划书，也叫策划方案，就是把策划的过程用文字完整系统地表达出来而形成的文字材料。根据所载内容性质可分为广告策划书、营销策划书、创业策划书和专题活动策划书。

### （二）策划类文书的常用结构

策划类文书根据写作时的实际需要应包括：封面、目录、内容摘要、背景、策划策略、策划开展、经费预算（包括项目列支、费用分配）、附件等。

### （三）策划书的写作要求

1. 策划书的名称尽可能具体明确，置于页面中央，必要时也可以在下面写出副标题。

2. 策划书要写明活动的目标、目的、意义。活动目标要具体化，并满足重要性、可行性、时效性等特点。

3. 列出所需人力资源、物质资源，包括资源使用的地方，如教室或使用活动中心都详细列出。注明组织者、参与者姓名和嘉宾的单位及联系方式。物质资源可以列为已有资源和需要资源两部分。活动的各项费用在根据实际情况进行具体、周密的计算后，用清晰明了的形式列出。

4. 内外环境的变化，不可避免地会给方案的执行带来一些不确定性。因此，当环境变化时是否有应变措施、损失的概率是多少、造成的损失多大、相关应急措施等也应在策划中加以说明。

5. 策划的正文部分，表现方式要简洁明了，使人容易理解，但表述方面要力求详尽，没有遗漏。在此部分中，不仅仅局限于用文字表述，也可适当加入统计图表等；对策划的各工作项目，应按照时间的先后顺序排列，并绘制实施时间表，这有助于方案核查；人员的组织配置、活动对象、相应权责及时间地点应加以说明；执行的应变程序也应该加以考虑。

## （四）策划书写作注意事项

小型策划书可以直接填充；大型策划书可以不拘泥于表格，自行设计，力求内容详尽，页面美观；可以专门给策划书制作封面，力求简单、凝重；策划书可以进行包装，如用设计的徽标作页眉，图文并茂等；如有附件可以附于策划书后面，也可单独装订；策划书需从纸张的长边装订；一个大策划书，可以有若干子策划书。

## 三、评估报告的写作

### （一）评估报告的内容

公共关系评估报告具有特定的目的。目的不同，决定了评估的范围和对象不同，因此，公共关系评估报告书的内容可能完全不一样。根据公共关系评估实践的总结，公共关系评估报告的内容一般包括十个方面。

**1. 评估的目的及依据**　即为什么要进行公共关系评估，通过评估解决什么问题，以及评估所依据的文件或相关会议要求等。

**2. 评估的范围**　公共关系活动涉及方方面面，为了突出重点，缩短篇幅，利于评估结果的运用，报告书必须明确公共关系评估的范围。

**3. 评估的标准和方法**　在报告书中，应说明评估的标准或具有可测量的具体化的目标体系，以及评估过程所采用的方法。比如直接观察法、问卷调查法、比较分析法、文献资料法、传播审计法等。

**4. 评估的过程**　简要说明评估过程是怎样进行的，分哪些阶段。从阅读报告书的过程和采用的方法等可以判断评估是否科学、系统、规范、完整等。

**5. 评估对象的基本情况**　在公共关系评估报告书中，必须明确评估对象本身的情况，包括项目名称、开展时间、实施的基本情况及特点等。

**6. 评估的内容及分析与结论**　在评估报告书中写明被评估的公共关系活动、工作或项目的内容，对运行或执行的效果、效益进行分析，进而得出客观、公正的结论。

**7. 存在的问题及建议**　评估人根据掌握的实际材料、相关情况，有针对性地提出问题，并提出有利于解决问题的建设性意见。

**8. 附件**　附件包括附表、附图、附文三部分。

**9. 评估人员名单**　包括评估负责人；参加评估人员的姓名、职业、职务、职称等。有时为了利于咨询，评估人还需要把电话、通讯地址、邮政编码也注明。

**10. 评估时间**　由于公共关系活动处于动态的状态下，不同时间评估所得出的结论会有所差异性。因此，评估报告书必须写明评估时间或评估工作开展的阶段。

### （二）评估报告的形式

公共关系评估报告书没有固定的结构格式。按照评估的目的与要求，公共关系评估报告的结构可以采用不同的格式，灵活安排结构。通常，公共关系评估报告书的结构格式包括：

**1. 封面**　封面的主要内容包括评估书或项目的题目、评估时间、评估人（单位名称），以及保密程度、报告书编号。题目要反映出评估的范围和对象。排版应醒目、美观。

**2. 评估成员**　反映哪些人参加了评估工作，负责人是谁。

**3. 目录** 用来方便阅读报告书。

**4. 前言** 反映评估任务或工作的来源、根据，评估的方法、过程，以及其他特别需要说明的问题。也有的评估报告把评估的方法、过程等写进正文。

**5. 正文** 正文是评估报告书中最重要、最主要的部分，也是评估报告书的主体。它包括评估的原则、方法、范围、分析、结论、存在的问题和建议等。

**6. 附件** 附件内容是对正文内容的详细说明和补充，是正文的证明材料。

**7. 后记** 主要说明一些相关的问题，例如报告书传播的范围、致谢参加人员及相关单位。

### （三）撰写评估报告应注意的问题

评估报告书的写作是有相当难度的，既要求执笔人员客观、公正、全面，又要求报告书可读、简洁、明了。除格式方面的要求外，写作还应注意如下问题：

**1. 定量与定性相结合** 通常，评估结论是定性的，但必须用定量的指标作说明。注意定量与定性的密切结合。

**2. 建议与策略具有可操作性** 只有切合实际情况的建议才具有可操作性。

**3. 语言准确、精练** 尽量用最少的文字、篇幅来说明问题，提出建议。切忌太多的学术词汇，让评估报告的阅读者难以理解。

**4. 结论具体客观** 评估结论要客观，既要看到成绩、效益，又要看到缺点和不足。在结论中，要避免"可能""大概""也许"等模糊语言。所有的结论都应当找到相应的材料作证明。

## 第四节　日常礼仪类文书的写作

公关礼仪文书是指国家机关、企事业单位、社会团体或个人在社会交往、礼仪活动和商务活动中常用的各类文书，是在各种不同场合，根据不同的情况，遵循相应的习俗和人情所撰写的礼仪文字材料。本书介绍几种最为常用的日常礼仪类文书的写作方法和技巧。

### 一、贺信

#### （一）贺信的范畴与特点

贺信是机关、团体、企事业单位或个人向取得突出成绩、作出卓越贡献或有喜庆之事的单位及个人表示祝贺的一种礼仪文书。贺信要体现的是自己真诚的祝福，是加强彼此联系、增强双方交流的重要手段。所以贺信要写的感情饱满充沛，冷冰冰的陈述、评价是表达不出贺者心愿的。贺信内容要真实，评价成绩要恰如其分，表示决心要切实可行，不可空发议论，空喊口号。贺信的语言要求精练、简洁明快，不堆砌华丽辞藻。贺信的篇幅要短小精悍。

#### （二）贺信的写作格式

贺信一般由标题、称谓、正文、结尾和落款五部分构成。

**1. 标题** 贺信的标题通常由文种名构成。如在第一行正中书写"贺信"二字。

**2. 称谓** 顶格写明被祝贺单位或个人的名称或姓名。写给个人的，要在姓名后加上相应的礼仪名称如"先生"。称呼之后要用冒号。

**3. 正文** 贺信的正文要交待清楚以下几项内容：①结合当前的形势状况，说明对方取得成绩的大背景，或者某个重要会议召开的历史条件。②概括说明对方都在哪些方面取得了成绩，分析其成功的主观、客观原因。贺寿的贺信，要概括说明对方的贡献及他的宝贵品质。总之这一部分是贺信的中心部分，一定要交待清祝贺的原因。③表示热烈的祝贺。要写出自己祝贺的心情，由衷地表达自己真诚的慰问和祝福。要写些鼓励的话，提出希望和共同理想。

**4. 结尾** 结尾要写上祝愿的话。如"此致敬礼""祝争取更大的胜利""祝您健康长寿"等。

**5. 落款** 写明发文的单位或个人的姓名、名称，并署上成文的时间。

## 二、祝词

### （一）祝词的范畴与类型

祝词也称"祝辞""致辞"，是对有关重大节日、重大典礼，以及庄重场合表示祝愿的讲话，主要用于对正要开始、尚无结果的事情表示祝愿。是泛指对人、对事表示祝贺的言辞或文章。

祝词根据祝贺的内容不同可以划分为祝事业、祝酒、祝寿、祝婚、祝节日等类型。祝事业，多用于重大会议开幕、工厂开工、商店开业、展览剪彩，以及其他纪念活动等，祝愿此事业顺利进行，早日成功。祝酒，用于宴会、酒会上，传达祝酒者美好的愿望。祝寿，一般是对祝寿对象表示良好的愿望，希望他们健康长寿。祝婚，一般是祝愿新婚夫妇幸福美满。祝节日，即对节日表示祝贺。

祝词的结构形式常见的有两种：一种是"点睛"式，多用于祝寿词或特殊场合的祝贺词、祝酒词。即用一两句精粹的词语，把自己美好的祝愿表达出来，有时也可以引用贺词或名言，借以表达自己的心意。另一种是文章式结构，全文由开头和正文构成。从表达形式上划分有韵文（诗、词）体和散文体两种类型。

祝词短小、精练、炙热，总的来说还是应该做到主旨鲜明、集中，感情真挚、热烈，语言平实、得体，富于感染性、启发性和鼓动性。祝词属于演讲词的范围，除文稿本身的写作要求外，还有一个演讲技巧问题，其中包括仪表、仪态要自然大方，口语表述要清新、流畅，语势要波澜起伏等。这就对讲话者提出了更高的要求，即不仅要有一定的文字修养，还要具备一定的社交能力，像礼节礼仪、口头表达、即席发挥能力等。

### （二）祝词的写作格式

散文体祝词的写作格式一般由标题、称呼、正文、结束语、落款五部分组成。

**1. 标题** 标题写在第一行居中的位置，通常有两种写法：一是直接写"祝词"；二是写出具体祝贺的内容，如《某总书记在某市某晚宴上的祝词》。

**2. 称呼** 称呼在标题之下第一行顶格书写，以示尊重。对人的称呼按照书信写作的要求来写即可；祝事业的直呼单位或部门名称即可，要注意称呼的先后顺序和亲切感。

**3. 正文** 正文是祝词的核心。这部分写法比较灵活，针对不同的祝贺对象，不同的祝贺动机，写出相应的祝贺内容。但总的来说，都应包含下面几层意思：首先应向受祝贺的单位或人员表示祝贺、感谢或问候，或者说明写祝辞的理由或原因；其次常常对已做出的成就进行适当评价或指出其意义，再次写表示祝愿、希望、祝贺之语，也可以给被祝者以鼓励。

**4. 结束语** 正文结束后常用一句礼节性的祝颂语结束全文。例如：现在，我提议，为国际奥林匹克运动蓬勃发展，为世界各国人民团结和友谊不断加强，为各位嘉宾和家人身体健康，干杯！

**5. 落款**　在正文的右下方署祝者的名称（单位或个人），以及发祝词的年、月、日。如果在标题部分已注明，此处可省略。

---

知识链接

### 祝词与贺词的异同

祝词与贺词有时被合称为祝贺词，二者都是泛指对人、对事表示祝贺的言辞和文章，它们都富于强烈的感情色彩，针对性、场合性也很强。因此祝词和贺词在某些场合可以互用，如祝寿也可以说贺寿，祝事业的祝词常常也兼有贺词的意思。

虽然祝词与贺词有时可以互用，但二者所包括的含义并不相同。严格地说，二者是有区别的。祝词一般对象是事情尚未成功，表示祝愿、希望的意思；而贺词一般对象是事情已成，表示庆贺、道喜的意思。如祝贺生日诞辰、结婚纪念、竣工庆典、荣升任职等，一般用贺词的形式表示庆贺、道喜。另外贺词使用范围比较广，如贺信、贺电等，也属于贺词类。

---

【案例】

#### 习近平在北京2022年冬奥会欢迎宴会上的致辞（全文）

（2022 年 2 月 5 日）

中华人民共和国主席习近平

尊敬的巴赫主席，

尊敬的各位同事，

女士们，先生们，朋友们：

在中国人民欢度新春佳节的喜庆日子里，同各位新老朋友在北京相聚，我感到十分高兴。首先，我代表中国政府和中国人民，代表我的夫人，并以我个人的名义，对来华出席北京冬奥会的各位嘉宾，表示热烈的欢迎！向所有关心和支持北京冬奥会的各国政府、各国人民及国际组织表示衷心的感谢！我还要特别感谢在座的各位朋友克服新冠肺炎疫情带来的困难和不便，不远万里来到北京，为冬奥喝彩、为中国加油。

昨晚，北京冬奥会在国家体育场正式开幕。时隔 14 年，奥林匹克圣火再次在北京燃起，北京成为全球首个"双奥之城"。中国秉持绿色、共享、开放、廉洁的办奥理念，全力克服新冠肺炎疫情影响，认真兑现对国际社会的庄严承诺，确保了北京冬奥会如期顺利举行。

让更多人参与到冰雪运动中来，是奥林匹克运动的题中之义。中国通过筹办冬奥会和推广冬奥运动，让冰雪运动进入寻常百姓家，实现了带动 3 亿人参与冰雪运动的目标，为全球奥林匹克事业作出了新的贡献。

女士们、先生们、朋友们！

自古以来，奥林匹克运动承载着人类对和平、团结、进步的美好追求。

——我们应该牢记奥林匹克运动初心，共同维护世界和平。奥林匹克运动为和平而生，因和平而兴。去年 12 月，联合国大会协商一致通过奥林匹克休战决议，呼吁通过体育促进和平，代表了国际社会的共同心声。要坚持相互尊重、平等相待、对话协商，努力化解分歧，消弭冲突，共同建设一个持久和平的世界。

——我们应该弘扬奥林匹克运动精神，团结应对国际社会共同挑战。新冠肺炎疫情仍在肆虐，气候变化、恐怖主义等全球性问题层出不穷。国际社会应当"更团结"。各国唯有团结合作，一起向未来，才能有效加以应对。要践行真正的多边主义，维护以联合国为核心的国际体系，维护以国际法为基础的国际秩序，共同建设和谐合作的国际大家庭。

——我们应该践行奥林匹克运动宗旨，持续推动人类进步事业。奥林匹克运动的目标是实现人的全面发展。要顺应时代潮流，坚守和平、发展、公平、正义、民主、自由的全人类共同价值，促进不同文明交流互鉴，共同构建人类命运共同体。

女士们、先生们、朋友们！

"爆竹声中一岁除，春风送暖入屠苏。"中国刚刚迎来农历虎年。虎象征着力量、勇敢、无畏，祝愿奥运健儿像虎一样充满力量、创造佳绩。我相信，在大家共同努力下，北京冬奥会一定会成为简约、安全、精彩的奥运盛会而载入史册。

最后，我提议，大家共同举杯，

为国际奥林匹克运动蓬勃发展，

为人类和平与发展的崇高事业，

为各位嘉宾和家人的健康，

干杯！

## 三、请柬、邀请书

### （一）请柬和邀请书的概念

请柬和邀请书同属于邀请他人参加某项活动的告知类文书。请柬又称请帖，是单位或个人邀请他人参加某种晚会、典礼、仪式、宴会、聚会或各种喜庆、纪念活动而制发的一种专用书信。使用请柬，既表示主人对事物的郑重态度，也表明主人对客人的尊敬，密切主客间的关系，还可使客人欣然接受邀请。请柬，按内容分有喜庆请柬和会议请柬。

邀请书一般来讲有以下两个特点：①邀请书的礼仪色彩。同请柬一样，邀请书也具有邀请的功能，要求有一些礼仪色彩。但比较而言，邀请书更朴实、更常用一些。它没有请柬的庄重严肃，但却也礼仪周到，受到人们普遍的喜爱。②邀请书用语上比请柬随意，而且要求有较详细的邀约内容，所以采用书信体的格式。

邀请书的注意事项：①语言要含有尊敬之意。邀请书的主要内容类似于通知，但又有几分商量的意思，它不能是行政命令式的态度，所以在用词上一定要礼貌。有些邀请书在开头还应解释一下自己不能亲自面邀的原因，以免引起不必要的误会。②邀请书务必事项周详。邀请书是被邀人进行必要准备的一个依据，所以各种事宜一定要在邀请书上显示出来，使邀请对象可以有准备而来，也会使活动主办的个人或单位减少一些意想不到的麻烦。③邀请书提前发送。要使被邀人早些拿到邀请书，这样可以使他对各种事务有一个统筹的安排，而不会由于来不及准备或拿到邀请书时已过期了而参加不了举办的活动。④邀请某人或单位前往某地参加某项活动的文书。正文一般要求写明举办活动的内容、目的、时间、地点、邀请对象，以及希望邀请对象所做的工作，行文应含有尊敬之意。结尾需署名邀请单位、日期，并加盖公章，以示慎重。

### （二）请柬的写法格式

会议请柬格式与喜庆请柬大致相同，由标题、正文、落款三部分组成。标题写上"请柬"二字。正文写明被邀人与活动内容，如纪念会、联欢会、订货会、展销会等，一要写明活动的时间和地点；二要写上"敬请光临"等。落款写上发出请柬的个人或单位名称和日期。格式为：称谓；正文（一般格式为："谨定于某时间，举行某座谈会"）；落款：详细时间、地点。

如结婚请柬：结婚为正式场合，正规的请柬遵循一套固定的用词格式。婚礼办得越体面正式，结婚请柬就越应遵循正规的格式。要求：

1. 被邀请者的姓名应写全，不应写绰号或别名。

2. 在两个姓名之间应该写上"暨"或"和"，不用顿号或逗号。

3. 应写明举行婚礼的具体日期（几月几日，星期几）。

4. 写明举行婚礼的地点。

---

**结婚请柬**

　　谨定于　月　日午　时　　饭店　　厅为小儿　　（女　　）举行婚宴。

谨请光临

某家长谨定

---

**邀请书**

　　同志（或单位）：

　　为了纪念　　　诞辰　　周年，我会定于　　年　月　日至　日，在　　　召开学术研究讨论会。您对　　　素有研究，我们很希望您能莅临指导。如蒙应允，请在　月　日准时前来参加为盼。报到地点：　市　路　号。

　　附：讨论会发言稿　份。

学术研究讨论会筹备组（公章）

年　月　日

---

### （三）邀请书的写作格式

通常由标题、称呼、正文、结尾和落款五部分组成。

**1. 标题**　邀请书的标题一般有两种方式构成。一是单独以文种名称组成，如《邀请书》《邀请信》。二是发文原因和文种名称共同组成，如《关于出席欧亚经济发展峰会会议的邀请书》。

**2. 称呼**　称呼要顶格写被邀请的单位或个人的名称或姓名，也就是要写明主送对象。如"某大学""某同志。"

**3. 正文**　邀请书的正文通常要求写出举办活动的内容、活动目的、活动时间、活动地点、活动方式、邀请对象，以及邀请对象所做的工作等。活动的各种事宜务必在邀请书中写清楚、写周详。若附有票、券等物也应同邀请书一并送给主送对象。若相距较远，则应写明交通路线，以及来回接送的方式等。其他差旅费及活动经费的开销来源、被邀人所应准备的材料文件、节目发言等也应在正文中交代清楚。

**4. 结尾**　结尾处要求写上礼节性的问候语。如"恳请光临""致以敬意"等。

**5. 落款**　邀请书的落款要署上发文单位名称或发文个人的姓名，署上发文日期。邀请单位还应加盖公章，以求慎重。

### 四、感谢信

#### （一）感谢信的概念、特点与注意事项

**1. 概念**　感谢信是得到某人或某单位的帮助、支持或关心后答谢别人的专用书信。感谢信对于弘扬正气、树立良好的社会风尚，促进社会主义精神文明建设有着重要意义。

根据寄送对象不同，感谢信可以分为 3 种：①直接寄送给感谢对象。②寄送对方所在单位、有关部门或在其单位公开张贴。③寄送给广播电台、电视台、报社、杂志社等媒体公开播发。

**2. 感谢信的特点**　公开感谢和表扬；感情真挚；表达方式多样。感谢信的写作要点：叙事要精要，要简洁明快、真实准确地交代事情的过程，并在叙事中体现出感谢对象对自己的帮助和表现出的无私精神；抒情和议论要结合叙事，在真实事件的基础上有感而发，做到恰如其分，真挚诚恳，避免空喊口号，空发议论。

**3. 感谢信的注意事项**　①叙述对方对自己或本单位的帮助，一定要把人物、时间、地点、原因、结果，以及事情经过叙述清楚，便于组织了解和群众学习。②信中要洋溢着感激之情。在叙述事实的过程中，除了要突出对方的好思想和表示谢意外，行文要始终饱含着感情。这感情要真挚、热烈，使所有看到信的人都受到感染。③写表示谢意的话要得体，既要符合被感谢者的身份，也要符合感谢者的身份。④感谢信以说明事实为主，切勿不着边际地大发议论。

#### （二）感谢信的结构和格式

感谢信的结构一般由标题、称谓、正文、结语、署名与日期五部分构成。

**1. 标题**　可只写"感谢信"三字；也可加上感谢对象，如"致路虹同学的感谢信""致中国人民银行文化路分行的感谢信"；还可再加上感谢者，如"阎晓迪全家致某社区的感谢信"。

**2. 称谓**　写感谢对象的单位名称或个人姓名。如"某急救中心""李勃尔同志"。

**3. 正文**　主要写两层意思，一是写感谢对方的理由，即"为什么感谢"，二是直接表达感谢之意。感谢理由，首先准确、具体、生动地叙述对方的帮助，交代清楚人物、时间、地点、事迹、过程、结果等基本情况；然后在叙事基础上对对方的帮助作恰当、妥帖、诚恳的评价，以揭示其精神实质、肯定对方的行为。在叙述和评价的字里行间要自然渗透感激之情。表达谢意，在叙事和评论的基础上直接对对方表达感谢之意，根据情况也可在表达谢意之后表示以实际行动向对方学习的态度。

**4. 结语**　一般用"此致敬礼"或"再次表示诚挚的感谢"之类的话，也可自然结束正文，不写结语。

**5. 署名与日期**　写感谢者的单位名称或个人姓名和写信的时间。

感谢信的格式如下：

第一行的正中用较大的字体写上"感谢信"三个字。如果写给个人，这三个字可以不写。有

的还在"感谢信"的前边加上一个定语,说明是因为什么事情、写给谁的感谢信。第二行顶格写对方单位名称或个人姓名,姓名后面可以加适当的称呼,如"女士""先生""老师"等,称呼后用冒号。如果感谢对象比较多,可以把感谢对象放在正文中间提出。第三行空两格起写正文。这一部分要写清楚对方在什么时间,什么地点,由于什么原因,做了什么好事,对自己或单位有什么支持和帮助,事情有什么好的结果和影响。还要写清楚从中表现了对方哪些好思想、好品德、好风格。最后表示自己或所在单位向对方学习的态度和决心。正文写好了,另起一行空两格(也可以紧接正文)写上"此致",换一行顶格写上"敬礼"。最后再换一行,在右半行署上单位名称或者个人姓名。在署名的下边写上发信的日期。

---

**感谢信**

　　　　　　有限公司于　　　年　月　日在　　　举行隆重开业典礼,此间收到全国各地许多同行、用户,以及外国公司的贺电、贺函和贺礼。上级机关及全国各地单位的领导,世界各地的贵宾,国内最著名的专家等亲临参加庆典,寄予我公司极大的希望,谨此一并致谢,并愿一如既往与各方加强联系,进行更广泛、更友好的合作。

　　此致

敬礼

　　　　　　　　　　　　　　　　　　　　　　　　　＿＿＿＿＿＿＿有限公司

　　　　　　　　　　　　　　　　　　　　　　　　　董事长:

　　　　　　　　　　　　　　　　　　　　　　　　　总经理:

　　　　　　　　　　　　　　　　　　　　　　　　　　年　月　日

---

## 五、慰问信

### (一)慰问信的概念、特点

慰问信是向对方表示关怀、慰勉的专用信函。针对性、鼓动性、感情性、亲切性是慰问信的主要特点。它是有关机关或者个人,以组织或个人的名义在他人处于特殊的情况下(如战争、自然灾害、事故),或在节假日,向对方表示问候、关心的应用文。

慰问信包括两种:一种是表示同情安慰;另一种是在节日表示问候。

慰问信应写得态度诚恳、真切。写慰问信就好比向人说说宽慰的话,根据不同的对象、不同的情况,表达真挚的、自然的、真切的慰问之情。要以真情实感,以内心的情感来打动和激励对方,用语要积极、热情,根据不同的对象、不同的事情使用不同的措辞和语气,以充分表达慰问之情。

### (二)慰问信的写作格式

慰问信由标题、称谓、正文、祝颂语、落款五部分组成。
1. 标题:可写成"慰问信"或者"某致某的慰问信"。
2. 称谓:空两格,称谓应表示尊敬。
3. 慰问的原因:可写事件的情况,或介绍他人的事迹等。

4.慰问，祝福，希望。

5.署名和署时：一般写在右下角先写姓名，在姓名下写日期。

## 【案例】

### 中华全国总工会致全国劳模和全国五一劳动奖章获得者的春节慰问信

尊敬的全国劳模和全国五一劳动奖章获得者：

春回大地，万象更新。值此新春佳节来临之际，中华全国总工会谨向奋战在各行各业、各条战线的全国劳模和全国五一劳动奖章获得者，致以诚挚的问候和崇高的敬意！

过去的一年是党和国家历史上极为重要的一年，党的二十大胜利召开，擘画了全面建设社会主义现代化国家、以中国式现代化全面推进中华民族伟大复兴的宏伟蓝图。一年来，以习近平同志为核心的党中央团结带领全党全国各族人民，全面贯彻新发展理念，推动高质量发展，实现经济稳健发展；科学精准防控新冠疫情，因时因势优化防控策略，始终坚持人民至上、生命至上；成功举办北京冬奥会、冬残奥会，成绩喜人；加大科技创新，航母下水、C919 交付、空间站巡天，重大成果持续涌现。来之不易的成绩背后，有广大劳模的冲锋在前，有亿万职工群众的拼搏奉献，更有千千万万家庭的共克时艰。大家辛苦了！

党中央始终高度重视工人阶级，关心爱护劳动模范。2022 年"五一"国际劳动节前夕，习近平总书记向首届大国工匠创新交流大会致贺信，向广大技能人才和劳动模范致以诚挚的问候，向广大劳动群众致以节日的祝贺，对深化产业工人队伍建设改革提出明确要求，为新时代的劳动者指明了奋斗方向。习近平总书记在党的二十大报告中指出，"坚持尊重劳动、尊重知识、尊重人才、尊重创造""在全社会弘扬劳动精神、奋斗精神、奉献精神、创造精神、勤俭节约精神"；在参加广西代表团讨论时强调"以中国式现代化全面推进中华民族伟大复兴，紧紧依靠工人阶级是必不可少的"。党中央对劳动的尊崇、对劳模的厚爱，必将汇聚起亿万职工群众团结奋斗的磅礴力量。

2023 年是全面贯彻落实党的二十大精神的开局之年，是实施"十四五"规划承上启下的关键一年。我们相信，广大劳模将坚持以习近平新时代中国特色社会主义思想为指导，认真学习贯彻党的二十大精神，聚焦"全面建成社会主义现代化强国、实现第二个百年奋斗目标，以中国式现代化全面推进中华民族伟大复兴"的中心任务，坚定历史自信、增强历史主动，大力弘扬劳模精神、劳动精神、工匠精神，敢于斗争、敢于胜利、踔厉奋发、勇毅前行，示范引导亿万劳动群众努力创造更加灿烂的明天。

衷心祝愿全国劳模和全国五一劳动奖章获得者在新的一年里身体健康、工作顺利、阖家幸福、万事如意！

中华全国总工会

2023 年 1 月 18 日

## 六、答谢词

答谢词是指特定的公共礼仪场合，主人致欢迎辞或欢送词后，客人所发表的对主人的热情接待和关照表示谢意的讲话。

答谢词一般由标题、称谓、正文、落款四部分组成。答谢词的写作重点在于表达出对主人的热情好客的真挚感谢之情。答谢词的开头，应先向主人致以感谢之意。答谢词的主体，先是用具体的事例，对主人所做的一切安排给予高度评价，对主人的盛情款待表示衷心的感谢，对访问取得的收获给予充分肯定。然后，谈自己的感想和心情。比如，颂扬主人的成绩和贡献，阐发访问成功的意义，讲述对主人的美好印象等。答谢词的结尾，主要是再次表示感谢，并对双方关系的进一步发展表示诚挚的祝愿。

---

# 答谢词

尊敬的　　　　先生，尊敬的　　　集团公司的朋友们：

　　　首先，请允许我代表全体成员对　　　先生及　　　集团公司对我们的盛情接待表示衷心的感谢。

　　　我们一行五人代表某公司首次来贵地访问，此次来访时间虽短，但收获颇大。仅三天时间，我们对贵地的电子业有了比较全面的了解，与贵公司建立了友好的技术合作关系，并成功地洽谈了某电子技术合作事宜。这一切，都得益于主人的真诚合作和大力支持。对此，我们表示衷心的感谢。

　　　电子业是新兴的产业，蒸蒸日上，有着广阔的发展前景。贵公司拥有一支由网络专家组成的庞大队伍，技术力量相当雄厚，在网络工作站市场中一枝独秀。希望今后双方能加强合作，相互支持！

＿＿＿＿＿＿有限公司董事长<br>年　月　日

---

## 七、欢迎词

### （一）欢迎词的概念

欢迎词是指客人光临时，国家机关、企事业单位、社会团体为了表示欢迎，在座谈会、宴会、酒会等场合发表的热情友好的讲话。

欢迎词是当面的致辞，使用的情形大致有以下四种。

**1. 欢迎宾客来访**　欢迎仪式或酒会上，由主人致欢迎词，表达欢迎之意；兄弟单位的客人前来参观学习，在举行座谈、宴会时致欢迎词。

**2. 欢迎领导视察**　上级领导前来视察工作，在一定的场合表示欢迎之意，在汇报工作之前，由有关负责人致欢迎词。

**3. 欢迎参加者**　对参加各项活动、论坛、会议、展览的人员表示欢迎。

**4. 欢迎新成员**　新生入学、新兵入伍、新员工到位、新教师到校、新领导到任等情形，在一定场合由有关领导致欢迎词。

### （二）欢迎词的格式

欢迎词一般包括标题、称谓、正文和落款四个部分。

**1. 标题**　简短的欢迎词，通常只写"欢迎词"，有时可以再写上致辞场合和致词人，如"在某会议的欢迎词"，或"某某在某会议的欢迎词"。有时也可称"致辞"，如"某某在某欢迎仪式上的致辞"。

**2.称谓**　是对欢迎对象的称呼，包括主宾及其他人员。通常要加尊称和职务、职称、学衔等。如"尊敬的总统阁下""敬爱的部长夫人"。如果欢迎对象是一个群体，就要根据具体情况加以称呼，如"各位来宾、各位朋友""各位新同学"等。

**3.正文**　正文部分要根据不同的欢迎对象和场合，确定不同的内容。欢迎宾客，一般要说明三层意思：表示欢迎；阐明意义；表达良好祝愿。要求结构分明，条理清楚，言词简洁。

**4.落款**　要写明致词人和日期，也可以采用在标题下加括号注明的题注方式。

### （三）欢迎词写作要求

**1.看对象说话**　欢迎词多用于对外交往。在各社会组织的对外交往中，所迎接的宾客可能是多方面的，如上级领导、检查团、考察团等。来访目的不同，欢迎的情由也应不同。欢迎词要有针对性，看对象说话，表达不同的情谊。

**2.看场合说话**　欢迎的场合、仪式也是多种多样的，有隆重的欢迎大会、酒会、宴会、记者招待会；有一般的座谈会、展销会、订货会等。欢迎词要看场合说话，该严肃则严肃，该轻松则轻松。

**3.热情而不失分寸**　欢迎应出于真心实意，热情、谦逊、有礼。语言亲切，饱含真情。注意分寸，不卑不亢。

**4.称呼符合礼仪**　由于是用于对外（本组织以外的宾客）交往，欢迎词的称呼比开幕词、闭幕词更具有感情色彩，更需热情有礼。为表示尊重，要称呼全名。在姓名前或后面加上职衔或"先生""女士""亲爱的""尊敬的""敬爱的"等敬语表示亲切。

## 八、欢送词

欢送词是在宾客访问结束，或在隆重典礼、喜庆仪式、公众集会上将要离去时，主人对宾客表示热烈欢送的讲话文稿。欢送词主要有三个特点：一是惜别的深情流露；二是欢愉的格调；三是口语化。

欢送词由标题、称谓、正文和落款四部分组成。

**1.标题**　标题写法与欢迎词大致相同，所不同的是欢送词可以写得像一篇抒情散文，可以另加一个散文化的标题，而用常规的欢送词标题作副标题。

**2.称谓**　称谓与欢迎词基本相同。

**3.正文**　欢送词的正文主要写宾客来访期间的双方交往、友谊及取得的成果；事关重大的访问或交往还要对所取得成果的意义作重点的阐述，并对今后继续交往表明意见或期望，还要表示欢迎以后再来的诚意。

如果访问或交往未取得成果甚至出现僵局，欢送词也需要以礼待人，既巧妙地表达自己的原则立场，又要着眼于未来，极力营造一种欢送的氛围。

欢送词更加突出惜别性　有句古诗说得好："相见时难别亦难。"欢送词要表达亲朋远行时的感受，所以依依惜别之情要溢于言表。当然格调也不可过于低沉。尤其是公共事务的交往更应把握好分别时所用言辞的分寸。同时，同欢迎词一样，口语性也是欢送词的一个显著特点之一。遣词造句也应注意使用生活化的语言，使送别既富有情趣又自然得体。

**4.落款**　同欢迎词。

# 【本章小结】

公共关系文书是社会组织为了实现自己的公关目标和开展公关活动而制作的各种书面文字材料，它是文书在公共关系中的运用。公共关系文书是政府机关、企事业单位、人民团体等组织用来汇报、反映、沟通情况和交流经验的一种文体，具有语言明确、表达简洁、格式规范的特征。

本章主要介绍新闻类文书、调查策划类文书和日常礼仪类文书的写作。

新闻类文书写作主要介绍新闻、消息和答记者问的写作要求及注意事项。写作时要求做到真实、精练、快速、鲜活。

调查策划类文书写作包括调查报告、策划类文书和评估报告的写作。

日常礼仪类文书写作。公关礼仪文书是指国家机关、企事业单位、社会团体或个人在社会交往、礼仪活动和商务活动中常用的各类文书，是在各种不同场合，根据不同的情况，遵循相应的习俗和人情所撰写的礼仪文字材料。本章主要介绍贺信、祝词、请柬、邀请书、感谢信、慰问信、欢迎词、欢送词和答谢词的写作。

## 【思考题】

1.常用礼仪类文书的写作要求有哪些?

2.公共关系文书与其他文书写作相比较有哪些共同之处，又有哪些独特之处?

3.为一次校园新闻事件撰写一篇新闻稿。

扫一扫，查阅本章数字资源，含PPT、音视频、图片等

**教学目标**

1. 掌握公共关系中人际沟通的技巧。
2. 熟悉影响人际沟通效能的核心因素。
3. 了解人际沟通的概念、特征和分类。

【案例】

#### 四句话吓坏患者

一个从乡下长途跋涉来县城看病的患者，东凑西拼从亲朋好友那借了些钱，在他认为水平较高的县医院挂了一个专家号，见面后，专家看了看检查报告。

第一句话就说："你来晚了。"

第二句话说："没治了。"

第三句话说："回家吧。"这时患者精神上已经快受不了了，急忙央求医生说："大夫，您给看看还有没有其他办法，求求您了。"

医生的第四句话："你早干什么去了？"这时，患者吓得瘫倒在地。

目前，医患关系紧张在很大程度上源于医患沟通障碍，不恰当的沟通方式会让患者对医生失去信任。据统计，在频发的医疗纠纷中，因技术原因引起的不到20%，其他80%均源于服务态度、语言沟通和医德医风问题。因此，沟通的重要性可见一斑。

【思考】

你认为医生所说的四句话有没有更好的表达方式？

在公共关系领域，沟通无处不在。无论是组织的内部公关还是外部公关，都须以有效的沟通为前提。人际沟通是公共关系中最基本、最活跃，也是最生动的组成部分。成功的团队沟通、组织沟通，都是以人际沟通为基础的。掌握公共关系中人际沟通的基本规律，对塑造良好的个人形象和组织形象，以及实现公共关系目标均具有重要意义。人与人之间良好的沟通，有助于相互理解；人与人之间良好的沟通，有利于交流信息；人与人之间良好的沟通，有助于最终达到双赢甚至多赢的效果。

# 第一节　公共关系中的人际沟通概述

每个人在社会上生存，必然要与他人打交道，正如约翰·唐纳在其诗中所说"没有人是孤岛，没有人能自全，每个人都是大陆的一片"。在现代社会，人际交往呈现出更广泛、更复杂和更注重效率等特点。据研究者统计，一个人除去睡觉以外，每天大概花费 70% 的时间在人际沟通事务上，但沟通的效果却往往大相径庭。在我们身边，有的人乐于沟通并深谙其道，他们凭此收获了事业的成功和生活的幸福。美国心理学大师罗吉斯就曾说过："如果我能够知道他表达了些什么，如果我能知道他表达的动机是什么，如果我能知道他表达了以后的感受如何，那么我就敢信心十足且果断地说，我已经充分了解他了，也能够有足够的力量影响并改变他了。"然而，也有很多人被各种各样的沟通障碍所困扰，甚至患上"社交恐惧症"。美国《工商管理硕士就业指南》（1995 年版）报道的哈佛大学就业指导小组的调查，结果显示在 500 名被解职的男女中，因人际沟通不良而导致工作不称职者占 82%。导致沟通障碍的原因有很多，但最根本的原因就是人们对什么是沟通的理解不同。因此，在公关活动中常有人抱怨：我已经与他"沟通"过了，为什么他还是认为我没有跟他"沟通"呢？那么，究竟什么是人际沟通呢？

## 一、人际沟通的概念与特征

自"沟通"作为一个学术概念被提出以来，人们就从不同角度赋予其不同的含义，如"沟通是用任何方法，彼此交换信息"（《大英百科全书》）"沟通是文字、文句或消息之交流，思想或意见之交换"（《韦氏大辞典》）"沟通是意义的传递和理解"（斯蒂芬·P·罗宾斯）等。在公共关系学领域，我们可将人际沟通进一步定义为：为了实现预定目标，公关人员运用各种媒介，与一个或多个交往对象之间实现信息传递和理解的过程。在分析这一定义时，需要把握如下 3 个基本特征。

### （一）沟通应有明确的目标

公共关系活动中，明确自己和对方的目标是公关人员实现有效沟通的基本前提。一般情况下，无论是谈判、会晤还是礼节性的访问，双方在交往前都会抱有一定的目的，比如要表明对某事的态度，提出一个有建设性的想法，传达尊重、友好的情感等。高效的沟通者总会在活动中选择适当的时机，清晰地说出自己的目标，并且使对方能够准确理解；同时注意辨别对方的目标，并给予及时的反馈。为了提高沟通效率，公关人员往往采取开门见山的方式直接切入主题，例如"我来找您是为了……"这样的话，而不喜欢与对方打"太极拳"。只有在一些特殊场合，比如，当对方怀有强烈的抵触情绪而使沟通难以顺利进行时，公共关系人员才会采用间接切入主题的方式，来逐步卸掉对方的"铠甲"，然后再表达自己的沟通目标。

### （二）沟通是一个信息被传递和理解的过程

沟通是信息在信息发布者和接受者之间转移的一个复杂过程，它与传播的最大区别在于，不仅要求信息在沟通过程中被传递，而且还需要被接受者所理解。因此，完整的人际沟通至少涉及两个人，即信息发布者和接受者，沟通应该是建立在二者良好互动基础上的双向信息传递。这样，沟通的过程不仅包括信息的发出和接收环节，而且包括了理解和反馈环节。沟通是否有效往往取决于信息发布者（信源）、信息接受者（信宿）、信息（实际为承载信息的各种符号）、通道

（各种媒介）、背景（文化和心理因素）和障碍（各种阻碍接受者顺利接收和理解信息的因素）6 个要素的综合作用（图 12-1）。例如，一位公关调查员想把最近针对客户的调查结果告知领导，他可以采取打电话或者写邮件的方式，但如果打电话时因他浓重的口音使领导听不懂，或者他写的邮件领导没有看，我们就可认为此次沟通并没有成功。

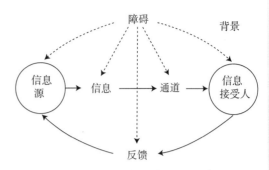

**图 12-1 人际沟通的过程和要素**

为了实现良好的互动，公关人员必须在沟通中承担双重角色。作为信息发布者，他们要关注如何更好地表达自己，如何使信息为对方所理解和接受；作为信息接受者，则要关注如何更好地倾听和理解信息，如何实施反馈。因此，在人际沟通中，公关人员必须实施三种行为：说（编码并表达）、听（接收并解码）、问或答（反馈）。

---

**知识链接**

### 秀才买柴

有一个秀才去买柴，他对卖柴的人说："荷薪者过来！"

卖柴的人听不懂"荷薪者"（担柴的人）三个字，但是听得懂"过来"两个字，于是把柴担到秀才前面。秀才问他："其价如何？"卖柴的人听不太懂这句话，但是听得懂"价"这个字，于是就告诉秀才价钱。秀才接着说："外实而内虚，烟多而焰少，请损之。"（你的木材外表是干的，里头却是湿的，燃烧起来，会浓烟多而火焰小，请减些价钱吧）卖柴的人因为听不懂秀才的话，于是担着柴走了。

---

## （三）沟通的信息包罗万象

在公关活动中，挟裹着内涵丰富的大量信息符号在交往双方之间传递，它们可能是事实、思想与情感中的某一个方面，也可能同时涉及几个方面，如果接受者不能全神贯注地接收信息和"解码"，就可能造成误解。例如，在出席一些重要的社交场合时，公共关系人员都会对自己的仪表进行精心地修饰，男士往往穿衬衣、打领带，女士则需要化妆、戴首饰，但许多人却在脸上习惯性地保持"请勿打扰"的表情，缺少真诚的微笑。在这种情况下，即使他们的内心热情如火，外表的冷漠也会使交往对象望而却步。当面对面沟通时，相对客观的事实、带有立场的观点、难以控制的情绪，往往会掺杂在双方的言辞、语调、表情，甚至是房间的气氛里，需要公共关系人员像一架敏感而快捷的接收器一样，迅速捕捉、飞速翻译，将事实、论点、情绪一一辨识清楚，并及时加以回应。总之，信息符号的多样性加剧了有效沟通的难度。

## 二、人际沟通的类型

根据不同的分类标准，沟通可以分为不同的类型，常见的有三种。

## （一）根据信息流动的方向

根据信息的流动方向可分为上行沟通、下行沟通和平行沟通。

沟通的信息流向是自下而上的称为上行沟通，比如公关人员向管理者报告。信息的流向是自上而下的称为下行沟通，比如管理者向公关人员布置任务。信息在同级人员之间流动称为平行沟通，比如公关部经理与同级的营销部经理讨论工作。这三种沟通类型的划分对组织的内部公关具有重要意义。

现实中，很多医药企业发展到一定的规模时就会出现因内部沟通不畅而带来的问题。比如，创业时期的勃勃生机正在慢慢消失，员工在一定程度上士气低落，部门之间各自强调自己的利益，相互协调和配合变得越来越难……这些共性问题常常令管理者苦恼万分。究其原因，随着企业迅速发展，员工队伍日益庞大，相比创业之初，内部沟通所涉及的领导与领导的关系、领导与管理者的关系、部门与部门的关系、管理者与员工的关系、员工与员工的关系都出现了相当程度的复杂化趋势，此时如果不加强沟通，就会出现各种各样的沟通障碍。

一般情况下，下行沟通是管理者的一种自觉行为，但他们如果仅仅坐在办公室里发号施令，将组织目标、规章制度和工作程序通过文件或口头（如电话）等渠道向下传达，将容易助长其居高临下的心态。管理学大师彼得·德鲁克甚至认为，由于管理者所能向下的沟通都是命令，即事先安排的信息，因此，他们无法向下沟通与理解相联系的任何事情，更不用说与动机相联系的事了。而上行沟通则是下级向上级主动进行的信息传递行为，在组织内部，上行沟通很难保障畅通无阻。尽管对管理者来说，及时听到来自下级和基层的声音无疑是非常重要的，但由于组织内部存在管理层级，下级在向上级传递信息时往往在态度上有所保留，特别是涉及一些反对意见和敏感信息时，信息在各层级传递过程中也容易被曲解，因此，上行沟通最容易发生障碍。平行沟通是一种横向的联系，组织内部各平级部门之间的信息交流就是一种平行沟通，而企业文化、领导心理定势等因素造成的各部门之间事实上的不平等，会在一定程度上加大平行沟通的难度。

在日常工作中，作为具有高度公关意识的管理者必须学会运用各种有效措施，来确保这三条沟通渠道始终顺畅。这方面，国内外有许多成功的经验：惠普公司的老总喜欢走出办公室到生产者、用户、销售人员身边与其面谈，而不是坐在办公室里听取汇报；摩托罗拉公司把保障员工上行沟通的内容写进公司的制度中，还为每一个下层的被管理者准备了11条表达意见和发泄抱怨的途径；美国通用汽车公司的老总会鼓励员工画自己的漫画；柯达、丰田等公司则实行了近百年的员工建议奖励制度等。

### （二）根据组织行为的规范程度

根据组织行为的规范程度可分为正式沟通和非正式沟通。

**1. 正式沟通**　正式沟通是通过组织管理渠道进行的信息交流，是有组织的、规范的和严肃的沟通形式，传递和分享的主要是"官方消息"。从2003年的"非典"、2008年的"三鹿奶粉事件"、2013年的"H7N9型禽流感"到2020年爆发的新冠感染疫情，我国已经逐步建立起比较完备的突发公共（卫生）事件的新闻发布制度，这实际上是政府公关中采取的一种与社会公众进行正式沟通的方式。由于正式沟通中信息传递的渠道是有秩序、有层次的，因此信息传递的准确度很高。

**2. 非正式沟通**　非正式沟通是指通过非组织、非正式渠道进行的信息传递，如非正式场合的交谈或打电话、发讯息，私人的书信、非正式出版的印刷品等。与正式的沟通渠道相比，非正式沟通往往具有如下特点：一是更贴近人们真实的思想、情感和态度，而且时效性极强；二是其传递与反馈的速度快，信道呈现多样化；三是信息在传递过程中增加了失真的风险，传递过程中每个传递者都可能对信息符号进行重新加工；四是这种失真的风险往往不受人的主观愿望控制，甚至会把组织通过正式沟通渠道传播的信息在非正式渠道中加以歪曲。因此，公关人员要高度重视组织内外通过非正式渠道传递的各种相关信息，用好这把人际沟通中力量巨大的"双刃剑"。

### （三）根据信息的载体

根据信息的载体可分为语言沟通和非语言沟通。

**1. 语言沟通**　语言沟通是指以语言符号实现的沟通，包括口头沟通、书面沟通和电子沟通等。其中，口头沟通是指通过口头语词信息进行交流，如报告、面谈、讨论等，优点是快速传递、及时反馈，缺点是信息存在着巨大的失真的可能性；书面沟通则是指通过文件、告示、刊物等信息载体与人沟通，优点是有形展示、长期保存、条理清楚，而缺点是耗费时间较长，不能及时提供信息反馈。以上是人类历史上最基本和传统的两种沟通形式。电子沟通则是近几十年来的产物，但大有后来居上之势，其是以计算机技术和电子通讯技术组合而成的信息技术为基础，通过互联网传递和交流信息，是 21 世纪成为信息时代的一大标志，它带来的高时效、多渠道、全方位的参与体验，正在日益改变着人与人之间传统的沟通交流方式。

**2. 非语言沟通**　非语言沟通是指借助姿势、动作、表情等身体语言，以及非语言的声音等实现的沟通。其中，身体语言是指在沟通过程中通过身体姿态、目光、表情、手势、服装等传递的信息。而非语言的声音（又被称为副语言）包括口语中重音、停顿和声调的变化，哭、笑等情绪节奏的变化；书面语中通过字体、标点符号强调的文字部分等。有学者指出，在面对面沟通时，口头和书面语言信息主要用来表述事实或观点，当它们被用来传递情感时，则往往需要与副语言和身体语言相配合。从沟通的效果看，大约只有 7% 的影响来自语言，而其他 93% 都属于非语言的力量。

## 第二节　影响人际沟通效能的核心因素

在诊疗服务中，沟通方式尤为重要。例如，一位农民患者因咳嗽、发热到某省一家三级医院门诊就诊，患者进入诊室后在接诊医生的一侧坐定，而这位接诊医生见状却将自己的座椅向后挪了一下，拉大了与患者的距离，这一举动被陪同患者的家属看在眼里，一个简单的举动，不禁使患者和家属将挂号员的大声"呵斥"、等候就医时医务人员带着亲朋好友插队提前看病、分诊护士回答患者问话不耐烦等情节联系在一起，所有这些不快使患者和家属感到被歧视。诸如此类的沟通问题非常容易引发医疗纠纷和暴力事件。

影响人际沟通效能的因素多而复杂，沟通者与接受者的相互关系在其中往往发挥决定性的作用。

### 一、知觉差异

一个人对周围环境刺激的反应主要依赖于其对环境的看法，这种看法一般是通过知觉作用产生的。正如世界上没有两片完全相同的树叶一样，每个人的成长背景、经验、价值取向和认知角度也都不尽相同，这就使每个人都拥有一个独特的、属于自我的"知觉世界"，而人与人之间这种知觉上的差异会带来形形色色的沟通障碍。

### （一）影响知觉的主观因素

在公共关系活动中，人们对同一个交往对象，关注的角度却不尽相同；对同样的一个谈话内容，采集的信息点也有所差异。这种差异主要来自影响知觉的主观因素。

**1. 需求和动机** 凡能满足个人需要，符合个人动机的事物，往往容易成为知觉的对象，形成注意的中心；相反，那些与人的需要和动机无关的事物，则往往不容易被注意。因此，公关人员在与公众沟通时，最重要的是要真诚地了解对方最基本的需求或最感兴趣的细节。而出于某种顾虑，公众在很多情况下并不愿意向公关人员坦诚地说出需求，这个时候，公关人员需以极大的耐心与细致的观察加以判断，沟通过程中始终以对方为核心；而与公众争辩、强迫公众承认自己有这方面需求等做法都是不明智的。

**2. 情绪状态** 一个人的情绪在很大程度上会影响其知觉的水平。当心情开朗、精神愉悦时，一个人对沟通对象的感知，无论在深度和广度上都比一般状态下更为鲜明和深刻；而当情绪低落、郁郁寡欢时，其知觉水平就会大大降低，甚至处于"视而不见、听而不闻"的麻木状态。因此，公关人员在沟通中一方面要注意保持乐观积极的心态，不把各种负面情绪带到工作中；另一方面，还要通过察言观色，准确判断公众的情绪状态。

**3. 价值观念** 不同的价值观念必然导致人们产生不同的知觉行为。比如追求物质享受的人对于金钱和物质利益比较敏感，追求荣誉的人对于名誉地位比较关心等。人们常说"酒逢知己千杯少，话不投机半句多"，在沟通过程中，如果双方在根本的价值观念上一致，沟通的效果往往比较好；而当双方在价值观念上存在很大分歧时，就需要公关人员保持审慎、克制的态度，不要随意否定对方，或者把自己的价值观念强加于人。

### （二）影响知觉的社会因素

社会因素在人际沟通中发挥着重要作用。人际判断和人际交往的基本习惯和手段有时有助于人们在沟通中迅速解码，但有时也可能歪曲知觉，导致偏差。

**1. 对他人的知觉** 我们对沟通对象的认识，首先要视其外表，听其言语，察其举止，从而形成第一印象。第一印象会影响人们以后对其一系列行为的解释。很多公关礼仪方面的要求都是针对第一印象提出的：比如称谓礼仪、握手礼仪、着装礼仪、名片使用礼仪等，作出这些细节上的规定，实际上是强调从初次沟通起，公共关系人员就要有意识地给公众留下良好的第一印象。此外，我们在与人打交道时还常常受到晕轮效应的影响。晕轮效应又称"光环效应"，指我们观察某人时，对他的某些品质或特征有明晰的知觉，而对此人其他的品质和特征却视而不见。比如某人的外表形象好，我们就认为他各个方面都好；某人不善言谈，我们可能对他的工作能力也产生怀疑。特别在评价一个人的道德品质方面，晕轮效应常常导致错误的判断。另外，"刻板印象""似我效应""优先效应""近因效应"等都在潜移默化地影响着人际沟通的进程和效果。

**2. 对自我的知觉** "我是谁""我在什么地方"是公共关系人员制定人际沟通策略时首先要考虑的问题。美国社会心理学家约瑟夫·勒弗特和哈里·英厄姆提出了"约哈里窗口"理论，用来解释自我和公众沟通关系的动态变化（表 12-1）。

表 12-1 约哈里窗口

| 项目 | 自己知道 | 自己不知道 |
| --- | --- | --- |
| 别人知道 | 开放的"我" | 盲目的"我" |
| 别人不知道 | 隐私的"我" | 未知的"我" |

"约哈里窗口"理论认为，在沟通中实际上存在不同层次的自我形象信息，这些信息可分为

四个窗口：开放区域、秘密区域、盲目区域和未知区域。人际交往状况好坏与否，人际关系能否健康发展，在很大程度上取决于各自和相互之间"自我展示"的程度。

"约哈里窗口"理论提示我们，要了解对方，首先要开放自己；加大自我的开放程度和展示程度，往往会得到对方相应的同情和理解。而积极肯定和帮助他人，诚恳地征询他人意见，有利于通过他人了解到真实的自我。总之，在根本利益一致的前提下，交往的双方都需要不断巩固和扩大"开放区域"，缩小"秘密区域"和"盲目区域"，通过积极互动矫正自我认识偏差。

## 二、人际交往风格

在人际沟通中，如要顺利打开通往不同公众心扉的大门，公关人员需仔细观察和分析公众的人际交往风格。人际交往风格涉及人们对信息的加工模式。以口头沟通为例，有的人说话常常谈论自己，有的人则很少透露自己的信息；有的人喜欢叙述事情的过程，有的人则只陈述事情的结果；有的人喜欢谈论生活琐事，有的人则津津乐道于国家大事；有的人不愿背后对别人作过多评价，有的人则喜欢背后对别人品头论足；有的人用词高雅、简洁，有的人则用词肤浅、啰唆等。"物以类聚、人以群分"，的确，两个风格相似的人沟通时效果通常会更好一些。公关人员只有掌握了不同的人在沟通中的特点后，才能选择适合的方式与其沟通。

根据社会心理学家舒茨提出的人际需要三维理论，每一个人在沟通过程中，实际上都有三种基本的需要，即包容的需要、支配的需要和情感的需要。这三种基本的人际需要决定了个体在人际交往中的行为偏好，形成了各自不同的人际交往风格。依据沟通过程中情感流露的多少，以及沟通过程中做决策是否果断，我们把公关活动中可能遇到的人分为四种类型，即分析型、和蔼型、表达型和支配型，各种风格类型的特点和与其沟通的技巧存在着明显差异（表 12-2）。

表 12-2 人际交往风格和与其沟通的技巧

| 人际交往风格的类型 | 特征 | 与其沟通的技巧 |
|---|---|---|
| 分析型 | 严肃认真，有条不紊，动作慢，合乎逻辑，面部表情少，语调单一，语言准确，注意细节真实，有计划、有步骤，寡言、缄默，使用挂图，喜欢有较大的个人空间 | ①注重细节<br>②遵守时间<br>③尽快切入主题<br>④要一边说一边记录，一丝不苟<br>⑤不要有太多眼神的交流，避免有太多身体接触；身体不要太多的前倾，应该略微的后仰，尊重他的个人空间<br>⑥尽量采用准确的专业术语<br>⑦多列举一些具体的数据，多做计划，使用图表 |
| 和蔼型 | 友好、合作，面部表情和蔼可亲，频繁的目光接触，赞同，说话慢条斯理，耐心轻松，声音轻柔、抑扬顿挫，善于使用鼓励性的语言，办公室里有家人照片 | ①首先要建立好关系<br>②对办公室的家人照片及时加以赞赏<br>③时刻保持微笑<br>④语速较慢，注意抑扬顿挫，不要给对方压力，要鼓励他，去征求他的意见<br>⑤沟通中注意与之比较频繁的目光接触 |
| 表达型 | 外向、合群、直率、友好、活泼、热情，快速的动作和手势，不注重细节，生动活泼，抑扬顿挫的语调，令人信服、有说服力的语言，幽默，陈列有说服力的物品 | ①声音洪亮<br>②配合动作和手势<br>③多从宏观的角度去说<br>④直接表达观点<br>⑤达成协议以后，最好与之进行书面的确认 |

续表

| 人际交往风格的类型 | 特征 | 与其沟通的技巧 |
|---|---|---|
| 支配型 | 果断、有作为，指挥人强调效率独立，有目光接触、能力强、热情，语速快且有说服力，语言直接，目标明确，面部表情比较少，使用日历，情感不外露 | ①回答问题要精准<br>②问一些封闭式的问题，使之觉得效率非常高<br>③讲究实际情况，有具体的依据和大量创新的思想<br>④在最短的时间内做出回复<br>⑤表达需求要直接，不需要太多寒暄直接说出你的来历或者目的<br>⑥声音洪亮，充满信心，语速比较快<br>⑦要有计划，以结果为导向<br>⑧不要感情流露太多，直奔主题<br>⑨要有目光接触，目标坚定自信<br>⑩身体略微前倾 |

### 三、文化与心理因素

相比前面探讨的知觉差异和人际交往风格，文化与心理因素对于人际沟通效能的影响则显得更为深刻和隐蔽。它们在人际沟通过程中所扮演的背景角色，对沟通的各个方面产生潜移默化的影响和意义深远的作用。

### （一）文化因素

沟通最基本的功能是交换信息，为了实现有效沟通，信息发布者和接受者需要不断地编码（表达）和解码（理解）。而不同文化背景的人在表达和理解时会存在较大差异。近年，随着我国对外开放步伐的加大，公关领域越来越多的活动需要国外不同文化背景的人参与；在一些跨国公司里，不同文化背景的人朝夕共事已经成为工作常态，因此文化差异导致的沟通障碍和冲突日益突出。对此，美国《公共关系手册》明确指出："对外关系的交恶，十有八九不是出于利益的冲突，而是语言文化、传统等方面的隔阂。"在21世纪的中国，重视沟通中的文化因素，研究跨文化沟通的相关问题，不仅成为可能，而且正在变成一种必须。

比如，出于工作需要，你于近日将作一次讲演。什么样的开场白会比较合适呢？下面是陈晓萍在《跨文化管理》中，引入不同文化背景之后获得的多解答案：

在美国，公认的最有效、最能引起大家注意和好感的开头就是先讲一个笑话或故事，且最好是与要做的讲演有直接联系，有助于形成轻松活泼的氛围，再进入正题。（美国文化重视幽默感）

在德国，美国式的开场白会遭到抨击，因为人们会认为你的态度很不认真，居然以开玩笑的方式来讲述一个严肃的事情。他们喜欢直接进入主题，呈现数字、图表等硬性材料。（德国文化重视严谨）

在中国，我们的开场白常常是这样："很荣幸今天有机会来与大家交流。但是，我其实并不是专家，在座的各位才是。所以我在这里只是抛砖引玉，希望大家多指教。"（中国文化重视谦虚）

当你用中国式的开场白面对美国听众时，他们也许会给你一片嘘声，因为他们会说："你不是专家，你来干什么？难道来浪费我们的时间吗？快点走吧！"

这个案例提醒我们：要在不同的文化背景下实现有效沟通，必须对当地的文化有较深刻的理解。当然，对文化因素的理解还可以更为宽泛，除了要重视宏观方面的国家文化，公关人员还需关注每一位公众由性别、年龄、家庭、教育、工作环境等因素综合构成的微观方面的个体文化背景。

总之，公关人员在人际沟通中要充分了解不同国家和地区的文化，尽力克服因文化背景带来的语言、观念、习俗等方面的障碍，学会与不同背景的公众建立真诚、平等的沟通关系。

### （二）心理因素

**1. 沟通中的三种自我意识**　美国心理学家艾里克·伯恩等人用一种简单实用的人际相互作用心理分析框架来解释人们在沟通中的自我意识，即父母意识（parent）、成人意识（adult）和儿童意识（child）。在人际交往中，这3种自我意识（简称PAC）会以不同的方式表现出来，从而对沟通的效果施加不同的影响（表12-3）。

表 12-3　沟通中的 3 种自我意识及表现

| | 父母型（P） | 成人型（A） | 儿童型（C） |
|---|---|---|---|
| 用词 | 总是，应该，不许，最好，必须，胡说 | 客观地说，据我判断，我认为，因为 | 就不，哇，但愿，我做不到，听你的吧 |
| 语气 | 批评，判断，教训，指导，爱抚 | 冷静，理智，不感情用事 | 自然，顺从 |
| 行为 | 用食指指别人，摇头，抿嘴，用脚打点儿，两手叉腰，两臂交叉抱在胸前，拍人家的头 | 表情严肃很少开玩笑；绝少即兴式言行，也不喜欢他人的发挥；很少询问、照顾他人的需要；不喜欢鼓掌激励他人 | 受不了他人正确的批评；表情丰富；遇到难题采取回避态度或变得懦弱无能，容忍他人的"命令""操纵"或"保护"；让他人代自己思考，甚至作出决定；对上司、长者唯命是从 |

交往的双方各自带着自身的这3种心态开始沟通时，实际上就形成了两组PAC的对垒格局，如果这个格局是相互协调配合的，沟通就会顺畅；反之，如果这个格局不协调、不和谐，就会发生冲突，甚至不欢而散。比如，当P对P时，双方往往各持己见，互不相让，难以协调；当A对A时，双方平等对待，互谅互让，易于协调；当C对C时，双方都没有顾忌，既不作决定，也不负责任，这种交往一方面可能气氛轻松、充满生气，但也可能导致相互扯皮和推诿，甚至相互泄气的消极局面；当P对C时，一方居高临下，另一方若甘于顺从，可达成协调；若另一方反抗，则会使沟通失败；当P对A时，一方强调权威，一方强调理性，双方难以协调；当A对C时，一方会以理服人，想办法引导另一方作决定。在丰富多彩的公关活动中，PAC的对垒格局也千变万化，需要公关人员在实战中灵活运用。

### 【案例】

#### 有效的沟通有助于风险防范

患者孙某因"咳、痰、喘半个月余"入住某市级医院呼吸科治疗，入院诊断为支气管炎。住院期间，患者出现右下肢肿胀，诊断为"右下肢深静脉血栓形成"。随后，患者从呼吸科转入介入放射科治疗。入住介入放射科后，医生即与患者亲属就"右下肢深静脉血栓"的治疗进行了医患沟通，明确告知患者家属可以选择以下方案：

1. 结扎浅静脉，从足背静脉推注溶栓药溶栓治疗。

2. 介入插溶栓导管于血管内血栓处，直接推注溶栓药于血栓溶栓治疗，该介入手术治疗效果可能更好。该病可能发生血栓脱落导致肺动脉栓塞，可放置下腔静脉滤器于下腔静脉，防止血栓脱落发生致命肺栓塞，费用相对较高。

患者及家属要求保守治疗，暂不放置滤器，后果自负。在医患沟通后某日，患者自行下床去卫生间，期间突然出现憋喘、面色青紫，经医护人员现场抢救无效死亡。死亡原因为"急性肺栓塞"。

由于医患之间在患者治疗期间的治疗方案，可能的风险及预防措施进行了充分的沟通，并尊重了患方的选择权，有效地避免了一起医患纠纷的发生。

【思考】

1. 如果没有事前的充分沟通，患者死亡后可能会出现怎样的后果？
2. 你认为在医疗服务活动中，医方应如何充分尊重患方的知情权与参与权？

**2. 沟通中的心理障碍**　公共关系工作是一项充满机遇和挑战的工作，需要从业者具有较高水平的心理意志和品质。在实践中，如果公共关系人员不能适应他们充当的角色，不善于处理自己与交往对象之间的角色关系，就会产生多种心理障碍。

（1）自卑心理　一些人在业务工作上成绩突出，却在从事公共关系活动时对自己评价甚低，特别是与那些条件或地位优于自己的人打交道时，他们往往感到自惭形秽，甚至自轻自贱。过于自卑还会表现为羞怯和自闭，害怕公关交际，甚至患上"公关恐惧症"。应该说，自卑心理是培养公共关系交际能力的最大障碍。公关人员要想在人际交往中充满自信，必须树立在公关领域成就一番事业的远大目标，培养忘我的工作热情；学会主动评估对手，发现对手的弱点，不断地肯定自己；学会幽默和自我解嘲，不计较一时一事的得失功过，减轻沉重的心理压力。

（2）自负心理　与自卑的人相反，一些公关业者总是自命不凡、高高在上，他们过于高看自己，藐视对手和同事，致使他们在沟通中很难听取别人的意见和建议，长此以往就会使自己盲目自信，并令周围的人感到紧张和压力。这样的人在沟通中不会与交往对象形成良性互动，获得的有用信息自然有限，很难在公关活动中广结善缘、有一番大的作为。

（3）偏狭心理　这类人气量狭窄、心胸有限，他们接人待物有自己的一套准则，常常以利相投、利尽而止。他们斤斤计较于自己的利益得失，容易嫉妒、记仇和报复，在人际交往中缺少信任，与人沟通时对信息总是过度保留，这样在工作中很难做出一番成绩，甚至还会破坏团结、贻误战机，此类人不适合从事公关工作。

（4）世故心理　有些公共关系人员与交往对象打交道时表现得圆滑势利，善于见风使舵，时而对人热情如火，时而又冷若冰霜。他们在沟通中缺乏真诚友善，有的仅仅是虚情假意。他们在沟通中的表现就像舞台上蹩脚演员的表演，令人反感。

（5）孤僻心理　一些人虽然从事的是公关职业，但在主观上并不热心人际交往。他们喜欢独处，在公关活动中沉默寡言，不表露自己的真实情感，不抱热情地做着分内的事情。他们将工作关系和私人关系划分得非常清晰，与交往对象之间就是形式上的往来，缺少内心情感和思想的深层次交流。他们把公关仅仅看作一项工作内容，内心自有一份独有的自我。很显然，他们的态度和行为也很难受到大家的欢迎，因此这类人也不适合从事公共关系工作。

# 第三节　创建有效的对话关系

内求团结、外求发展是公共关系永恒的主题。如何求团结、求发展，沟通为我们提供了一种崭新的思路。有人说，21世纪是个沟通的时代，人与人之间、组织与组织之间，通过沟通不断寻找着共同点、折衷点。沟通体现了现代公关的本质——组织之间告别冷漠和隔膜，告别偏执和狭隘，尝试创建更为有效的对话关系。公共关系人员认真地修习人际沟通这门艺术，将使敌人成为朋友，对手成为伙伴，真正达到没有输家的双赢结果。

## 一、自我展示的艺术

### （一）面对面沟通中的自我展示

当公共关系人员与公众进行面对面沟通时，有声语言和身体语言是自我展示的重要手段。一般来说，面对面沟通中的自我展示需要注意以下几个方面。

**1. 注意场合和对象**　沟通是在特定的场合，面对特定的听众进行的。不同的场合会直接影响说话人对思想感情的表达和听话人对其所说内容的理解。比如，我们每天都要说"饭好了，该吃了"这类话语，根据场合的不同，总是在变换不同的说法。比如，公关人员在较大型的礼仪宴会上会说："请来宾入席，开宴！"在小规模但也比较正式宴请时，则说："请各位入座，用餐！"在朋友家中非正式的聚餐场合，会说："快上桌，我们开饭了！"而在自己家里，则直接地说："饭好了，快来吃吧！"与此同时，面对不同性别、年龄、文化层次和背景的交往对象，公关人员都要随时提醒自己，哪些话可以说，哪些话是对方的禁忌，坚决不能说。

如果不顾及场合和对象而随意说话，就会引起对方的不满，在沟通中损害自我的形象。在医院的病房里，医务人员正在抢救一位重患。这时，一位前来接班的医生指着患者随口问另一个医生："他还有戏没戏？"这句话被在场的家属听到，愤怒地说："怎么，你们把患者的生命视作儿戏呀？""有戏没戏"这句在非正式场合经常说的话，在抢救患者的紧张时刻说出来就显得很不严肃，引起家属的极大反感。

**2. 把握时机**　在交际场合，公共关系人员说话要适时，要善于在恰当的时候切入话题。一位女士怒气冲冲地找到某化妆品厂公关部，指着自己脸上的红斑说："我用了你们的新产品，广告上说能去雀斑，可是我买回去后，不仅没去掉雀斑，还弄坏了皮肤，你看怎么办？"负责接待的公关部主任仔细看了看女士脸上的红斑，凭经验，她判断这是由于皮肤过敏造成的。但此时女士心情正坏，道理不会听进去。于是，她拉起女士的手说："别的我们以后再说，我马上带你去医院检查一下，医疗费用由我们付。"医院的检查结果表明，这位女士的皮肤过敏，是由于不适合这类化妆品造成的，但不会引起什么严重后果。听了医生的话，女士的怒气渐消。这个时候，公关部主任才从化妆品盒里拿出原有的说明书，说："其实，这个说明书对什么样的皮肤不适合使用这种化妆品已经做了说明。你的皮肤不适合这种化妆品，我厂有另一个牌子的对你比较适合，你可以试试看。"听了这话，女士的脸上终于露出了笑容。在这个例子里，公关部主任在沟通时就遵循了先排解对方对立的情绪，再开口摆事实、讲道理的原则，说话时机恰到好处。

**3. 控制语言**　在公关活动中，灵活而出色地运用语言技巧，会使公关人员充满个人魅力。在讲话时要注意以真诚的感情打动人、以确凿的道理说服人，同时在表述上要注意既简洁精练又生动委婉。1955 年，在印尼万隆召开的亚非会议上，周恩来总理的一篇演讲堪称经典。当时，一些不怀好意的人把矛头指向中国，会议的气氛一度非常紧张。对此，周恩来总理在他的演讲里坦率而郑重地说："中国代表团是来求团结而不是来吵架的""是来求同而不是来立异的"。接着，他分析了中国和亚非各国求同的基础，阐述了中国政府有关的内外政策，这场情理兼容的演讲获得了与会者的一致称赞，赢得了大家的尊重。

**4. 美化声音**　喜怒哀乐、起伏不定的情绪和最微妙的情感都可以通过音调、节奏、音质等声音的变化直接表现出来。因此，公关人员在面对面沟通中要重视声音形象的塑造。比如，语调得体、节奏鲜明会为声音打上无形的标点符号；正确而恰当的发音，将有助于准确表达自己的思想；善于控制音高，使其既不过高而刺耳，也不过低而显得有气无力等，这些都需要长期的训练才能达到。当然，从根本上来说，受人欢迎的声音来自公关人员热情、积极的工作态度，也来自其人生修养和浓厚的文化底蕴。特别是交往对象不理智时，公关人员通过声音的力量来保持自身的冷静就显得更为重要。国外一位沟通专家指出，"如果你只在怒不可遏的时候表现自己，那表示你是软弱的。如果你不能平心静气地表现自己，你对别人的反应便可能过于激动。况且，当你大发脾气的时候，别人很可能会为自己辩护。这样，真正的问题便解决不了。你的毫不动气，可以在相形之下显示出对方的态度很不成熟，而且，你的镇定通常还能使他冷静下来"。

**5. 运用非言语暗示** 在面对面沟通中，交往对象之间在交谈时会相互关注对方的非言语行为所暗示的一些含义，如着装、姿势、目光和面部表情等。谈话的内容可能非常重要，但当沟通中涉及情感时，非言语的暗示就成为主要途径了。例如，得体的衣着服饰，明亮有神、热情友善的目光会使公关人员充满自信的魅力；真诚的微笑可以使交往对象感到信任和亲切，从而使交流更为坦诚；挺拔的身姿、恰当的手势会加强语言的力量。相反，当说话时眼睛不是盯在天花板上就是低头看着自己脚尖，双手频繁摆动或不停地玩弄手指，挠头发、抠鼻子、挖耳朵、拉领带、不时晃动双腿，这些表情和动作会极大地干扰他人对你谈话内容的注意，给人留下不良印象。

在现代社会，非言语沟通的作用往往被发达的大众传媒加以扩大和夸张，公关人员对此必须高度重视。20 世纪 90 年代，日本某财团受东南亚危机影响面临倒闭的命运，其管理层更是受到社会各界的广泛批评。在新闻发布会上，财团的董事长没有推卸责任，而是选择了真诚地向公众道歉，并将错误归咎于自己，同时恳请社会各界为自己企业的员工提供新的工作。该董事长低垂的头颅、颤抖的肩膀、哽咽的声音，透过各种大众传媒深深打动了日本的公众。他在最后时刻的危机公关发挥了良好的作用。最终，社会各界为该财团的 6000 名员工重新安排了出路。

【案例】

### "钉钉本钉，在线求饶"

2020 年，钉钉被教育部选中作为给小学生上网课的平台，一时间天选之钉成了孩子们对网课不满的出气筒。当得知 APP 的评分低于一星就会被下架时，小学生们更是集体出征，疯狂打一星，评分从 4.9 一路跌到了 1.6，试图将其喷下架。面对年轻用户来势汹涌的差评，"钉钉 DingTalk"在以 Z 世代用户为主的哔哩哔哩弹幕网发布了一个名为《钉钉本钉，在线求饶》的视频作品，对着各位"少侠"喊"爸爸"，用卖萌、可怜的形象向对钉钉恶意刷一星的用户跪求好评，表示给我在阿里巴巴家留点面子吧，相识是一场缘分，不爱请别伤害。我只是一个五岁的孩子，大家都是我爸爸。随后钉钉更是乘胜追击，推出了《甩钉歌》《你钉起来真好听》等一系列 B 站风格的视频，在视频里，钉钉用最软的态度唱出了最硬的事实，成功提升了品牌在年轻人中的好感度，钉钉的评分得以回暖。

## （二）非面对面沟通的自我展示

非面对面沟通中的自我展示主要有以下几个方式。

**1. 电话沟通** 在与公众进行电话沟通前，公关人员需要做好充分的准备。比如物品的准备

（表 12-4），资料的准备（包括详细的公众信息资料和沟通中己方需要使用的资料），对沟通中可能发生的情况的准备（比如遇到对方正在开会、对方有意刁难等情况该如何应付等），而最重要的是准备好积极、热情的沟通心态。电话恰如一面镜子，虽然对方看不见我们，却能通过我们的声音感知到我们的形象，因此在电话沟通前必须慎重做好各方面的准备。

表 12-4　电话沟通的物品准备

| 物品名称 | 说明 |
| --- | --- |
| 3 种不同颜色的笔 | 削好的铅笔（书写日常的备忘录，或者记下传真的收件者姓名）<br>红笔（标识重要或紧急的电话）<br>蓝色或黑色的笔（随时记录公众信息） |
| 便笺纸 | 可供粘贴的便笺纸起到提醒作用，还便于给同事留口信 |
| 电话记录本 | 标注与公众沟通的时间日期（便于后续跟踪）<br>给电话号码编号（可清楚地知道每天打电话的次数，有利于公司掌握处理事件的次序及重要性，并制定相应的策略）<br>添加新资讯（掌握对方的心理和行为） |
| 钟表 | 掌握通话时间，不浪费对方时间（一般情况下，问候电话不超过 1 分钟，预约拜访电话不超过 3 分钟） |
| 镜子 | 随时调整自己的状态，让公众产生正面的联想 |
| 备忘录 | 随时提醒及时处理公众的要求 |

日本著名人际沟通训练师夏目志郎在这方面的做法给我们很多启示。在其经典作品《反败为胜，销售改变一生》中记述了如下的故事：有一天晚上 11 点多了，他正准备休息，突然想起有一个重要的电话没有打给客户。他马上起身，脱掉睡袍，换上衬衣、打上领带，穿上西服，而且走到洗手间，把头发整理好。他站在镜子面前，非常细心地给自己一个微笑；然后，走回床边把电话拿起来。他告诉该客户，在他们合作的课程里面应准备的用具、资料，以及课程的讲义。在电话结束时，他非常真诚地感谢对方很晚还要为他的课程付出时间。见此情景，他的太太觉得不可理解，说："作为培训专家应该注重效率，加强时间管理，可是我发现你一点都没时间效率。"夏目志郎解释道："我的客户虽然看不见我是穿着睡衣给他打电话，可是我自己可以看得到……"由此可见，在整个电话沟通中，沟通者的心态将对结果起着至关重要的作用。

**2. 书面沟通**　语言和文字在人际沟通中是应用最多、最基本的符号。公关人员在与公众打交道时，除了面谈、打电话，往往还要通过书信、便条、填写各种类型单据等书面形式与对方沟通。特别是当不便或不能与交往对象进行口头沟通时，书面沟通就成为一种必要的替代形式。

日本古都奈良郊区有一家旅馆，一到春天，旅馆周围樱花盛开，燕语莺声，吸引来许多中外游客。可是小燕子们随随便便排泄粪便，经常弄脏了房间的玻璃和走廊。尽管服务人员经常擦洗，但总是赶不上趟儿……渐渐地，游客们有些不高兴了，旅馆经理也为此事苦恼。突然，他想到一个好办法，提笔给客人写了这样一封信："我们是刚从南方赶到这儿过春天的小燕子，没有征得主人的同意，就在这儿安了家，还要生儿育女。我们的小宝贝年幼无知，我们的习惯也不好，常常弄脏您的玻璃和走廊，致使您不愉快，我们很过意不去，请女士们、先生们多多谅解。还有一件事恳求女士们和先生们，请您千万不要埋怨服务人员，她们是经常打扫的，只是擦不完地擦，这完全是我们的过错，请您稍等一会儿，她们就来了。"客人们看了这封信，都给逗乐了，怨气随之烟消云散。

值得注意的是，在如今以电脑无纸化办公为主的时代，传统的书写技能正在日益被人们所忽视。在人际沟通中，精美的信笺上都是各种类型的印刷字体，令人产生冷冰冰、公式化的感觉。在此情况下，公关人员如果能用一手漂亮的字来准确地传递信息，会使交往对象顿感耳目一新，随即产生亲切和信任之感，"愿意花时间写一封亲笔信，足见他对我的重视和尊重。能写这么一手好字的人一定是令人信赖的！"从而迅速加深对公关人员的良好印象，实现有效沟通。

**3. 电子沟通**　有学者指出，沟通的深刻内涵在于其必须有一种生命的活力，必须超越"你"和"我"，成为"我们"。当今社会越来越发达的互联网建设，为公关提供了一个非常有效的沟通载体。网络的广泛、开放、易用和高效等特性，为公关人际沟通提供了全方位、多媒介的沟通渠道，使其迅速跨越时间和空间的障碍，为其在全球范围内开展工作、广交朋友提供了可能。需要关注的是，一方面由于社交新媒体的兴起，人与人之间的沟通手段正在发生革命性的变化。节日期间，以互发各具特色的短信、微信代替电话和书信沟通，在公务往来和日常生活中已经广泛为人们所接受。另一方面，发达的网络也使人际沟通变得更为复杂，各种类型的虚假信息和网络欺诈也在挑战现代人脆弱的神经。因此，公关人员也需要提高警惕，不要因完全依赖网络而忽视了传统的人际沟通渠道。中国劳动咨询网曾报道了波士顿顾问集团副总裁伊凡斯的经验：面对面的接触，有助于建立信任。而一旦建立了信任，就不需要经常碰面，因为只要是自己信任的人，为了双方的方便，大多数人并不介意远距离沟通。随着虚拟实境技术的成熟度日益提高，使人们开始重新思考各种远距离合作的可能性。

## 二、空间距离的艺术

空间环境是人们进行社会交往的具体场所，而人与人在交往时刻意保持一定的空间距离，往往投射出双方关系的远近和亲密程度。

### （一）空间的远近

在日常交往中，我们都有这样的体会，双方距离越近，关系往往越密切。美国人类学家爱德华·霍尔博士（Edward Twitchell Hall Jr.）把交往空间划分为亲密、个人、社交和公共空间四个类别（表 12-5），各种距离都与对方的关系相称。一个医药代表初到一家医院开展工作时，为了拉近关系，他常常会主动走进对方的个人空间与其交谈。这个时候，医院的工作人员尽管脸上保持着微笑，但表情会很不自然，有些人还会后退以使双方保持在合理社交距离之内。因此，如果想让对方感到自在，公关人员在初次交往时需要主动保持一定的距离。只有当其与对方交往日益深入时，对方才能允许公关人员进入他们的个人空间。与此同时，公关人员在与不同文化背景的人交往时，还要注意对方的交际习惯，如信奉"接触文化"的民族有：阿拉伯人、拉美人和南欧人，信奉"非接触文化"的民族则有：东亚人、印度人、北欧人和北美人。

表 12-5　空间距离与交往情况一览表

| 类别 | 区域距离 | 交往情况 |
|---|---|---|
| 亲密空间 | 近区：身体接触<br>远区：15～46cm | 夫妻、父母、子女、恋人等，如拥抱、爱抚、保护等 |
| 个人空间 | 近区：46～76cm<br>远区：76～122cm | 相当亲密的人才能进入，谈话是无拘无束、坦诚的 |

续表

| 类别 | 区域距离 | 交往情况 |
|---|---|---|
| 社交空间 | 近区：1.22～2.13m<br>远区：2.13～6.10m | 进行社会交往的人在这种距离内较自由，可随时加入或离去 |
| 公共空间 | 社交空间外均为此空间 | 演讲者与听众、表演者与观众、迎接旅客等 |

### （二）空间的大小

交往时双方占据空间的大小，往往与其社会地位的差异有关。在一个组织内，人们总是习惯于把最大的办公室留给"一把手"；老板的办公桌被有意设计成宽大的"老板台"，借以显示他的权力和威严；上下级一起在等电梯时，职员往往也会主动给上级留下更大的空间。需要注意的是，作为一个组织最具社会影响力的形象代表，管理者与员工和客户沟通时不能总是维持这样的自我空间，必须拉近距离，实现与沟通对象心与心的接触与交流。国外一些研究者发现，如果没有桌子把来医院投诉的患者和医院的管理者隔开，有 55% 的患者会比较轻松地入座；而当医院管理者隔着宽大的办公桌与其交流时，则会唤起患者的抵制和敌对情绪。政府公关也是如此。中国某位市长长期保持与市民的关系亲如一家，在公园里与群众合影时，孩子们被他揽在怀里，一位老人还把手轻轻搭在他的肩上。这位市长主动允许孩子和老人进入他的亲密空间被媒体传为佳话，向世人传递了市政府良好的亲民形象。

### 三、倾听与反馈的艺术

人际沟通是一种双向行为，在交流中双方不仅要实现自主地表达，更要留出大量的时间来倾听对方的意见和反馈。善于倾听是开展公关工作的一项基本功，"善听"能帮助公关人员获取更多公众的信息，能增强公众对组织的理解和信任，有助于事业成功。有关研究表明，在听、说、读、写四种沟通形式中，我们每天倾听要占沟通时间的 45%，而说话、阅读和写作分别为 30%、16% 和 9%。长期以来，人们往往把沟通看成一种富有明显"动作性"的过程，认为只有明显动作的行为才是沟通，以致将说、读、写等同于沟通的全部含义。于是，倾听这门人际沟通的重要技巧常常被忽略。

### （一）倾听的障碍

1979 年成立于美国的"国际倾听协会"（International Listening Association，ILA）这样对倾听进行定义：倾听（effective listening）是接收口头和非语言信息，确定其含义和对此做出反应的过程。因此，倾听是一个复杂的过程，它意味着"既要听见对方所说的话，又要带着悬念等待——这是对对方的一种紧张的心理介入"。倾听的障碍主要来自环境和倾听者本人。

**1. 环境障碍**　环境主要从两个方面对倾听效果产生影响：一是干扰信息传递的过程，使承载信息的符号被消减或歪曲；二是影响沟通双方的心境。交谈中一个突然闯入的人，一个乍然响起的电话，都可能破坏此前形成的融洽和谐的氛围。因此，为了保证倾听效果，公关活动中我们应尽量排除环境的干扰。

**2. 倾听者障碍**　倾听者理解信息的能力和态度会直接影响倾听的效果。公关活动中，你是否总在打断对方的讲话，指出对方说话中的错误，按自己的想法进行断章取义；是否习惯性地东张西望、打哈欠，或者双手交叉在胸前、跷起二郎腿、频频看表，甚至手指不停地敲打桌面。公关人员出于各种生理和心理原因表现出来的心不在焉、急于发言、排斥异议等口头语言配合上消极、厌倦的身体语言，会使与之打交道的对象望而却步，许多矛盾和误解也由此产生。

### （二）有效聆听的技巧

**1. 保持专注**　专注是指听话者运用非言语的沟通技巧，从形体上注意对方，也被称为"用全身在听"。有效的关注在人际交往中意义非凡，它能使说者产生"我受到尊重了"的奇妙效果。作为常常需要面对复杂沟通对象和环境的公关人员，专注是其最有效的倾听行为。

（1）要保持心理专注　发言者最希望听者真的是在听他讲话，而真正关注别人的听者也会从其脸上或身上流露出对对方谈话内容的兴趣和关心。一位美国画家曾经这样回忆他为艾森豪威尔总统画像时的感受："将军和我没有讨论政治或大选。我们谈的主要是绘画和钓鱼。但是，在我和他一起度过的一个半小时里，最令我记忆犹新的就是他全神贯注于我的那种态度。他倾听我说话，与我交谈，就好像他根本不关心世界上的其他任何事情，就好像他没有经历政治大会的种种烦恼，就好像他并非即将参加总统大选。"

公共关系人员面对的交谈对象千差万别，有的语速过快或过慢，有的声音过小或过大，有的逻辑混乱或内容出现明显错误，这些都会干扰公共关系人员的心理专注，使其产生打断谈话者的冲动。因此，在听话的过程中，公共关系人员要胸怀开阔，抱有宽容和学习的态度，努力注意其谈话的内容而不要停留在对谈话者的评价上；要听清谈话的全部内容而不要断章取义。

（2）要保持参与式的姿态　在人与人面对面沟通中，倾听者身体的每一部分都可以调整到鼓励、促进或者中断、阻止发言者继续下去的状态。如果他正对着发言者，身体略微前倾，而不是靠坐或摊开四肢躺在椅子里；目光保持柔和地注视，只是偶尔移开一下视线；身体保持开放的姿态——手臂既不交叉，又没有跷起二郎腿；与说者的距离既不过远又不过近；在谈话的过程中，身体保持适当的移动，而不是一动不动，同时避免干扰性的一些小动作……这些姿态的展现，就会使倾听者在发言者面前呈现出一种放松而专注的状态，表明："我很愿意和你在一起，你对我说的这一切非常重要，我很理解你。"

（3）要营造无干扰环境　专注就是要给对方毫无保留的注意，而公共关系人员由于处于复杂的沟通环境，这几乎难以做到。但我们需要意识到，一个无外界干扰而气氛和谐融洽的环境，会有效地推动与对方的进一步交流。如果公共关系人员在办公室接待来访者时，主动把来访者带离嘈杂的环境，或者有意识地在门口挂上"谢绝打扰"的牌子，或者在交谈开始前，当着来访者的面关掉自己的手机，这些行为都会使对方感到倍受尊重。

**2. "听"出效率**　如果说保持专注是为了使公共关系人员在倾听中像雷达一样全面地接收有价值的信息，那么，接下来需要公共关系人员做的就是像密码破译器一样能快捷而准确地理解所接收到的信息。在实践中，准确辨别发言者的言外之意和分清信息究竟是事实还是观点，对公关人员具有重要意义。

听出发言者的言外之意。在人际沟通中，公共关系人员常常需要面对出于各种原因而表现为语义模糊甚至口是心非的发言者。俗话说"锣鼓听音，说话听声"，这种情况下，准确地理解话语背后的含义和感受就变得非常必要了。例如，一位护士长在早晨上班时碰到刚下夜班的护士李某。一见面，李某就向其大吐苦水："真是恐怖的一晚！科里昨晚就我一个护士，偏偏来了三个急症患者，其中一个还情况危急。本来我都以为他无药可救了，但总算谢天谢地，我和医生们把他救活了！"如果你是一位粗心的护士长，可能仅仅把李某的话看作劳累后的一点牢骚；但如果你是一位善于倾听的人，就会听出她的话外音。

### （三）积极反馈的技巧

反馈不应该是单向的信息传递，要求信息发布者与接受者双方的投入和责任感。反馈可以是适当的提问，可以是轻轻地点头，可以是"嗯""啊"等副言语声音，当然也可以是体贴的静默。这里，我们重点谈谈提问方面。

在发言者说完之后，能提出适当的问题鼓励其继续说或详细说，是倾听者采用的一个非常有效的反馈技巧。在国外的一些医生培训班上，培训师会鼓励实习医生用提问来向患者表示他们愿意倾听。他们会鼓励实习医生做两件事：一是在谈话的第一阶段别说话，二是尽量从患者那里套出他们的担忧。培训师发现，这样的提问效果很好，因为医生们满意地说自己的诊治变得更加有条不紊；而患者也表示满意，因为他们得到了更多关怀。那么，究竟该如何提问呢？

**1. 了解提问的类型**　提问包括闭合式提问和开放式提问两种，闭合式提问是指对方可用简单的"是"或"否"来回应的问题。如"你认为……吗？""你感到……吗？"当倾听者欲限制发言者的回答范围时可采用这种提问方式。开放式提问是指必须通过发言者详细解释才能回答圆满的问题。如"这种情况下，你想怎么做呢？""你什么时候开始有这个想法的？"当倾听者鼓励发言者继续展开话题时可采用开放式的提问。

**2. 提问要语义明确**　通过提问，让对方能确切地知晓发问者的真实用意。请看下面的例子。

情景：面对公关人员交来的一份手写稿

领导：你写的字好像鸡刨米一样，难道不能重做一下吗？（这里，领导的本意是让公关人员交一份打印稿，却可能被误解为对其写的字不满意）

我们可改为：

领导：我在考虑你手写的字是否不够清晰，把你的观点打印出来给我好吗？

**3. 提问要让对方有话可说**　倾听者提问的目的要激发发言者的谈话欲望，因此所提的问题从类型来说不能以闭合式为主；从内容上来说，要符合发言者的身份和当时的情境，或者单刀直入，或者委婉曲折，或者声东击西，总之，要让对方将交谈继续进行下去为宜。

一位大型医疗器械设备厂的营销能手在进行客户公关时非常善于提问，下面是他的几种典型提问方式。

"您好！听说贵公司打算新进一批设备，能否请您说明您心目中理想的产品应该具备哪些特征？"

"我很想知道贵公司在选择合作商时主要考虑哪些因素？"

"我们公司非常希望与您这样的客户保持长期合作，不知道您对我们公司，以及公司的产品印象如何？"

"您是否可以谈谈贵公司以前买的设备有哪些不足之处？您认为造成这些问题的原因有哪些呢？"

从中可以看出，该营销能手在与客户谈话中，提问的类型多为开放式，特别是在沟通的初始阶段，通过适度提起话题吸引客户充分表达促使谈话逐渐深入，这样做既了解了客户的真实需求，又给其留下谦虚有礼的良好印象。

# 【本章小结】

本章重点介绍了公共关系中人际沟通的内涵、特征、分类，并对影响人际沟通效能的核心因素和如何创建有效对话进行了介绍。

在公共关系学领域，所谓人际沟通，是指为了实现预定的目标，公关人员运用各种媒介，与一个或多个交往对象之间实现信息传递和理解的过程。人际沟通具有明确的目标，是一个信息传递和理解的过程，而且信息包罗万象。沟通可以按照不同的标准进行分类，常见的 3 种分类方式：①照信息流动的方向划分，可分为上行、下行与平行沟通。②按照组织管理系统和沟通体制的规范程度划分，可分为正式沟通和非正式沟通。③按照信息的载体划分，可分为言语沟通和非言语沟通。

从知觉差异、人际交往风格和文化心理因素三个方面探讨了沟通中复杂微妙的人际关系。为了在公共关系中实现有效对话，应当注重自我展示的艺术、空间距离的艺术、倾听与反馈的艺术等，实现有效沟通。

**【思考题】**

1. 在实际生活中，你觉得知觉差异、人际交往和文化心理因素哪个更影响沟通中复杂微妙的人际关系？举例说明。

2. 阅读下面案例，思考患者为什么拒绝陈医生的检查？

患者，女，40 岁。因肾病入院治疗，其丈夫在两年前因外伤抢救不力而死亡，现与 12 岁的儿子相依为命。患者情绪低落，面色憔悴。责任护士安排好床位后为其测量了生命体征。此时管床的主治医师陈某来到病房，询问病史并准备做相关的体格检查。陈医生胡子拉碴、敞着白大褂，手里还拿着一支烟，一边向患者询问其发病情况、一边站在患者床边不断地抖动下肢，当陈医生要给患者做体格检查时，遭到了患者的拒绝，并要求出院。

3. 运用所学理论，分别指出在以下两个情境中，年轻的医生与患者沟通时违背了哪些沟通原则？为他设计得体的表述。

（1）面对一位未婚男患者

男患：大夫，我到底是什么病呢？

医生：神经衰弱。

男患：那你说我这病到底是什么原因引起的呢？

医生：那原因可多了（写完处方）取药去吧！

男患：大夫，你说我这病好治吗？

医生：我又不是算命先生，打不了你的保票。

男患：大夫，这我知道。今后我应注意点什么呢？

医生：少胡思乱想。行了，下一个。

（2）面对一位 19 岁肝癌晚期患者和家属

医生：（看完原诊断书后）肝癌患者，不必住院，长期占床位，又无手术治疗可能，也影响医院病床周转，回家去对症处理处理，吃些好的就行了……

患者：（当即昏倒）。

（家属痛斥医生不该说话不讲方式）

　　医生：科学就是科学，是不能用谎言来替代的嘛！

　　（……医生差点成了"拳下囚"）

　　4. 你准备参加某企业公关部的招聘复试。时间到了，秘书叫你的名字，坐在你后面的一位却走到你前面，跟秘书说他有事就先走进办公室去了。这种情况下，你的反应是：

　　（1）对秘书大吼："为什么不按顺序，你们公司的管理怎么能这样？"然后生气地转身离去。

　　（2）重新坐下，一声不吭，等秘书下一次来叫你。

　　（3）看见秘书对你表示歉意，笑着安慰她："没关系，我可以等一下。"

　　对以上 3 种不同的反应进行评价，作为公关人员你认为哪种反应更恰当？为什么？

# 第十三章
# 公共关系的礼仪与技巧

扫一扫，查阅本章数字资源，含PPT、音视频、图片等

**教学目标**

1. 掌握公共关系礼仪的含义、基本原则和注意事项。

2. 熟悉介绍、握手、电话、电子邮件、称呼、交谈礼仪的规范和要求。

3. 了解馈赠礼仪的基本要求。

【案例】

## "超人"偶遇老同学

张林在大学读书时学习非常刻苦，成绩也非常优秀，几乎年年都拿特等奖学金，为此同学们给他起了一个绰号"超人"。大学毕业后，顺利地进入一家公司工作。一晃八年过去了，张林现在已成为公司的部门经理。正值国庆节，张林带着妻子儿女回老家探亲。一天，他和妻子来到大剧院观看音乐剧，刚刚落座，就发现有三个人向他们走来。其中一个人边走边伸出手大声地叫："喂！这不是'超人'吗？你怎么回来了？"这时，张林才认出说话的人正是他大学的同学李浩。大学毕业后李浩就自己跑到南方去做生意，赚了些钱，如今回到家乡注册公司当了老板。今天正好陪着两位生意伙伴一起来看音乐剧。李浩大声寒暄之后，看到张林身边还站着一位女士，就问张林身边的女士是谁。张林这时才想起向李浩介绍一下自己的妻子。待张林介绍完毕，李浩也意识到还没向老同学介绍他的生意伙伴呢。

【思考】

1. 与案例相关的礼仪有哪些？

2. 找出案例中的有失礼仪的地方，并加以解释说明。

在现代社会里，组织活动处在一个错综复杂的社会关系网络中，良好的公共关系状态和健康的组织形象是每个组织追求的目标。因此，组织需要扩大与社会各界的交往，加强信息沟通，协调各方面的社会关系，化解各种矛盾与摩擦，赢得公众的理解和支持。组织与社会各界的交往中，礼仪是公共关系人员必须掌握的一种柔性手段。社会组织通过公共关系礼仪塑造员工的形象，从而达到塑造组织良好形象的目的。

# 第一节 公共关系礼仪概述

## 一、公共关系礼仪的概念

礼仪是一个合成词，是"礼"和"仪"的统称。"礼"是人们在交往过程中为了表示相互尊敬和友善而共同遵循的行为规范，具体内容包括礼貌和礼节；"仪"是人们在交往过程中应当表现出来的外在风貌和遵循的行为程序，其具体内容包括仪表和仪式。礼貌是人们在社会交往中表示谦虚、恭敬的行为规范。礼节是人们在社会交往中表示敬意、祝颂、问候等的惯用形式。如鞠躬礼节、握手礼节、问候礼节等。这些礼节有公认的形式，违背这些形式就被认为是失礼。仪表指人的外表有仪，主要指容貌、姿态、服饰、表情等。从礼仪角度来看，仪表是为表示尊敬、重视、正规等意思而整理外表，并不是指天生的容貌美丑。一个容貌漂亮的人，如果衣冠不整、蓬头垢面，就被认为是"失礼"。仪式是指在一定场合举行的具有专门程序的规范化的活动。所有重大活动都有仪式，如开业庆典、签字仪式等。

礼仪是一门综合性较强的行为科学，是指在人际交往中，自始至终地以一定的、约定俗成的程序和方式来表现的律己、敬人的完整行为，是以建立和谐关系为目的而遵从的行为方式、行为准则和活动程序的总和。

礼仪的核心是尊重为本。尊重二字，是礼仪之本，也是待人接物的根基。尊重分自尊与尊他。自尊，首先是自尊自爱，爱护自己的形象；其次要尊重自己的职业；第三要尊重自己的公司。尊他，即尊重他人，可用五句话来概括对不同人的尊重：尊重上级是一种天职；尊重下级是一种美德；尊重客户是一种常识；尊重同事是一种本分；尊重所有人是一种教养。

尊重他人的原则：①接受对方。不要难为对方，不要让对方难堪。②重视对方。欣赏对方，多看对方的优点，不当众指正缺点。③赞美对方。懂得欣赏别人的人，实际是在欣赏自己，是自信的表现。

公共关系礼仪是礼仪的一个重要分支，主要是指社会组织的有关人员为了树立和维护组织的良好形象，构建组织与公众的和谐关系而要求遵循的礼仪规范。公共关系礼仪主要是一种组织行为，一般礼仪则主要是一种个人人际行为；公共关系礼仪强调通过个人形象来达到树立良好的组织形象的目的，而一般礼仪则以树立良好的个人形象为目的。公共关系礼仪是公共关系的一个子学科，公共关系是树立组织形象的艺术，而公共关系礼仪是塑造个人形象的艺术。

## 二、公共关系礼仪的注意事项

为了让我们的行为基本符合礼仪的要求，除了认真学习公共关系礼仪的基本理论之外，在实际工作中还应注意掌握公共关系礼仪的基本原则和注意事项。

### （一）公共关系礼仪应遵循的基本原则

**1. 尊重公众原则** 公共关系礼仪最根本的原则就是对公众的尊重。公共关系工作的对象是公众，只有尊重公众，才能很好地与公众沟通，赢得公众的理解、信任和支持，达到组织的公关目标。尊重公众，包括尊重公众应当具有的各种公民权利，如信仰、习俗、隐私等。不该问的问题不问，不该知晓的内容不强求知道，尽量不干涉别人的私生活。在社交活动中，对男士一般不问财产、收入、履历、身高；对女士一般不问年龄、婚否、衣服和饰品价格等。

**2. 公平对等原则** 追求和向往平等，是任何人都有的一种共同的人性要求。在公共关系工作中平等地对待一切公众，是搞好公共关系工作的基本前提。人与人、人与组织、组织与组织之间，在正式交往的过程中，都要考虑参加人员的身份、人数、接待规格等方面的礼仪规范，要坚持对等的原则，做到互相尊重、平等相处。

**3. 文化差异原则** 世界各地的人由于政治、历史、文化、经济、民族的差异，在交往中，由于语言、文化和意识形态等许多方面的歧义，会产生价值观、行为准则、生活方式、招待方式等方面的冲突或矛盾。针对这些差异性，自然会产生公共关系理念和相关礼仪的区别，对此公共关系人员都必须有充分的心理准备和技术准备。

**4. 从简实效原则** 随着人类社会的进步，公共关系礼仪也是发展变化的，有些社会生活方式及建立在其上的一些礼仪规范也应当自动淘汰。古老礼仪中也有过于繁琐、不实用的内容。如跪拜礼是封建社会中尊卑贵贱等级制的重要礼仪表现形式，在正式场合中已自行废除。

**5. 和谐适度原则** 这是指在公共关系交往中的各种礼节、仪式都要遵循规范和惯例，在实际操作中要注意把握分寸、自然得体、恰到好处。

### （二）把握公共关系礼仪应注意的问题

**1. 原则性与灵活性的统一** 在公共关系交往中的各种礼节、仪式都要遵循一定的规范或约定俗成的惯例，表现出较强的原则性。但是由于公关活动中公众类型的复杂性和公众需求的多变性，又要求公共关系人员能随机应变，在尊重公众的大前提下，调整行为，化解尴尬场面，达到塑造个人和社会组织良好形象的目的。如介绍的礼仪，一般要求是把主人介绍给客人，但有时在主人较多且对客人情况还不太了解的情况下，可以先把客人介绍给主人。

**2. 公平性与差异性的统一** 平等对待一切公众是公共关系礼仪的大原则，但在实际应用的过程中，还应当考虑差异性原则。具体有：外事礼宾差异、地位差异、性别差异等。如在各种礼仪活动的场合，对德高望重的长者给予特殊的照顾，表现了一种人类崇高的道德（不过西方老年人注重人格的独立，在帮助他们之前要征得他们的同意）。再如一般认为，与男士相比，妇女相对处于弱势地位，所以国际上的各种礼仪都提倡"女士优先"的原则。

---

**知识链接**

#### "女士优先"原则

"女士优先"是国际社会公认的一条重要的礼仪原则，它主要适用于成年的异性进行社交活动之时。它要求每一位成年的男子，在社交场合要自觉主动地以个人的言行举止去尊重女士，体谅女士，关心女士，照顾女士，保护女士，并且时时处处努力为女士排忧解难。而且不仅表现为对相识的女性朋友，对素不相识的女士同样要一视同仁。"女士优先"原则具体体现在处处对妇女的照顾上。如出门、进门让女士先行，走路让女士处于比较安全的一侧，男士多为女士承担重体力工作，有了危险男士要挺身而出等。当然，"女士优先"也应当尊重妇女的意愿，不能让她们勉强接受。

---

# 第二节 公共关系的常用礼仪

公共关系人员是组织形象的代表，从公共关系人员本身就可以看出组织的素质。良好的个人礼仪是一切公共关系活动的起点，是一切社交场所必备的"通行证"。因此，公共关系人员具有的良好礼仪知识和素质，是一个人成功的关键，也对一个组织公共关系活动成功起着决定性作用。作为公共关系人员必须熟悉公共关系的常用礼仪，下面主要介绍称呼礼仪、介绍礼仪、交谈礼仪、握手礼仪、电话礼仪、馈赠礼仪等。

【案例】

### 修养藏于细节，细节展示素质，细节决定成败

在一所高校的招聘面试现场，近200余人的面试竟然有一半被淘汰了。原因何在？记者经确认后发现，尽管与用人单位才见了一面，但因为很多学生没有注意礼貌、礼节等细节问题而被拒绝。对此，学生和用人单位各有说法。学生对这种做法不太理解，认为这种淘汰太片面，个人有很多内在的东西没有展示出来。用人单位则认为200多人的简历是经过精挑细选的，每个人5分钟的面试时间已经足够了。关键问题不是他们的硬件，而是他们的基本礼仪修养。用人单位负责人介绍，很多同学都存在进来时不敲门、不等考官示意就坐下、坐姿不雅、递送相关证明资料时没有用双手、离开时脚步不轻等小问题，是这些大学生求职的"硬伤"。问题虽小，远远代表不了那一堆证书的含金量，但反映的是一个人最基本的素质，这些方面都成问题，怎么去成就其他的大事呢？

在这里，用人单位根据一些细节就淘汰了一百多名学生。细节体现一个人的礼仪修养，礼仪修养反映的是一个人的基本素质。所谓"修养藏于细节，细节展示素质，细节决定成败"。

【思考】

如何理解"修养藏于细节，细节展示素质，细节决定成败"？

## 一、称呼礼仪

称呼是交际活动的先锋官，称呼语使用得恰当与否，直接关系到人际交往的成功与失败。正确、适当的称呼不仅反映着自身的教养，也体现着双方关系达到的程度和对对方尊重的程度。

### （一）称呼礼仪的基本要求

称呼礼仪的基本要求，可概括为八个字，即"称谓得体，有理有序"。

称谓得体，就是称谓应符合身份。包括职务尊称，如"某经理""某厂长""某校长"等；职称尊称，如"某教授""某工程师"等；职业尊称，如"某老师""某导演""某医生"等；学衔尊称，如"某博士"等；声望尊称，如"钱老""陆老"等；辈分尊称，如"某大爷""某大叔"等；一般尊称，如"小姐""先生""夫人""太太""同志"等。

当清楚对方身份时，既可以对方的职务相称，也可以对方的身份相称；当不清楚对方身份时，可采用以性别相称"某先生""某女士"；当称呼年长者时，务必要恭敬，不应直呼其名，可敬呼"老张""老王"等；当尊称有身份的人时，可将"老"字与其姓相倒置，如"张老""王

老";当称呼同辈时,可称呼其姓名,有时甚至可以去姓称名,但要态度诚恳、表情自然,体现出真诚;当称呼年轻人时,可在其姓前加"小"字相称,如"小张""小李",或直呼其姓名,但要注意谦和、慈爱,表达出对年轻人的喜爱和关心。

有理有序,就是称谓应有原则、有顺序。一般而言,可按人们的年龄、身份、性别等来排列称呼顺序,即先长后幼、先上后下、先女后男、先生后熟。如先称呼女性,会使女性感到受到尊重,其他男性也不会见怪。先称呼长者,会使长者感到你对他的恭敬,其他年轻人也会心中坦然。

### (二)称呼礼仪的禁忌

**1. 避免使用错误的称呼**  常见的错误称呼是误读或是误会。误读即念错被称呼者姓名。为了避免这种情况的发生,对于不认识的字,事先要有所准备,必要时要谦虚请教。误会,主要是对被称呼者的年龄、辈分、婚否,以及与其他人的关系做出了错误判断。比如,将未婚妇女称为"夫人"就属于误会。

**2. 避免使用绰号称呼**  以绰号作为称呼,甚至自作主张给对方起外号,既显得过于随便,也是不尊重他人的表现。

**3. 避免使用低级庸俗的称呼**  有些称呼在正式场合不适合使用。例如,"兄弟""哥们儿""姐们儿""闺蜜"等一类的称呼,虽然听起来亲切,但显得格调不高。

**4. 避免使用行业性的称呼**  有的称呼仅仅适用某一特定的行业,如果超出了这一范围,便会显得不伦不类。如学生互称为"同学",军人经常互称为"战友";工人之间可以称呼为"师傅",道士、和尚、尼姑可以称为"出家人"。但如果用这些来称呼跨行业的其他人,会让对方产生自己被贬低或很奇怪的感觉。

**5. 避免使用地域性称呼**  有些称呼具有一定的地域性,比如山东人喜欢称呼"伙计",但南方人听来"伙计"肯定是"打工仔"。中国人把配偶称为"爱人",在外国人的意识里,"爱人"是"情人"的意思。

**6. 避免使用职务职称简称**  如在职务职称前面冠以姓再省略掉后面一些字,如"牛厅""范局""马总""王工"等,平时叫起来很顺口,但在正式社交场合不适宜。

### 二、介绍礼仪

现代生活,人们交往范围日益广泛,似乎每天都在认识新的面孔,结交新的朋友。初次认识,总少不了介绍,包括自我介绍、为他人介绍等。得体的介绍往往会给对方留下良好的第一印象,起着"首因效应"的作用,因此人们又把介绍称为交际之桥。

### (一)自我介绍

自我介绍,就是在必要的社交场合把自己介绍给其他人,以便使对方认识自己。根据社交礼仪的具体规范进行自我介绍,必须注意自我介绍的时机、顺序和内容。

**1. 自我介绍的时机**  自我介绍的时机,不仅仅是指介绍的时间,而是包括具体时间、地点和场合几方面情况。自我介绍的时机,一般有两种情况:一是本人希望结识他人。就是说你希望了解对方的情况,就首先要让对方了解你的情况,实际上这时候的自我介绍是起一种抛砖引玉的作用。二是他人希望结识本人。

**2. 自我介绍的顺序**  自我介绍的标准化顺序是位低者先行,即地位低的人先作自我介绍。如主人和客人在一起，主人先作介绍；长辈和晚辈在一起，晚辈先作介绍；男士和女士在一起，男士先作介绍；职务低的人和职务高的人在一起，职务低的人先作介绍；学生和老师在一起，学生先作介绍。鉴于位低者先作介绍这个规则不是每个人都很熟悉，当你和外人打交道，对方并没有意识到他的地位低而必须由他先做自我介绍，这时你也可以先做自我介绍。

**3. 自我介绍的内容**　一般情况，自我介绍的内容包括应酬式、公务式、社交式自我介绍等。

（1）应酬式自我介绍　适合于一些公共场合和一般性的社交场合。如旅途中、宴会厅里、舞会上等。实际上是一种泛泛而交的有距离的交际。应酬式自我介绍的内容最简洁，只需要介绍自己的姓名和单位即可。

（2）公务式自我介绍　是在工作之中在正式场合做的介绍，公务式自我介绍包括四个基本要素，我们称为公务介绍四要素，即单位、部门、职务和姓名。

（3）社交式自我介绍　是一种刻意寻求与交往对象进一步交流与沟通，希望对方认识自己、了解自己、与自己建立联系的自我介绍。社交式自我介绍一般包括下面几个内容：第一，自己的姓名；第二，自己的职业；第三，自己的籍贯或单位；第四，自己的兴趣爱好；第五，自己跟交往对象双方所共同认识的人。

**4. 自我介绍注意事项**

（1）控制时间　自我介绍一定要力求简洁，尽可能地节省时间，以半分钟至一分钟为宜。

（2）使用辅助工具　辅助工具就是名片，名片的可信性比较强，有社交经验的人会先递名片，再进行自我介绍。

（3）注意形象　进行自我介绍时，表情亲切、自然、面带微笑，眼睛看着对方或大家，举止庄重大方，充满自信。

## （二）为他人介绍

为他人介绍，又称第三方介绍，是经第三方为彼此不认识的双方引见、介绍的一种社会交际方式。

**1. 确定介绍者**　确定介绍者，即由谁当介绍人，不同的场合由不同的人来作介绍。一般来说，家庭宴会、舞会等家庭聚会，介绍人应该是女主人；一般性公务活动，由以下几种人介绍，如办公室主任、领导的秘书、前台接待、礼仪先生、公关人员等。来访者为贵宾的话，一般应该由东道主一方职务最高者出面作介绍，礼仪上把它叫作规格对等，表示对客人的一种尊重和重视。

**2. 掌握介绍的顺序**　按照尊者有优先知情权的原则，即在为他人介绍前，先明确双方地位高低，然后先介绍位低者，后介绍位高者。为他人作介绍时的顺序大概有几种情况。

（1）介绍长辈与晚辈认识时，先介绍晚辈，后介绍长辈。

（2）介绍老师与学生认识时，先介绍学生，后介绍老师。

（3）介绍女士与男士认识时，先介绍男士，后介绍女士。

（4）介绍上级与下级认识时，先介绍下级，后介绍上级。

（5）介绍来宾与主人认识时，先介绍主人，后介绍来宾。

**3. 掌握正确动作**　为他人作介绍时，手势动作应文雅，面向对方，伸出手指向被介绍的一方，伸手时应先伸臂，再五指并拢手掌向上打开作个停顿，重点在手腕的打开上，但手肘应弯曲，手臂不能伸得太直。并向另一方点头微笑，作介绍。介绍他人时，最好先用"请允许我向您介绍"

或"让我来介绍一下"之类的礼貌用语作引语，这样既不会唐突，也显得彬彬有礼。

### 三、交谈礼仪

交谈是社交活动中必不可少的内容。它是人们传递信息和情感，彼此增进了解和友谊的重要方式。然而，交谈要谈得"情投意合"，却不是件容易的事。在交际应酬中，要使交谈圆满成功，就必须遵守一定的礼仪规范。

#### （一）态度端正，神情专注

在任何社交场合的谈话，正确的态度应该是热情诚恳。热情是交谈的基本要求，冷漠无情、无精打采的言谈是没有感染力的。真挚诚恳是谈话的基本态度，以诚为本、诚心待人，才能取得听者的信任，虚伪做作、华而不实，是不可取的。

专注是对人的一种尊重。交谈时切忌东张西望、左顾右盼、坐卧不安、心不在焉，或者翻阅书报，自顾自处理一些与交谈无关的事务。这都是极不尊重对方的表现，会使对方感到被轻视而不悦。在交谈中，要注意眼神的交流。眼睛是心灵的窗户，人们在交往中通过目光的接触产生心灵的沟通，用目光和眼神去代替语言表情达意。与人接触，视线要遵守"散点柔视"的原则，即视线的落点要多一些，不要死盯住一点不放，目光要尽量柔和一些，不要咄咄逼人。

视线的接触范围在不同的场合可以有不同的选择。在公务活动场合，应当显得严肃认真、抱有诚意，这时目光的注视区域是以对方的两眼为底线，前额为顶点的正三角区；在社会活动场合，为了传递出亲切、温和的信息，目光的注视区域是以两眼为底线，以嘴巴为顶点的倒三角区；在私人活动场合，为了表达人与人之间的亲密关系，目光的注视区域是以两眼为底线，以胸部为顶点的大倒三角区。

#### （二）交谈内容要适宜

谈话的内容可以是既定的主题，即双方事先约定的主题，它适用于正式交谈，如征求意见、传递信息、讨论问题及研究工作等一类的交谈；也可以临时选择一些适当的话题，内容必须是健康有益的，对方感兴趣的，令人愉悦的。注意有些内容是不能谈的。交际活动六不谈的内容如下：一是非议国家、党和政府的话题；二是涉及国家秘密与行业秘密的话题；三是非议交往对象的话题；四是背后议论领导、同行和同事的话题；五是格调不高的话题；六是涉及个人隐私的话题。

#### （三）交谈的注意事项

**1. 文明礼貌** 谈话的语气要和蔼亲切、表达得体。说话时可适当做些手势，但动作不要过大，不要手舞足蹈，更不要用手指指人。谈话中要使用礼貌语言，如"您好、请、谢谢、对不起、打搅了、再见、好吗"等。

**2. 准确简洁** 要把意思准确无误地表达出来，做到吐字清晰、措辞准确、发音正确。乡音浓重、含糊其辞都会影响表达的清晰度。交谈还要注意简洁，用最简练的语言表达丰富的内容，传递最多的信息，切忌啰嗦重复。

**3. 礼让对方** 日常交往和工作之中，每个人和别人交谈，应以对方为中心，处处礼让对方，尊重对方。交谈要注意五点：①不能训斥别人。②不能挖苦别人。③不要纠正对方。④不随便质疑别人。⑤不要随便去补充别人。

### 四、握手礼仪

握手礼源于古代的欧洲，在战争和狩猎时，人们手上经常拿着石块或棍棒等作为防御武器。他们遇见陌生人，就要放下手中的东西，并伸开手掌让对方摸摸手心，证明自己手中没有武器，也表示自己没有任何恶意。这种习惯逐渐演变成今天的见面礼，被大多数国家所接受。通常，与人初次见面，熟人久别重逢，告辞或送行均以握手表示自己的善意。有时在一些特殊场合，如向人表示祝贺、感谢或慰问时；双方交谈中出现了令人满意的共同点时；或双方原先的矛盾出现了某种良好的转机或彻底和解时，习惯上也以握手为礼。

#### （一）握手时伸手的顺序

**1. 一般情况的规定**　握手的标准化做法是位高者居前，即长辈与晚辈之间，长辈伸手后，晚辈才能伸手相握；上下级之间，上级伸手后，下级才能相握；男女之间，女方伸出手后，男方才能伸手相握。如果男性年长，是女性的父辈年龄，在一般的社交场合中仍以女性先伸手为主，除非男性已是祖辈年龄，或女性未成年在 20 岁以下，则男性先伸手是适宜的。但无论什么人如果他忽略了握手礼的先后次序，已经伸手，对方都应礼貌地回握。

**2. 特殊情况的规定**

（1）一个人需要与多人握手，应讲究先后顺序，由尊而卑，即先长辈后晚辈，先领导后下属，先老师后学生，先女士后男士。如果在场的人不是同一个单位的，大家互不相识，地位的高低很难分清楚，则采用的顺序是由近而远或顺时针方向。

（2）在公务场合，握手时伸手的先后顺序取决于职位、身份。而在社交、休闲场合，则主要取决于年龄、性别。

（3）在接待来访者时，应由主人首先伸出手与客人相握。在客人告辞时，则由客人先伸手与主人相握。前者表示"欢迎"，后者则表示"再见"。

#### （二）握手的禁忌

1. 不要面无表情，不置一词。最好边握手边问候致意："您好""见到您很高兴""欢迎您""谢谢"等。

2. 不要用左手与他人相握。尤其是和阿拉伯人、印度人打交道时要牢记，因为在他们看来左手是不洁的。

3. 避免交叉握手。即两人握手时与另外两人相握的手形成交叉状，在基督教信徒看来这种形状类似十字架，在他们眼里这是很不吉利的。

4. 不要戴着手套、墨镜或帽子握手。只有女士在社交场合戴着薄纱手套握手，才是被允许的。

5. 握手时间不宜过长。以不超过 3 秒为宜，特别是不要长时间抓住女士的手不放。

6. 不要在与人握手后，立即擦拭自己的手掌。

7. 不要拒绝与他人握手。

### 五、电子邮件礼仪

电子邮件是人们利用网络传递信件、资料、图文等信息的常见通信形式之一。它和电话、传真等传递信息的速度一样快，且同时兼具了电话通信和邮政信件的特点。因此，电子邮件在日常工作中的使用越来越普遍。它给我们带来方便的同时，如果应用不当，也会产生一些新的问题。电子邮件作为职业信件的一种，也具有标准性和严肃性等职业信件的基本特点，在邮件的标题设定、正文、结尾及回复等方面都需要注重一定的礼仪。

### （一）标题表意清晰，重点突出

1. 发送电子邮件时，一定不要发送空白标题的电子邮件，这样是非常失礼的。

2. 标题的设定要尽量简短一些，切记不宜过于冗长。标题不可出现错别字或语法错误等情况。

3. 标题的设定要包含邮件内容的关键词，突出重点。

4. 每发送一封电子邮件应针对一个与之相对应的主题，尽量不要一封邮件内谈及多件需沟通的事情。

### （二）正文格式规范，语言简明扼要

1. 正文格式要符合信件基本要求，称呼得体，内容简明扼要。

2. 正文如果涉及的内容较多，应规范使用数字序号加以标注，也可使用附件的形式，避免内容过多缺少条理。

3. 行文尽量规避错别字、拼写或语法等错误。

4. 发件人可以通过放大字体或标注字体颜色等形式，突出需要强调的正文内容，引起收件人的注意。

5. 可以合理使用图片或表格等形式，辅助解释说明正文内容。

6. 在邮件的正文中请谨慎使用表情符号，如果使用不得当将会产生不好的影响。

7. 邮件正文要使用合适大小的字体以方便收件人阅读。

### （三）礼貌结尾

电子邮件的结尾应有祝福的话语，如"祝工作顺利！祝好！"等。结尾处要有落款并应写清楚发件人姓名，如便于联系收件人与你联系，可以写明如办公电话、手机等其他联系方式或其他个人信息。如果有附件，应结尾处写清楚附件名称。

### （四）及时回复邮件

可以通过设置电脑或手机邮箱软件提醒等方式，保证能够再收到电子邮件后，第一时间回复对方。如果不能及时处理邮件，请简短回复发信人已收到邮件，但是需要时间处理并回复他，也可以设置自动回复。

## 六、电话礼仪

作为现代通信工具的电话，由于具有传递迅速、使用方便和效率较高的特点，已成为重要的社会交往工具。无论是打电话还是接电话，都必须以礼待人、克己敬人，假如不注意在使用电话的过程中讲究礼貌、先敬于人，无形中将会影响自己的人际关系，影响工作任务的完成，甚至会使本组织的良好形象受到损害。

使用电话通讯，有主动地拨打电话与被动地接听电话之分，从礼仪的角度来讲，拨打和接听有着各自不同的标准做法。

### （一）打电话礼仪

**1. 选择打电话时间**　打电话时，如非重要事情，往单位打电话应尽量避开快下班的时间；往家里打电话尽量避开受话人休息、用餐的时间，而且最好别在节假日打扰对方；给海外人士打电话，先要了解一下时差，避免在不合适的时间骚扰他人。

**2. 掌握通话时间**　打公务电话前，最好先想好要讲的内容，以便节约通话时间，不要现想现说，漫无边际地"煲电话粥"。通常一次通话不应长于3分钟，遵守所谓的"3分钟原则"。

**3. 使用规范语言**　接通电话的第一句话是："您好，我是某单位的某某。"请受话人找人或代转时，应说"劳驾"或"麻烦您"，不要认为这是理所应当的；结束电话之前，应说声"再见"。

**4. 注意声音形象**　打电话时，对一个人的形象影响最大的是语言与声音。所以，语言应该简洁明了、文明礼貌；声音应当清晰柔和，语速应适中，语气应亲切、和谐、自然。

**5. 及时沟通**　通话时，若电话突然中断，依礼应立即再拨，并说明通话中断是线路故障所致。不要不了了之或等对方拨回电话。

### （二）接电话礼仪

**1. 及时接听**　接听电话要及时，一般电话铃响3遍拿起话筒为最佳时机，不要铃响一遍，就拿起听筒，如果响3遍后才接听，就应道歉："对不起，让您久等了。"如果受话人正在做一件要紧的事情不能及时接听，代接的人应妥为解释。既不及时接电话，又不道歉，甚至极不耐烦，都是十分不礼貌的行为。

**2. 确认对方**　对方打来电话，一般会自己主动介绍，如果没有介绍或者你没有听清楚，就应该主动问："请问您是哪位？我能为您做什么？您找哪位？"但是，人们习惯的做法是，拿起电话听筒盘问一句："喂！哪位？"这在对方听来，陌生而疏远，缺少人情味。接到对方打来的电话，拿起听筒应先问候"您好！"如果对方要找的人在旁边，应说："请稍等。"然后用手掩住话筒，轻声招呼你的同事接电话。如果对方要找的人不在，应该告诉对方，并且问："需要留言吗？我一定转告！"

**3. 讲究艺术**　接听电话时，应注意使嘴和话筒保持4cm左右的距离；要把耳朵贴近话筒，仔细倾听对方的讲话。通话完毕，应遵循尊者先挂机的原则，让长辈、女士、领导先挂机，然后轻轻把话筒放好。

**4. 调整心态**　拿起电话听筒的时候，一定要面带笑容。笑容不单表现在脸上，也藏在声音里，有研究表明，微笑着讲话的声音是最甜美的。亲切、温情的声音会使对方马上对我们产生良好的印象。如果绷着脸，声音会变得冷冰冰，给他人留下拒人于千里之外的印象。

### （三）手机电话礼仪

在手机越来越普及的今天，我们在使用手机时，要特别注意遵守公共秩序和自觉维护安全。

**1. 遵守公共秩序**

（1）不要在上班时间，特别是办公室、车间里，因私使用手机。

（2）不要在聚会期间，如开会、会见、上课时使用手机，以免分散他人注意力。

（3）不要在一些要求"保持肃静"的公共场所，如音乐厅、美术馆、影剧院、歌舞厅及餐厅、酒吧等地方使用手机，应使手机处于静音状态，必要时应关机。

（4）不要在公共场合，尤其是楼梯、电梯、路口、人行道等人来人往之处，旁若无人地使用手机。

**2. 自觉维护安全**

（1）不要在医院或机场使用手机，以免影响医院及机场的电子设备。

（2）不要在驾驶汽车时，使用手机通话，以防止发生车祸。

（3）不要在加油站、火车行李站等地使用手机，以免引起爆炸或火灾。

（4）不要在飞机飞行期间启用手机，以免使飞机"迷失航向"。

## 七、馈赠礼仪

在经济日益发达的今天，人与人之间的距离逐渐缩短，接触面越来越广，一些迎来送往及喜庆宴贺的活动越来越多，彼此送礼的机会也随之增加。如何挑选适宜的礼品，接受礼物时应注意哪些礼仪，如何拒收别人送来的礼物，都是每一个人必须面临的问题。这些问题处理得好，不仅能达到大方得体的效果，还可以增进彼此感情，树立良好的个人形象或组织形象。

### （一）馈赠礼仪

送礼的目的在于给他人带来快乐，以有限的物质形式表达自己无限的感情。馈赠礼仪一般应注意选择适当的时机、选择合适的礼品、掌握赠礼技巧及禁忌。

**1. 选择适当的时机**　一般来说，礼品可以随时送给对方，但有些礼品如果选择好赠送时机就会有更好的效果。

（1）喜庆嫁娶　乔迁新居、过生日做大寿、结婚生子等亲友喜庆日子，应考虑备礼相赠，以示庆贺。

（2）欢庆节日　我国传统节日为春节、元宵节、端午节、中秋节、重阳节等，西方的圣诞节、情人节、母亲节等都可作为送礼的时机。

（3）探望患者　去医院或家中探望患者应带上礼物表示慰问。

（4）亲友远行　亲友远离家乡去外地求学、工作，可送上一份礼物表示美好的祝愿和惜别之情。

（5）拜访、做客　登门拜访或做客时，准备一份礼物，有两方面的意思：一方面对打扰对方表示歉意或对对方的热情款待表示感谢；一方面是向对方表示自己的问候。

（6）酬谢他人　当自己在生活工作中碰到困难或挫折，亲朋好友同事对你伸出援助之手，事后应表示酬谢。

（7）还礼　接受过对方的礼物，可在事后类似的场合向对方送上一份礼品，或者在对方送礼离开时附上自己的一份礼物送给对方。

**2. 选择合适的礼品**　不同的场合、不同的对象要选择不同的礼品。

（1）公司庆典一般送鲜花。

（2）慰问患者可以送鲜花、营养品、书籍、水果。

（3）朋友生日送卡片、书籍、影集、笔记本、蛋糕等。女孩子还可以考虑送小巧的皮革制品、漂亮的围巾、各种手工艺品、鲜花等。

（4）节日庆祝送健康食品、当地特产。

（5）旅游归来送人文景观纪念品、当地特产。

（6）走亲访友送水果、糖酒等食品。

还可以通过了解受赠对象的兴趣爱好来赠送，如给书法爱好者送文房四宝，给音乐爱好者送乐器，给收藏爱好者送一些有收藏意义的东西等，都是不错的选择。总之，选择礼品应因时因地因人而异，切忌千篇一律，以不变应万变。

**3. 不宜赠送的礼品**

（1）不送现金和有价证券。送现金、有价证券、金银珠宝等过于贵重之物，有行贿的嫌疑。

（2）不送有碍对方民族习俗、宗教禁忌和个人禁忌的物品。讲究礼仪，首先要了解人、尊重人，人家忌讳的东西，一概不能送。

（3）不送药品、营养品。中国习俗是缺什么补什么，若非亲朋好友送这类东西有多管闲事之嫌疑。

（4）不送有违社会公德的物品。不送假冒伪劣品。烟酒（烈性酒）之类的东西也不要送，因为吸烟喝酒有碍健康。与社会公德不符的东西，送人往往涉嫌害人。

（5）不送带有明显广告标志和宣传用语的物品。广告就是付费的宣传，跟外商、公司企业、政府官员打交道，公关礼品一定要避免使用明显的广告标志和宣传用语。

**4. 赠礼的注意事项**

（1）谨记"己所不欲，勿施于人"的古训。选择的礼物，你自己一定要喜欢，连自己都不喜欢的东西，一般不要送。

（2）必须考虑接受礼物者的职位、年龄、性别等。

（3）选择精美的包装。赠送的礼品要有精美的包装，不要把一堆没有包装的礼品放在一起，随便用提包一装就给人送去，这是不尊重对方的行为。

（4）慎留礼品单据。礼品上写有价钱的标签要及早去除。但对一些有保修期的电器商品，可以附上发票和保修单，以备日后保修或退换之用。

（5）仪态大方。送礼的时候，要面带微笑，自然得体，同时讲一些客气话。但不要过分客套，俗话说"礼轻情义重"，不必贬低自己的礼物，也不要畏畏缩缩，偷偷摸摸把礼物搁在某个角落。

（6）了解送礼禁忌。

①在中国大陆，应避免过时送礼或事后补礼；给长辈送礼，不要送钟，因"钟"与"终"谐音；探望患者，不能送梨一类的水果，"梨"与"离"谐音，是不吉利的；还有，乌龟虽然长寿，却有"王八"的俗称，也不宜作为礼品相送。在中国港台风俗中，丧事后以毛巾送吊丧者，非丧事一律不能送毛巾；不送剪刀，剪刀是利器，含有"一刀两断"之意；不送甜果，甜果是祭祖拜神专用之物，送人会有不祥之感。

②国外风俗中赠礼也有很多讲究。在北美商业圈中，注意礼物不能奢侈，以免有贿赂的嫌疑；礼物通常为纪念品，还可以是带有公司标识的礼物；赠送礼物一般宜在娱乐场所进行。去日本人家里做客时一定带上礼品，不要拒收礼品；而且礼物要用彩色纸包装，送礼时必须双手呈送礼品并微微鞠躬；避开数字"4"和"9"，因为它们与"死"和"苦"同音，故一些日本医院是没有4楼和9楼的。西方人喜欢单数却忌"13"。俄罗斯人送鲜花要送单数，忌讳送钱，他们认为意味着施舍和侮辱。美国女性认为送香水、化妆品、衣物等是看不起她。印度人认为牛是神圣的，故不赠送饰以牛皮的产品。

**5. 赠花礼仪**　现代生活中，用花卉作为礼品馈赠亲朋好友来表达丰富的情感已逐渐成为一种社会时尚。以鲜花为礼品是一门颇具内涵的艺术，融入了许多人生哲理，可表现丰富多彩的意境和情趣。只有理解花的寓意及送花常识，才能在送花时送出品味，送出个性，达到事半功倍的效果。

（1）了解花语　要把握花艺的真谛，首先要了解花语、花意。经过长期演化，人们赋予各种花卉一定的寓意，用以传递感情，抒发胸臆。如康乃馨象征母爱，花语是"健康长寿"；红玫瑰象征爱情，花语是"我爱你"；百合花象征纯洁，花语是"百年好合"；菊花象征清逸，花语是"优雅不俗"；梅花象征傲俗，花语是"气节清高"；兰花象征清正，花语是"正气清远"；荷花"出淤泥而不染"，花语是"人品高洁，情操高尚"等。

（2）不同的送花对象需选择不同的鲜花来组合配送　给老人祝寿，宜送长寿花或万年青，长寿花象征着"健康长寿"，万年青象征着"永葆青春"；热恋中的男女，一般送玫瑰花、百合花。这些花美丽、雅洁、芳香，是爱情的信物和象征；给友人祝贺生日，宜送月季和红掌、麒麟草、满天星，象征着"火红年华，前程似锦"；祝贺新婚，宜用玫瑰、百合、郁金香、香雪兰、非洲菊、红掌、天堂鸟等，新娘手上捧的花，适当加几枝满天星，会更加华丽脱俗；节日期间，看望亲朋好友，宜送吉祥草、百合、郁金香，象征"幸福吉祥"；夫妻之间，可互赠百合花，百合花象征着百年好合，顺顺意意，长相厮守；朋友远行，宜送剑兰、红掌，寓意一路顺风，前程似锦；拜访德高望重的老者，宜送兰花，因为兰花品质高洁，又有"花中君子"之美称；新店开张，公司开业，宜送月季、红掌、黄菊、天堂鸟等，这类花花期长，花朵繁茂，寓意"兴旺发达，财源茂盛"。

（3）送花禁忌

①不同的习俗，对于同一品种花的寓意有不同的理解。选送花的时候一定要注意民俗寓意，不能弄巧成拙。比如：中国人喜欢菊花，而在西方，黄菊代表死亡，只能在丧葬活动中使用；中国人赞赏荷花"出淤泥而不染"的性格，并喜欢它，但在日本，荷花却表示死亡；在广东、海南、香港、澳门，金橘、桃花表示"吉""红火"的意思，而梅花、茉莉和牡丹花却表示"霉运""没利""失业"的意思。

②不同的习俗，对于花的色彩也有不同的理解。比如在国内，我们都喜爱红色的花，特别是结婚时，送红色的鲜花，才算吉利和得当。而西方人认为把白色鲜花送给新娘，才是最合适的。

③不同的习俗，对于花的数量要求也有所不同。在中国，喜庆活动中送花要送双数，意思是"好事成双"。在丧葬上要送单数花，表示"祸不单行"。因为读音的原因，在国内特别是沿海地区，不可以送4枝花给别人，因为4的发音和"死"相近。而西方国家里，送花讲究单数，送1枝花表示"一见钟情"，送11枝表示一心一意，送99表示天长地久等。但"13"这个数字是不可以用的。

④给患者送花，有很多禁忌，探望患者时不要送盆栽的花，以免患者误会为久病成根；香味浓郁的花对手术患者不利，易引起咳嗽；颜色太浓艳的花，会刺激患者的神经，激发烦躁情绪。看望患者宜送兰花、水仙、马蹄莲、百合、剑兰等，或选用患者平时喜欢的品种，有利患者怡情养性，早日康复。

知识链接

## 不同文化颜色有不同的象征意义

世界各国，由于区域文化不同，色彩所象征的意义也不尽相同，在礼品颜色或包装色彩选择上要注意到这一点，否则，效果会适得其反。

中国人一向视红色为喜庆色，黑色为凶色。在婚礼、祝寿、开业等喜庆场合，所送的礼品常是红色的或以红色材料包装，以图吉利。在中国香港黑、白、灰三色都不大受欢迎，红、黄和鲜艳的色彩比较走俏。

在中国代表高贵的紫色，在国外并不受欢迎，对紫色有禁忌的国家有美国、墨西哥、意大利、巴西、秘鲁和阿根廷等地，所以带有紫色的商品在这些国家都打不开销路。在墨西哥，就算是拜访，也不可以穿紫色的衣服，否则不会受到欢迎。

日本人大多数信奉神道和佛教，他们不喜欢紫色，认为紫色是悲伤的色调；最忌讳绿色，认为绿色是不祥之色。而红、白、蓝、橙、黄等颜色比较受欢迎。和中国一样，红色被日本人视为吉庆、幸运的颜色；黄色被认为是阳光的颜色，刚出生的婴儿会被穿上黄色的衣服，患者用的也是黄色的被子；和中国绿色代表年轻、青春不一样，日本人眼里蓝色才是青春、年轻的颜色。

马来西亚人禁忌的颜色是黄色，他们认为黄色是死亡的颜色，黑色也被认为是消极的颜色，他们更喜欢红色、橙色等鲜艳的颜色。

新加坡人禁忌的颜色是黑色、白色和黄色，而红色、蓝色和绿色很受欢迎。和香港人一样，印度人也不喜欢黑色、白色和灰色，他们喜欢红色、蓝色、绿色等鲜艳的颜色。希腊人禁忌黑色，喜欢黄色、绿色和蓝色。

巴西人的禁忌颜色有棕色、紫色、黄色、咖啡色，他们认为棕色是凶丧之色，紫色会给人带来悲哀，黄色会让人陷入绝望，咖啡色则会招致不幸。埃塞俄比亚人禁忌的颜色为黑色，但是他们哀悼死者时会穿淡黄色的衣服，所以如果去谁家做客绝对不能穿淡黄色的衣服。法国人禁忌墨绿色和黄色；瑞典人、比利时人忌讳蓝色；摩洛哥人忌讳白色；泰国人忌讳褐色。

## （二）受礼礼仪和拒礼礼仪

**1. 受礼礼仪**　首先，收到礼品时，应双手捧接，并立即表示感谢。中国人收礼后一般要等客人走后才打开，外国人则习惯当着客人的面打开包装，所以在涉外交往中，如果外国客人或其他客户送你的礼品带有包装的话，一定要当面打开看一看，表示喜欢和欣赏，说上几句赞美礼品的话。如果收到的礼品不合心意，也不应该流露出不满意的情绪，应说上几句感激对方和赞美礼品的话。

其次，接受馈赠后，要想办法回礼才合乎礼貌。中国人崇尚"礼尚往来"，外国人同样如此。如果在接受馈赠时无法马上回礼，可在事后准备礼物回赠对方。

**2. 拒礼礼仪**　生活中经常会出现这样的情况，对方送礼，可是自己不能收，或者不方便收，那么该怎么办呢？其实，拒绝收礼也要注意分寸、讲究礼仪。一般情况下，不应该拒绝受礼，但是碰到以下3种情况是可以拒收的：①并不熟悉的人送的非常昂贵的礼品。②隐含着发生违法乱纪行为的礼品。③接受后可能会受到对方控制的礼品。

如何谢绝礼物，以下做法可提供参考。

①要婉言相告。先表示感谢，然后用委婉、礼貌的语言，向赠送者暗示自己不能接受对方的礼品。

②可以直言相告。即直截了当地向赠送者说明自己之所以难以接受礼物的原因。在公务交往中拒绝礼品时，此法尤其适用。如果是比较贵重的礼品，可以这样说："按照有关规定，您送我的这件东西必须登记上缴，您还是别破费了，事情能办我会尽力的。"

③可采取事后归还法。有时，在大庭广众之下拒绝他人所赠礼品，会使赠送者难堪。遇到这种情况，可采用事后退还的方法加以解决。但是一定要使包装保持完好无损，如果其中包括一些易坏的食品，最好别往回送，或者给人家买点新鲜的送回去，或者以价值相当的礼物回赠人家。事后归还应该尽快把礼物送回去，时间不能拖太久，一般要在 24 小时之内把礼品送还对方。

# 【本章小结】

组织与社会各界的交往中，礼仪是公共关系人员必须掌握的一种柔性手段。社会组织通过公共关系礼仪塑造员工的形象，从而达到塑造组织良好形象的目的。公共关系礼仪主要是指社会组织的有关人员为了树立和维护组织的良好形象，构建组织与公众的和谐关系而要求遵循的礼仪规范。公关礼仪具体表现为礼貌、礼节、仪表与仪式等，为了让我们的行为基本符合礼仪的要求，在实际工作中应注意掌握公关礼仪的基本原则。即掌握尊重公众、公平对等、文化差异、从简实效与和谐适度这些基本原则。

公关人员具有的良好礼仪知识和素质，是一个人成功的关键，也对一个组织公关活动成功起着决定性性作用。作为公关人员必须熟悉称呼礼仪、介绍礼仪、交谈礼仪、握手礼仪、电子邮件礼仪、电话礼仪、馈赠礼仪等公共关系的常用礼仪。在学习这些礼仪规范时，除了掌握正确标准做法，还要了解其禁忌。因为同样的一个礼节，同样的一个手势，在不同的国家，不同的场合，以及不同的文化背景下，可能代表着截然不同的意思。

## 【思考题】

1. 什么是礼仪？什么是公共关系礼仪？两者有何区别？
2. 在社会交往中，女士优先原则具体体现在哪些方面？
3. 公共关系礼仪需要遵循哪些基本原则？
4. 人际交往中，见面问候有哪些常用礼节？

扫一扫，查阅本章数字资源，含PPT、音视频、图片等

**教学目标**

1. 掌握公共关系专题活动的概念、基本特征。
2. 熟悉主要公共关系专题活动的特点、策划和组织工作，能够策划和组织简单的公共关系专题活动。
3. 了解公共关系专题活动的主要类型及其特殊的公关价值。

【案例】

### 香港迪士尼举办"创梦家开放日"招聘会

2023年2月2日，香港迪士尼乐园度假区举办了"迪士尼创梦家开放日"大型职业博览及招聘会。此次开放日设有香港迪士尼前线职位的现场招聘及面试、部门实地介绍、领袖及演艺人员分享等多项精彩环节。香港迪士尼将具标志性的体验元素融入活动，为参加者提供一连串有趣、具有启发性的互动体验，介绍迪士尼奇妙故事的传承、多元共融的发展及开心工作的文化。餐饮、商品、娱乐事务及服装、保安、乐园服务、酒店及乐园营运等多个迪士尼主要部门，分别在乐园多个地点向参加者介绍相关业务运作，以及其空缺职位的工作前景。此次开放日实地展示了迪士尼的多元化工作机遇，提供600个全职和兼职空缺职位，共吸引逾3000人踊跃参与。

【思考】

1. 从公共关系的角度看香港迪士尼举办"创梦家开放日"活动属于哪一类公共关系活动？
2. 活动的目的是什么？
3. 在组织类似公共关系活动的时候有哪些注意事项？

社会组织的公共关系活动一般来说可以分为两种类型：日常公共关系活动和专题公共关系活动。相对于日常公共关系活动，公共关系专题活动目的更加明确、目标公众清楚、活动计划性强、规模较大、影响深刻。因此，公共关系专题活动更需要精心策划和认真组织。

## 第一节　公共关系专题活动概述

与日常公共关系活动相比较，公共关系专题活动是围绕某一明确的主题而开展的特殊的公共

关系活动。公共关系专题活动能使组织集中的、有重点的扩大知名度、提升美誉度、增强信任度，对于改善组织的公共关系状态具有极为重要的意义。

## 一、公共关系专题活动的概念、特征与类型

### （一）公共关系专题活动的概念

公共关系专题活动是组织为了某一个明确目的，围绕某一特定的公共关系主题，精心策划的、有步骤组织和实施的，有目标公众参与的公共关系活动。

### （二）公共关系专题活动的特征

与日常公共关系活动相比，公共关系专题活动具有如下基本特征。

**1. 鲜明的主题性**　公共关系专题活动是社会组织在审时度势后，根据组织或公众的某种特殊需要而开展的有针对性的公共关系活动，因此，公共关系专题活动主题鲜明。

**2. 目标公众的明确性**　公共关系专题活动有相对明确的诉求对象，专题活动的策划必须分析目标公众的类型和心理，吸引目标公众的积极参与。

**3. 计划性**　公共关系专题活动作为一个大型的公共关系活动，参与人员众多、社会影响广泛，必须精心策划、周密组织，稍有疏忽就可能产生难以预料的后果。

**4. 效益性**　公共关系专题活动要投入大量的人力、物力、财力，所以更讲究产出的效益，包括经济效益和社会效益。

**5. 灵活性**　公共关系专题活动的方式、内容、时间长短、规模大小都可以根据组织的需要和环境的变化进行适当调整，灵活组织。

### （三）公共关系专题活动的类型

公共关系专题活动按照不同的标准可以分为不同的类型。按照公共关系专题活动的规模，可以分为大型活动、中型活动及小型活动；按照公共关系专题活动场所可以分为室内活动和室外活动；按照公共关系专题活动的性质分类可以分为商业性活动、公益性活动、专业性活动、社会工作活动及综合性活动等；按照公共关系专题活动的形式可以分为会议性活动、庆典型活动、展示型活动、赞助型活动及综合性活动等。

### （四）公共关系专题活动的特殊公关价值

公共关系专题活动可以有效弥补日常公共关系活动的不足，或提升企业整体公共关系活动的效果，对组织来说，具有特殊的公共关系价值。

**1. 新闻传播价值**　一般来说，公共关系专题活动规模较大，影响广泛，是媒体争相报道的对象，具有较好的新闻传播价值。

**2. 营销辐射价值**　公共关系专题活动的成功运用会带动终端营销的顺利开展，起到积极的促进作用。

**3. 情感沟通价值**　公共关系专题活动主题鲜明、目标公众明确，可以实现与公众深层次的交流沟通。

### 二、公共关系专题活动策划与组织的基本原则和基本程序

尽管公共关系专题活动形式多样、种类繁多，但是各种公共关系专题活动策划与组织的基本原则和程序是一致的。

#### （一）基本原则

**1. 主题性原则**　公共关系专题活动应主题明确且突出，一般来说，一项公共关系专题活动的主题只有一个。

**2. 适当性原则**　公共关系专题活动的策划与组织要根据主题，综合组织现状及发展目标选择适当的活动形式、规模和时机。

**3. 新颖性原则**　公共关系专题活动的策划在内容、形式和方法上要新颖别致，富有创意，突出特色。

**4. 经济性原则**　首先，公共关系专题活动的策划和组织必须依据组织的实力，量入为出。其次，公共关系专题活动要讲求效率，收益能够有效覆盖成本。

**5. 社会性原则**　公共关系专题活动的策划与组织要顺应社会环境、遵循社会规则，包括社会制度、政策法律、文化传统、伦理道德等。

#### （二）基本程序

**1. 分析组织形象及组织发展目标，确定公关活动目标**　在公共关系专题活动的策划之前，应当对组织公共关系现状及原因进行分析，据此确定组织本次公共关系专题活动的具体目标，该目标应当具体、明确、可操作。

**2. 精心设计公共关系专题活动主题**　主题是组织公共关系专题活动的灵魂，是对公共关系专题活动内容的高度概括，对整个活动起到引导作用。主题设计是否精彩、恰当，直接影响活动成效。主题设计要能充分表现公关活动目标、突出公关活动特色、契合公众心理需要。

**3. 分析目标公众**　公众不同，公共关系专题活动的形式和传播途径也会有所差异。因此，应当结合公共关系目标和主题确定相关的目标公众，分析其特点和心理。

**4. 公共关系专题活动的组织与实施**　在公共关系专题活动目标和主题确定的基础上，结合公共关系目标公众的特征，充分发挥公共关系人员的创造力，选择合适的公关活动方式，制定周密的活动方案，认真组织实施。

**5. 经费预算**　作为成本较高的一项大型公共关系活动，组织必须进行经费预算，预算项目一般包括场地费用、物资费用、礼仪费用、安保费用、宣传费用、交通餐饮费用、劳务费用、应急费用等。

**6. 效果评估**　公共关系专题活动结束之后，组织应当对其效果进行反馈评估，包括直接效果、间接效果，近期效果、远期效果，经济效果、社会效果等，以吸取教训、总结经验。

#### （三）注意事项

**1. 要有明确的公关主题**　公共关系专题活动作为一项大型的公共关系活动，社会影响力广泛，成本相对较高，因此，组织必须事先明确本次公共关系专题活动要达到什么样的目标，要影响哪些目标公众，要取得哪方面的效果，从而综合组织自身因素和社会环境因素，确定一个明确而突出的主题。主题的设计应当创意新颖、富有特色、力戒平淡。

**2. 要有精细的实施方案** 公共关系专题活动是一项综合性、协调性的公共关系系统工程，活动的形式、内容、时间、地点、组织者、参加者、经费、宣传、效果评估等方方面面的因素都必须考虑周全，制定详尽的实施方案，认真组织实施，如有必要根据实际情况和反馈信息对方案进行合理调整。

**3. 要有全面的传播计划** 公共关系专题活动的开展要有与之相配合的传播计划，公共关系专题活动前应当先行传播以渲染氛围，活动中应当强化传播以提升效果，活动后应当反馈传播以检测成果。离开紧密配合的传播计划，公共关系专题活动的效果会大打折扣。

**4. 要有专门的负责人员** 公共关系专题活动应当由组织专门的机构或专职的人员负责实施，最好是由组织中具有良好的公共关系意识和优秀的公共关系能力的人员来担此重任，以确保公共关系专题活动的顺利进行。

# 第二节 组织会议

会议是有关人士有组织的聚集在一起，围绕一定主题，通过发言、提问、答疑、讨论等方式相互交流信息、表达意见、讨论问题、解决问题的言语沟通活动。一次成功的会议应当具备三个基本要素：一是与会者共同的会议目标，二是与会议规模相适应的条件，三是周密、恰当的会议安排。公共关系人员必须掌握会议组织的基本规律和程序要求，做好会务工作。

## 一、会前准备工作

### （一）拟定会议计划

会议召开之前需要根据工作需要和领导意图拟定会议计划，对其必要性、重要性、可行性进行论证。有的要报请主管领导审定，有的要报上一级领导机关备案。

### （二）制订会议预案

在会议召开之前，必须周密、细致地制定会议预案，以保证会议的顺利进行。会议预案应明确下列内容：

**1. 会议名称** 正式会议必须有一个恰当、确切的名称。俗话说："名不正则言不顺。"会议的名称要能概括并显示会议的内容、性质、主办单位、时间、届次、范围等。例如 2022 年中国公共关系发展大会。

**2. 会议主题** 会议主题即议题，即会议所要讨论的题目、所要研究的课题、所要解决的问题等。议题必须具有必要性和重要性，又必须具有明确性和可行性。因此每次会议的议题应该尽可能集中，不宜过多过散，尤其不宜把许多互不相干的问题放在同一会议上讨论，使与会者注意力分散，不利于问题的解决。例如 2022 年中国公共关系协会举办的"2022 年中国公共关系发展大会"，会议主题为"新时代新征程中的中国公共关系"。

**3. 会议时间** 会议时间有 3 种含义：一是指会议召开的时间；二是指整个会议所需的时间；三是指会议的具体时段分配。会议召开的时间要考虑多种因素：首先是"需要"，其次是"可能"，再次是"适宜"。会议组织者应尽可能准确地预计需要的时间，并在会议通知中写明。会议的各具体时段分配以 1 小时左右为宜，如果需要更长时间，应该安排中间休息。

**4. 出席人数** 出席会议的人员应具有必要性、重要性、合法性。必要性是指与会者必须是与会议直接有关的人员，符合会议确定的范围。重要性是指与会者虽与会议没有必然的、直接的关系，但却有利于会议的进展或扩大效果。合法性是指有些重要的会议，与会者必须具有合法的身份和资格。

**5. 会议工作机构及其职责分工**　一般来说，大中型会议应成立相应的会议筹备委员会，做到人有专职、事有专人，既分工负责，又协同配合。会议工作机构通常有秘书组、资料组、组织组、宣传组、后勤组和保卫组。

（1）秘书组　负责会议总体协调，以及领导在会议期间交办的事项。

（2）资料组　负责各种会议文件的印刷、保管、发放、回收，以及会议文件的汇总、归档等。

（3）组织组　负责与会人员编组、签到及代表选举和资格审查等事宜。

（4）宣传组　负责会议的宣传报道，以及文化娱乐、摄影摄像等工作。

（5）后勤组　负责会议票证准备、会场布置、会间住宿、用车、生活用品供应、票务预订等后勤保障工作。

（6）保卫组　负责会议的安全保卫工作。

**6. 会议地点**　会议地点既指会议召开的地区，又指会议召开的具体会场。为了使会议取得预期效果，选择会议地点要进行综合考虑。国际性或全国性会议，要考虑政治、经济、文化等各种因素；专业性会议，应选择富有专业特征的地区召开，以便结合现场考察。具体会场的选择则应根据会议的人数、内容、会场设施、交通条件等情况确定。

**7. 会议的其他活动**　如表决、发奖、参观、文娱活动等会议的其他活动，也应列入会议预案。

### （三）准备会议文件

会议文件有两大类：一类是供会议上学习参考的文件资料，如有关的政策法规、方针计划、交流材料、专业性或技术性资料等。另一类是会议本身所需的文件。如开幕词、工作报告、领导讲话、会议须知等。文件材料不宜过长，在会前应准备妥当，有些重要文件还要做好登记和回收工作。

### （四）发送会议通知

会议召开之前都要发出通知，邀请性会议要发请柬或邀请函。无论是口头通知还是书面通知，都要做到及时、准确、明晰、简要，防止重发、错发或漏发。会议通知应写明下列内容：会议召开的时间、会期，会议地点，报到地点与时间，会议名称和主要议题，参加人员范围，入场凭证及需携带的材料，接站及行车路线，其他要求等。有些会议为准确统计与会人数，通知应提前7天以上并附加回执。

### （五）布置会场

会场是会议举行的具体场所，会场的要求总体是：整洁、明亮、安静、大小适宜、设施齐全。会场布置包括主席台布置、座位排列、会标及花卉陈设等，基本原则是朴素大方，体现出会议的主题和气氛。一般来说，会议厅的前方安排主席台与讲台，主席台用长方形桌，台前可放置花卉，使主席台整体上显得色彩和谐，舒心悦目。台上方或后方悬挂会标。讲台不宜过大过高，应与讲话人的身材比例协调。面对主席台的是与会者席位，应有桌有席，便于放置文件和做记录，席位之间不应太挤，便于进出活动。研讨会、座谈会可将桌椅排成半圆形或小方块形，席前除文件、资料外，可放置饮料、水果。

### （六）排列座次

座次包括主席台座次和其他与会者座次，主席台座次以人员的职务或社会地位，名望高低排列，最高者排在主席台第一排的正中间，其余按高低顺序，以正中间座位为起点，面向会场，依左为上、右为下的原则交叉排列。工作会议或同一系统会议，与会者的席位依职务高低，按前高后低、左高右低的原则排列；研讨会、座谈会之类的会议，与会者可随到随坐，不指定席位；重要的大中型会议，则应按地区、系统、单位等分组，事先划定席位，与会者由服务人员引领入席。

### （七）编组

较大规模的会议需对与会者进行编组，目的是方便分组讨论和会间活动。编组的方法有按地区编组、按专业编组、按职务职称编组等。

### （八）制发名册和证件

与会人员名册是与会者进行交流沟通的必要工具，应尽早进行编印。名册应包括姓名、性别、年龄、工作单位、职务、电话号码、通讯地址、房间号等项目。大型会议还常需要印制有关证件。

### （九）编制会议手册

会议手册或会议须知是大型会议用以指导与会者活动的印刷品，其项目包括大会各级工作机构、一般情况介绍、分组情况、大会日程表、各项活动时刻表、主会场及分会场平面图等。

## 二、会中工作

会议进行期间，是公共关系人员工作最为活跃的阶段。公共关系人员要认真做好会中服务工作，协助领导对会议实施有效指挥和控制，使会议朝着既定目标进行。

### （一）签到与接待

为及时了解与会人员的出席情况，会议开始时要做好签到工作。对于重要的代表会议，签到直接关系到会议是否达到法定人数、选举结果和通过的决议是否有效。会议接待工作直接关系到会议和会议主办者的形象，因此，接待人员要彬彬有礼、热情周到。

### （二）会议记录

会议记录是会议情况最原始、最全面、最真实的反映，是会议内容和过程的重要凭证。工作人员要认真做好会议记录，为日后分析研究有关问题、撰写有关材料等提供依据和素材。对于重要会议的讲话、发言，有时还要进行录音、录像，以便会后整理、印发、存档。

### （三）编写会议简报

会议简报是反映会议进程、动态，向与会者通报会议情况的文字报告。编写会议简报，便于领导者及时了解会议进程，便于与会者之间充分交流经验、沟通信息。

### （四）安排会间生活

会间生活安排包括住宿、饮食、交通、业余文化生活、参观访问等事宜，为与会者提供优良的生活服务。

### 三、会后工作

会议结束后，公共关系人员不能忽视一系列的善后工作。

**1. 清理会议文件**　会议过程中形成的大量文件材料，在会议结束时要及时回收、整理或立卷归档，确保文件的安全和保密。

**2. 离会与送别**　根据预先登记的返程日期和交通工具，做好购、送车船票，送与会者及时踏上归程的工作，对于个别需要暂留者，则要帮助安排好食宿等事宜。

**3. 撰写会议纪要**　重要会议结束后，要撰写会议纪要。会议纪要是通过对会议记录进行整理、组合和概括，准确反映会议精神和议定事项，以便与会单位共同遵守、执行的公文，具有强烈的规定性和约束力。

**4. 会议总结工作**　会议结束后，公共关系人员要对会务工作进行及时、认真的总结，肯定成绩，找出不足，便于做好以后的会务工作。

---

**知识链接**

### 会议纪要的写作要求

**1. 标题**

会议纪要的标题大多由会议名称加纪要组成。

**2. 正文**

正文包括会议概况和会议内容摘要。

（1）会议概况。会议概况即会议情况的概述，包括召开会议的单位、时间、地点、参加者（包括出席者和列席者），以及主要议程。有时还交代召开会议的原因和目的、主要领导人在会上的活动，以及会议所产生的影响和意义等。这部分采用概述式写法，要求概括、扼要、精练，少做议论。

（2）会议内容摘要。会议内容摘要是会议纪要的中心部分，主要写出会议研究或讨论问题的情况和结果、做出的决定和对今后工作提出的指导原则、任务、要求等。

---

## 第三节　新闻发布会

新闻发布会又称记者招待会，它是由组织的专门人员以会议的形式向新闻媒介的记者发布消息或介绍情况，并回答记者提问的一种信息双向交流活动。新闻发布会是组织传播各类重要信息、搞好媒介关系的一种重要而有效的手段，是具有传播性质的特殊会议。特别是当组织遇到某些无法通过自身有效向社会公众解释的问题时，借助新闻媒介来传递真相、澄清事实，更有利于组织主动引导公众舆论，树立或维护组织形象。

## 一、新闻发布会的特点

**1. 形式正规**　以新闻发布会的形式发布消息，比较正规、隆重，规格较高，易于引起社会广泛关注。

**2. 针对性强**　新闻发布会一般是在重要新闻事件发生的前后举行，形势紧迫，具有时效性、针对性和较高的新闻价值性。

**3. 沟通活跃**　在新闻发布会上，组织先向新闻媒介通报或播发组织希望社会各界公众了解和知晓的信息，然后记者可就自己感兴趣的问题进行提问。发言人与记者进行面对面的交流，可以使新闻界更好地发掘信息，也可以使组织更深入地了解新闻界，有利于情感的双向交流和信息的深入传播。

**4. 方式优越**　新闻发布会一般会邀请新闻界人士、行业部门主管、各协作单位代表及政府官员参加，信息集中、人员集中、时间集中、媒体集中，信息传播面广而迅速。在这种形式下的新闻传播，无论在深度上和广度上都较其他形式更为优越，社会影响大。

**5. 成本较高**　新闻发布会需要组织精心安排，新闻发布计划的制定需要组织决策者的分析和核定，发布会的组织和实施需要一定的经费支出，同时，新闻发布会对于发言人和主持人要求也很高，必须善于辞令，反应灵活，思维敏捷，表达清晰，应变性强。因此，举办新闻发布会的难度较大、成本较高。

**6. 信息权威**　新闻发布会是一种典型的两级传播模式，发言人作为组织正式的对外代表向新闻机构及其工作人员发布信息，信息经过新闻机构及其工作人员的甄别和把关，再通过大众传媒传递给公众，这种两级传播可以确保所传播的信息准确性高、权威性强。

## 二、新闻发布会的组织工作

### （一）新闻发布会的会前准备

**1. 确定召开新闻发布会的必要性**　在新闻发布会召开之前必须对所要发布的信息是否重要、是否具有新闻价值进行分析研究。一般而言，组织召开新闻发布会的原因，有以下几个方面：

（1）出现重大的危机事故，如地震、爆炸事件、食品安全事故等，需要详细解释事件、澄清事实、平息舆论风波。

（2）某些重大信息的公布，如个人所得税起征点的调整，组织的成立、解散、合并或转产，组织的某项重要活动等。

（3）有社会影响的新技术、新产品的研发与投产。

（4）宣传组织的整体形象等。新闻发布会的议题应当尽量与国家、社会在这一时期倡导的主流思想相契合，容易引起媒介和公众的关注。

**2. 确定应邀者的范围**　应邀者的范围应视问题涉及的范围和组织期望传播的范围来确定。根据新闻发布会的主题选择相关的新闻记者参加，如经济类、社会类、法制类、文化类、体育类不同的方面都有不同的相关媒介或记者；根据事件的发生及影响范围确定是邀请本地还是外地记者，省内还是省外记者、国内还是国外记者。邀请的记者覆盖面要广，既要有报纸、杂志方面的记者，也要有广播、电视、网络方面的记者。对记者要做到一视同仁，不能厚此薄彼。

**3.选择新闻发布会的地点和时间**　新闻发布会地点的选择要考虑附近交通是否便利、会场环境是否优良、配套设施是否齐全等。例如，会场的选择，对应邀者来说，交通应当十分便利，对外通讯联络条件较好；会场环境应当宽敞、安静、舒适、不受干扰，会场内的桌椅设置应方便记者们提问和记录，会场内具备录像、拍摄的视听辅助工具、播放设备等。新闻发布会的时间选择一般应尽量避开节假日和有重大社会活动的日子，以免应邀者不能参加新闻发布会，影响效果。在1周之内，新闻发布会的时间不宜安排在周末；在1天之内，新闻发布会的时间最好安排在上午九十点钟或下午两三点钟，时间控制在1个小时左右为宜。

**4.确定接待人、主持人和发言人**　接待人的主要作用是引领来宾入场，安排其入座，因此需要接待人员热情大方、外形良好、彬彬有礼。主持人的作用主要是调度和控制会场气氛，因此要求主持人思维敏捷、口齿伶俐、应变力强，有较高的文化修养和专业水平，能掌控整个新闻发布会的基调、主题和进程，主持人一般应当由具有较高公共关系技巧的公共关系人员或者组织的副手来担任。新闻发布会的发言人是组织的代表，其主要作用是传递组织的信息和解答记者的提问。因此要求发言人必须对组织整体的发展规划和各项方针政策十分了解，能够应对记者的提问，态度庄重，头脑冷静，用词准确，反应灵敏，回答精当，发言人要事先有所预设和准备，尤其是对一些敏感问题要充分准备。发言人一般应由组织的主要负责人或部门负责人来担任。

**5.准备相关资料**　新闻发布会需要的资料主要有两个方面：一是发言人的发言提纲和报道提纲；二是有关的辅助宣传资料。发言提纲和报道提纲应在会前根据新闻发布会的议题，组织熟悉情况的人拟写发言稿供发言人参考，准备相关答记者问的备忘录。其内容要求全面精准、简明扼要、主题突出，并在会前散发给记者。另外，要特别注意会前应将发言提纲和报道提纲的内容在组织内部通报一下，统一口径。相关辅助宣传材料包括发给与会者的文字资料，与所发布的新闻有关的背景资料和论据材料，布置于会场内外的图片资料、实物、模型，以及播放的视听资料等。这样，既为主持人和发言人提供有益的参考提示，也为记者们充分理解所发信息及有关问题提供帮助，并为记者们的采访报道提供参考。

**6.布置会场**　新闻发布会的现场布置应当庄重、大方、高雅、实用，环境宽敞、安静、整洁，可以摆放适当的绿化盆景，合理安排各区域和各位系。会场最好是组织大型的会议中心、专门的新闻中心或者是大宾馆、大饭店的会议室。最后，应当检查进出通道与上下台的路线是否安全畅通，用电是否安全并准备好会议所需要的其他辅助设备。

**7.制订预算**　组织应根据新闻发布会的规模作出费用预算。预算项目一般有场租、会场布置、印刷品、茶点、礼品、文书用具、音响器材、邮费、电话费、交通费等。

**8.其他**　在新闻发布会前后，可以配合新闻发布会的主题组织记者进行参观活动，给记者创造实地采访、拍摄的机会，增加记者对新闻发布会主题的认识。这项活动应在会前准备好，专人接待并负责介绍情况。为了使新闻发布会收到最大的实效，在本组织财力允许的范围内，可以安排小型的宴请活动或一顿工作餐，组织可以利用这种场合轻松愉快的气氛融洽与新闻界的关系，及时收集反馈信息，进一步联络感情。

## （二）新闻发布会的会中组织

**1.迎宾接待**　安排迎宾人员，提前恭候在门厅或会场门外迎接、问候，并将来宾引领至签到处，恭请来宾签到，签到后，服务人员引导来宾至休息室或直接到会场，安置席位奉茶水或饮料等。

**2. 组织新闻发布会**

（1）主持人讲话。内容主要包括介绍出席会议的重要领导、嘉宾、各新闻机构和记者，欢迎与会人员，简要介绍发布会的主题、目的和背景，介绍发言人情况，宣布会议开始。

（2）发言人发言。发言人的角色是组织的"喉舌"，代表组织陈述、说明或解释一定的事实或是显示表露一定的态度和立场，发言人的发言要紧扣主题，实事求是，不夸夸其谈，并与组织的宣传口径保持一致。一般只安排一位主要发言人发言，若安排多人发言时，应排好顺序，忌内容重复。

（3）回答记者提问。在回答记者提问的过程中，需要会议的发言人和主持人配合一致，相互呼应。主持人要能够控场并调节氛围，引导记者踊跃提问但又能维持好会场的秩序；当记者的提问离题太远时，要善于巧妙地将话题引向主题；当发布会接近尾声时，主持人应提醒记者"最后一个问题"。发言人要能够友好、冷静而又巧妙地对待记者的提问。当记者提出片面、偏激，甚至带有挑衅性的问题时，不能失控发怒，而要以平缓的言语、确凿的事实给予友好的纠正或反驳；当记者提出的问题涉及不便公开的某些资料和数据时，应婉转地向记者作出必要的解释；当记者提出的问题一时回答不了时，应告诉记者如何去获得圆满答案的途径，不可不计后果随意说"无可奉告"或"我不清楚"，这会引起记者的不满和反感。有经验的发言人在向记者解释某些需要回避的技术性问题时，往往通过语言的变化，在不知不觉中转换话题。例如，在一次介绍我国建设成就的新闻发布会，一位西方记者问周总理："请问，中国人民银行有多少资金？"这位记者提出这样的问题，有两种可能性：一是嘲笑中国穷，国库空虚；二是想刺探中国的经济情报。在这种情况下，周总理委婉地说："中国人民银行的货币资金嘛有18元8角8分。"当他看到众人不解的样子，又解释说："中国人民银行发行面额为10元、5元、2元、1元、5角、2角、1角、5分、2分、1分的10种主辅人民币，合计为18元8角8分……"周总理在外交场合，显示出机智过人的幽默风度，巧妙地回避了这一很棘手的问题，让人折服。

（4）主持人简短评述会议，对与会者致谢，并表达日后继续合作的意图。

（5）主持人宣布闭会，并欢送记者。

## （三）新闻发布会的会后工作

**1. 搜集相关报道**　搜集到会记者的相关报道，并进行归类分析，检查是否达到了举办新闻发布会的预定目标，新闻传播的深度和广度如何。

**2. 积极应对报道**　对照应邀人员名单及会议签到簿，统计分析与会记者所发的稿件，计算发稿率，作为今后邀请记者的参考。对于发稿的记者，要给予特别的致谢，加强与他们的联系。对记者所发稿件的内容及倾向性要认真分析，若出现不利于本组织的报道，要查清原因，及时处理，如果是组织自身的原因，应当虚心接受并致歉，如果是记者方面的问题则应当积极说明真相并要求媒体更正，设法弥补损失。

**3. 收集反馈意见**　收集与会记者及其他代表对新闻发布会的反馈意见，检查在发布会的各项组织工作中是否有欠妥之处，检测活动效果，以利于今后改进工作。

**4. 整理会议记录材料**　对新闻发布会的组织布置、接待、主持和回答问题等方面的工作做出总结，从中认真汲取经验教训，并将总结材料归档备查。

知识链接

## 新闻发言人制度

新闻发言人制度是当今世界大多数国家推行的一种相对稳定而规范的公共信息传播机制，西方新闻发言人制度最早可以追溯到美国总统发言人，19世纪30年代担任美国总统的安德鲁·杰克逊最早聘用了新闻发言人，但由于不占用政府编制，不领政府薪水，所以并不能称之为真正的新闻发言人。直到美国总统伍德罗·威尔逊任期内，以1915年"卢西塔尼亚号游轮事件"为导火索，迫于舆论压力，威尔逊总统正式任命他的秘书约瑟夫·P.图马尔蒂担任政府的新闻发言人，成为现代新闻发言人制度的发端。

我国政府于1983年4月23日正式宣布建立新闻发言人制度，特别是2003年的"非典"疫情，使得新闻发言人制度在我国如雨后春笋，从国家机关到群众组织，从企事业单位到社会团体都纷纷建立了新闻发言人制度。

新闻发言人制度的实施，对于改善组织形象、引导社会舆论、公开组织信息具有特别重要的意义。在组织和公众需求共同的推动下，新闻发言人制度逐步走向规范化、制度化和社会化。

# 第四节 展览会

展览会是组织综合运用文字、图表、图片、产品实样、模型、各种影音资料、现场讲解和示范演示等复合传播方式来推广产品、宣传组织形象、传播组织信息的一种大型公共关系活动。组织可以自己举办小型的展览会，也可以有选择地参加专业机构举办的大型展览会。

## 一、展览会的特点

**1. 复合性** 展览会是一种复合性的传播方式，需要综合运用多种传播媒介和活动方式。展览会上，不仅可安排实物、模型、示范表演，可放映幻灯片、电视、电影，还可展出照片、图片、宣传手册，并配以解说，传播媒介丰富。同时，展览会期间还要配之以剪彩、新闻发布会、代表座谈会或洽谈会、个别访谈、文艺演出等活动方式，从而使展览会的传播活动呈现出立体性、复合性的特点。

**2. 直观性和生动性** 展览会以实物展出为主，配以现场的示范和解说，使公众能更直观、更全面、更生动地了解组织及其产品，为组织进行宣传营造了一个绝佳的环境，能使公众留下深刻印象。因此，它是各种传播活动中最具直观性和生动性的传播方式之一。

**3. 双向性** 展览会不仅通过展台的布置、实物的展出、人员的讲解等手段，实现组织向公众传播信息的目的，而且通过现场咨询、公众代表座谈会、调查问卷等方式，了解公众的反映和意见。展览会为组织和公众提供了一个双向了解和沟通的机会，通过展览会，公众得以了解组织和行业情况，组织也得以直接地了解公众的需求和市场的动态。

**4. 高效性** 展览会可以集中不同行业的同一产品或者是同一行业的不同产品，给公众提供充分的选择和比较的机会；作为一种综合性的大型社会活动，也为组织的宣传营销节省了大量的时间和费用，是一种高效率和高密度的传播方式。

## 二、展览会的类型

展览会的类型是多种多样的，常见的有以下几种。

**1. 根据展览会的性质或功能分** 根据展览会的性质或功能，展览会可分为贸易性展览会和宣传性展览会。

（1）贸易性展览会 是以交流信息、洽谈贸易为目的，通过实物展示新产品和新技术。贸易性展览会的最大特点是将商品实物展览和订货融为一体，具有现场广告的效果，展品主要是实物产品。例如每年春秋两季在广州举办的中国进出口商品交易会（又称广交会）即是一个贸易性展览会。

（2）宣传性展览会 是以某一文化主题宣传为目的，通过组织有关的图片资料、图表和实物等来宣传组织的成就、某一思想或知识，以推广组织文化和社会形象。例如 2018 年 11 月 13 日开幕的"伟大的变革——纪念改革开放 40 周年大型展览"。

这样的区分不是绝对的。贸易性展览会同样要达到宣传的目的。对于组织来说，宣传性展览会除了具有文化性的特点之外，同样也要促进贸易和销售，以文促贸，达到经济效益和社会效益的双丰收。

**2. 根据展览会展示的内容分** 根据展览会展示的内容，展览会可分为综合性展览会和专题性展览会。

（1）综合性展览会 通常由专门性的组织机构或单位负责筹办，企业应邀参加的一种全方位的展示活动。它的规模一般很大，参展项目多，参展内容全面，综合性和概括性强。综合性展览会的时间一般都较长，影响也相当大，是组织宣传形象的好机会。但对主办者和参展者的要求都很高，故需充分准备。

（2）专题性展览会 通常由企业或行业性组织，围绕某一特定专题而举办的展览会。与综合展览会相比，其内容较为单一，规模较小，但更要求展览会的主题鲜明、内容集中而有深度。例如"全国医用设备展览会""北京计算机产品展示会"等，都是专题性的展览会。专题性展览会不像综合性展览会那样繁杂，因此比较多见。

**3. 根据展览会举办的地点分** 根据展览会的举办地点，可分为室内展览会和室外展览会。

室内展览会比较常见，不受天气影响，如小型、精密、贵重的物品一般应当在室内展览。室外展览会接待参观者方便，但易受到天气影响，如机械、汽车等大型工业品展览一般应在室外展览。

**4. 其他类型** 根据展览会的规模，可分为国际展览会、国家展览会、地区展览会和单位组织的独家展览会。根据展览会的举办时间，可分为定期展览会和不定期展览会。

## 三、展览会的策划与实施

### （一）分析展览会的必要性和可行性

无论是对于展览会的举办者还是参展者，在决定举办展览会或是参加展览会之前，首先要分析其必要性和可行性。展览会需要投入较多的人力、物力和财力，如果不进行科学的分析和论证，展览会就不会起到应有的作用，不仅会劳民伤财，而且还会造成不良的社会影响。对于举办者来说，应当事先做好市场调研，确定展览会的立项是否准确，是否可行，不能盲目立项；而对于参展者来说，面对名目繁多的展览会邀请，也要根据展览会的规模、专业程度、时间地点、目标市场等方面，确定组织的参展计划。

### （二）确定展览会的主题

展览会工作的复杂性要求举办展览会之前组织要对展览会的目的有明确的、符合实际的界定，最好量化指标。在目的确定后，要明确展览主题，围绕展览主题去精心设计展览的内容，选择展览的形式，并精心组织实施。只有这样，才能使展品、实物、文字资料等各项展览内容的组合更有针对性，才能使整个展览会的整体效果得以体现。展览会的主题要写进展览会计划，并成为日后评价展览会效果的依据。展览会的主题也可以通过其他的形式反映出来，如主题口号、主题歌曲、展览会徽标、纪念品等。例如2010年上海世博会主题为"城市，让生活更美好"。而2023年将在阿根廷的布宜诺斯艾利斯举办的世博会的主题则为"数位聚合下的创意产业"。

### （三）展览会的整体规划和构思

展览会的主题确定以后，应当依据主题进行展览会的整体规划和构思。因此，需要有专人对展品、图文等进行编辑，撰写展览会脚本，主要是前言和结束语；确定参展产品的深度、广度、密度；确定展览会各项活动之间的衔接；设计会标等。

### （四）确定参展单位、参展项目和展览会类型

举办大型展览会，通常采用广告或发邀请函等形式吸引参展单位。广告和邀请函应写清楚展览会的宗旨、类型、主办单位及承办单位、参观者人数和类型的预测、展览会的时间、地点、规模、要求和费用等，给潜在的参展单位提供决策所需的资料。

### （五）预测参观者的人数和类型

展览会针对的公众是谁，包括的范围有多大，类型如何，这是展览会在策划阶段必须回答的问题，因为参观者的人数和类型将影响展览会的规模、场馆选择、传播手段等。同时，预测参观者的人数，可以有效避免参观高峰时段路线的拥堵和意外事故的发生，可以使展览会的策划者和讲解人员有针对性的准备材料。对专业的参观者一定要有内行的解说员和专业化的资料介绍，对一般的参观者就可以采取通俗易懂的解说和直观普及性的宣传。

### （六）选择展览会的时间和地点

展览会时间的确定要以前期市场调研反馈信息为依据，既要符合行业特点，也要符合市场规律，尽量避免参展单位的繁忙时段，同时也要考虑季节因素。

展览会地点的选择需要考虑三个因素：①方便参展者和参观者，如交通便利、易于寻找。②展览会地点周围的环境应当与展览会的主题相得益彰。③相关的配套设施应当齐全，包括环境的安全性、设备的先进性和辅助设施的完善性。对于参展单位来说，要尽量争取一个比较有利的展位。

### （七）培训展览会的工作人员

展览会工作人员的素质及相关技能的掌握，会对整个展览效果发生重要影响。理想的展览会的工作人员应当熟悉展览业务工作，尤其是熟悉参展项目的专业知识，以便为公众提供专业优质

的服务。因此，对于展览会的工作人员应当主要围绕公关技能和专业知识进行培训，使工作人员达到展览会的要求。

### （八）准备各种辅助性的宣传资料

各种辅助性的宣传资料包括：设计展览会的会徽和会标，制作展览会目录表，做出展位图，准备好展览会纪念品及录音、录像设施，制作参展证、人员工作证，设计并印好入场券等。对于参展单位来说，应当准备参展项目宣传手册、产品介绍单、DM 单、影音资料等，以供参展时分发。

### （九）布置展厅

展厅布局结构要合理，布置要美观大方，要考虑在入口处设置咨询台和签到处，贴出展览会平面图，作为参观者的指南，在出口处可以设置留言簿，了解参展单位及参观者的反馈信息。同时，参展单位的展位搭建，应当综合考虑角度、背景、地点、光线等因素，展台布置要突出、醒目，展品布置要整齐、美观、富有视觉冲击力和艺术上的美感。

### （十）成立专门对外发布信息的机构

专门的对外信息发布机构负责与新闻界联系的一切事宜，包括制定新闻发布计划并组织实施计划，确定发布的时机和发布的形式、邀请新闻机构工作人员采访报道、组织人员撰写新闻稿等，扩大展览会的影响力和参展单位的知名度。

### （十一）准备展览会的辅助设施和相关服务

规模和档次比较高的展览会，应该划定停车场，绘制路线指示图和展览会平面示意图，设有接待室、休息室、洽谈室、服务台、咨询处等部门，提供文书、邮政、银行、检验、海关、交通运输、旅游和饭店预订等服务。

### （十二）确定展览会的费用预算

展览会的费用通常包括场地费用、设计建造费用、场地布置费用、印刷费用、礼品费用、传播宣传费用、交通费、联络交际费、工作人员的费用、保险费、应急开支等。应根据展览会的规模及所要达到的效果来考虑各项开支，有计划地分配资金。

### （十三）展览会效果的评估

展览会结束后，需评估展览会的实际效果，常用的方法有以下几种。

1. 主办有奖问答活动。内容根据展览的内容有重点、有选择地确定，当场解答，当众发奖。
2. 设置留言簿。
3. 举办座谈会。
4. 进行问卷调查。

通过这些活动，一方面对展览会进行效果测定，另一方面了解公众对主办单位的意见和建议，为以后的展览会提供参考。

# 第五节　对外开放参观

对外开放参观是指组织确定特定日期，将组织内部有关场所、设施、工作现场和所获成果对社会公众开放的一种公共关系专题活动。对外开放参观的对象主要包括客户、股东、经销商、供货商、消费者、职工家属、社区居民、政府部门、社会团体、社会名流等。例如，1986 年，在我国大亚湾核电站各项前期准备工作如火如荼地进行之际，前苏联切尔诺贝利核电站发生核泄漏事故，导致许多公众怀疑我国大亚湾核电站的安全性，甚至反对大亚湾核电站的建设。为此，大亚湾核电站主动开放参观区域，让公众现场了解核电站和核安全知识，使风波很快平息。

## 一、对外开放参观的作用

1. 对外开放参观最大的特点就是真实性，可以让公众亲眼目睹组织的环境、设施、管理制度、人员素质、取得的成果，以及对社区和社会所作的贡献，有利于提高组织的透明度和信息的公开化。

2. 对外开放参观为组织和公众之间提供一个直接沟通和接触的机会，增加组织与公众的情感联系和"亲和度"。

3. 对外开放参观可以通过组织有关资料向公众立体地、全面地展示组织的过去、现在和未来，让公众更好地了解自己，消除公众对组织存在的误解和疑虑，获得公众对其工作的支持。

4. 对外开放参观在无形中给组织形成一种压力，促进组织整体素质的提高。

## 二、对外开放参观的组织工作

### （一）明确目的

组织进行对外开放参观活动的目的一般包括：让公众更好地了解自己，提高知名度；消除公众对组织的误解和怀疑，获取支持和理解；融洽组织与公众的关系，联络感情。目的不同决定了对外开放参观的内容不同。

### （二）安排参观的时间和路线

参观日期的安排一方面要方便公众能够出席，另一方面还要方便组织进行接待，注意时间的合理性，可以安排在组织某些具有特殊意义的日子。参观路线应提前确定，既要满足参观者的要求并确保他们的安全，又要保证组织的工作秩序并防止秘密的泄露。

### （三）安排参观的内容和程序

对外开放参观的内容一般包括情况介绍、现场观摩和实物展示，程序安排包括接待人数、陪同人员、参观前是否发放相关的宣传材料、是否观看相关的视频资料、是否安排茶歇、是否合影留念、是否发放纪念品等。

### （四）做好宣传工作

组织最好事先通知新闻媒体，利用新闻媒介来扩大社会影响力。同时，也应对组织内部的全体员工做好宣传工作，使每个人明白对外开放参观工作的意义并自觉参与。

## （五）做好服务接待工作

对引导和陪同人员要事先进行挑选、培训，负责向参观者介绍组织的概况和每一个参观点的情况，陪同参观者沿既定的路线参观，礼貌、耐心地回答来宾提出的各种问题，并提供必要的服务。

## （六）收集反馈意见

参观过程中及参观结束后，要注意收集参观者的意见，或者与参观者进行座谈，获得相关反馈信息。

# 第六节　庆典活动

庆典活动是指组织为了扩大知名度和美誉度，围绕某一重要节日或组织内部发生的值得庆祝的重要事件而举行的各种仪式、庆祝会和纪念活动。组织的庆典活动形式是多种多样的，常见的庆典有节庆活动，如春节、国庆节等；组织的纪念活动，如组织周年庆典；特别"日""周""月""年"庆典，如"双十一"庆典、中俄青年友好交流年；签字仪式、颁奖仪式、剪彩仪式等。

## 一、庆典活动的意义

庆典活动是对外扩大影响力、对内增强凝聚力的重要手段，许多组织非常重视这一活动形式。

1.举办 1 次气氛热烈、隆重大方的庆典活动，可以向社会宣传组织的存在与发展，体现出组织的领导能力、社交水平及组织文化，利用庆典仪式来渲染和展示组织良好形象。

2.组织可以借助庆典活动广交朋友、化解矛盾，为今后发展打下良好基础。

3.成功的庆典还可能具有较高的新闻价值，从而进一步提高组织的知名度、美誉度。

2022 年 11 月，上海西门子医疗器械有限公司举办了公司成立三十周年庆典。在庆典之际，公司发布了一批国产新品，集中展示公司在本土智能制造的最新成果，有效的提高了公司的知名度与美誉度。

## 二、庆典活动的策划与组织

庆典活动形式并不复杂，所需的时间也不长，但要想把简短的庆典活动组织好，也需要精心的策划和认真的准备。

## （一）明确庆典活动的主题

每次庆典活动都有一个事由，但这仅仅是一个形式主题。公关人员则应当根据组织和公众的需要在形式主题下巧妙地设计一个实质主题，再围绕主题来安排有关活动内容。主题设计要求新颖别致、不落俗套。例如，杭州丽晶饭店举办 5 周年庆典，主题策划为"千叟宴"，邀请杭州 90 岁以上的千位老人免费参加宴会，结果在整个杭州市引起轰动效应，大众媒体纷纷采访报道。

## （二）确定相关目标公众，精心拟定出席庆典活动的宾客名单

庆典活动邀请的宾客包括政府有关部门负责人、社区代表、同行业代表、知名人士、员工代

表、兄弟单位代表、协作单位代表、新闻机构代表或特殊人群，总之，公众要有一定的代表性。拟定好宾客名单之后，应将请柬提前一周左右送达，以便被邀请者安排时间，按时出席庆典。对于重要宾客，应当亲自上门邀请，并在庆典前一天落实其是否能出席。组织也可以根据庆典活动的主题精心设计富有个性的请柬，突出庆典活动的重要意义，给宾客以深刻的印象。

### （三）拟定典礼程序

庆典活动的程序应当事先确定好，宾客人手1份，以便掌握活动安排。典礼程序包括：
1. 主持人宣布典礼开始，根据典礼规格奏国际歌、国歌、校歌、厂歌等。
2. 介绍重要来宾名单，宣读重要单位的贺信、贺电。
3. 宾、主分别致贺词和答词。
4. 剪彩、揭牌、授奖或签字仪式。
5. 宣布礼成，并安排其他活动，如参观、座谈、表演、宴请等。

### （四）落实任务分工

一般庆典活动都比较盛大，任务繁杂，需要相关人员各司其职、密切配合。庆典活动领导组负责整个庆典活动的总体策划、构思、领导、协调和检查工作；宣传组负责对内对外宣传，设计庆典活动的相关宣传用品，落实摄影摄像、美工制作、影音资料准备、新闻报道材料撰写等工作；秘书组负责撰写、打印各种文稿，材料准备、装袋、分发，嘉宾邀请，迎宾礼仪，典礼主持等工作；后勤组负责嘉宾食宿、文娱活动安排，会场布置，庆典辅助设备和用品安装、调试和检查，必要物品和礼品的准备及其他勤杂工作。

### （五）事先确定致贺词人和剪彩人员

应考虑致贺词人的身份和代表性，事先与致贺词人进行沟通，征得其同意，使其能够事先有所准备。根据贺词的内容准备组织负责人的答词，使其相得益彰。剪彩人员可请来宾中地位较高、有一定声望的知名人士与己方负责人共同剪彩，也可以请组织优秀员工、劳动模范或者其他有特殊身份的人士与己方负责人共同剪彩。

### （六）发放相关宣传材料

组织希望借助庆典活动扩大知名度、提高美誉度，就需要将庆典主题、背景、活动、内容等相关材料事先准备好发给来宾，尤其对新闻界的朋友，应当随附更为详尽的资料，方便记者组稿。

### （七）利用新闻媒介做好庆典活动的信息传播工作

能够亲自参与到庆典活动的公众毕竟有限，要想影响到更广范围的公众就需要借助于新闻媒介来做好信息的传播工作。因此，庆典活动必须要邀请相关的新闻媒介到场，尽可能为他们提供方便，大型的庆典活动还可以设立新闻中心，组织新闻发布会。

### （八）安排其他活动

典礼结束后，可以安排必要的参观、座谈、表演或宴请，借此机会，让上级组织、同行、社会公众、新闻媒体更好地了解自己，进一步沟通感情。

### （九）善后工作及效果评估

庆典活动之后，还有一些工作需要深入。

1. 制作庆典活动的影音资料。

2. 撰写庆典活动的总结报告。

3. 做好新闻报道资料的存档工作。

4. 收集并评估新闻媒介及社会公众的有关舆论反应，评估庆典活动的效果。

# 第七节　赞助活动

赞助活动，是指组织以不计报酬的捐赠方式，提供资金或物质支持某一社会活动或社会事业，以获得一定形象传播效益的公共关系专题活动。对于组织来说，开展赞助活动体现出组织关心社会公益事业，勇于承担社会责任，有助于树立良好的组织形象，提高组织的社会效益。开展赞助活动是一次十分有效的整合传播活动，在赞助过程中，组织的名称、产品与服务等都会随着新闻媒体的广泛报道而频繁出现，达到商业广告所无可比拟的宣传效果，组织的知名度大大提高。开展赞助活动可以增进组织与社会公众之间的情感交流，赢得公众的信任和好感。

## 一、开展赞助活动的原则

**1. 效益原则**　开展赞助活动，必须体现效益原则。即在明确传播目标的前提下，选好赞助对象和赞助方式，科学评估受赞助者的声誉和影响，积极追求赞助活动的社会效益和经济效益。

**2. 实力原则**　实力原则是指组织在开展社会公益赞助活动时要量力而行，结合赞助对象的需要和组织自身的承受能力来考虑赞助经费的数额和适当的赞助方式，理性地开展赞助活动。

**3. 持续原则**　持续原则是指社会公益赞助必须纳入到组织的发展战略之中，根据企业的发展战略，制定具体年度或者阶段的赞助计划，使赞助资金获得组织的保障。同时，组织的赞助活动应当具有一贯性，寻找出相对稳定的赞助对象和赞助重点，长期开展多方位的赞助活动。

**4. 合理合法原则**　赞助者和赞助对象都应符合法律道德，符合社会利益和公众利益，坚持原则，严格按条件开展赞助活动。

## 二、赞助活动的对象

开展赞助活动要解决的一个首要问题就是选择赞助对象，组织通常选择的赞助对象主要有以下几种。

### （一）体育事业

组织赞助体育事业的常见形式有赞助体育场馆建设和设施构建、赞助体育竞赛活动和体育赛事、设立体育竞赛奖励基金等。其中体育赛事的影响面广、公众的参与感强，新闻媒体的关注力度大，是组织最常选择的赞助对象。国内企业如伊利集团、青岛啤酒、燕京啤酒、金龙鱼、顺鑫农业、盼盼食品、百果园等纷纷成为2022年北京冬奥会赞助商，希望通过这一全球瞩目的赛事活动提升企业的知名度。

## （二）文化、教育事业

赞助文化事业的常见形式有赞助拍摄和制作影视作品、赞助文学艺术作品创作、赞助文化场馆和设施建造、赞助文化演出行动、赞助媒体文化栏目、赞助出版事业、赞助各种文化展览和竞赛等。赞助教育事业的常见形式有：捐资建校或购置相关教学设施、资料等，设置奖学金、助学金和其他科教奖励基金。对组织来说，赞助文化、教育事业既是一项智力投资，又是一项公关活动，可谓一举两得。一方面，可组织赞助文化教育事业，可以为组织树立起关心文化教育事业的可敬形象，促进组织美誉度的提高；另一方面，为组织与有关文教单位建立良好关系打下基础，有利于组织的人才招聘和培训进修。从 2009 年开始，比亚迪在中南大学设立"比亚迪奖学金"，从此每年捐赠 62 万元奖励该校 100 位优秀学子，截止 2018 年已累计奖励 800 位优秀本科生、硕士生、博士生。期间，比亚迪慈善基金会还在深圳中学、个旧中学、南方科技大学等一批学校设立了奖学金、奖教金，对学生和教师进行奖励。在捐赠过程中，比亚迪公司也树立了关注社会发展，热心教育事业的良好形象。

## （三）科研和学术活动

赞助科研和学术活动是一种高层次的、直接追求组织的社会效益和长远影响的赞助活动。其形式主要有赞助有价值的研发项目，为学术活动提供场所和经费，设立科学研究基金等。组织可以自己设立学术机构，也可以长期支持某些研究机构开展学术活动。在我国，这种赞助活动还不太普遍，有待于组织的重视和开拓。

## （四）社会慈善和福利事业

赞助社会慈善和福利事业是密切组织与政府、社区和公众关系，获得知名度和美誉度的重要途径，也是组织承担社会义务和责任的重要手段。赞助社会慈善和福利事业的形式很多，如资助慈善机构或社会公益组织，资助社会弱势群体、见义勇为的致残者、烈士遗属、重大自然灾害及社会灾难性事件的受害者及遗属等。这种赞助人情味最浓、商业化色彩最淡，最容易博得公众的好感。从 2008 年开始，步长制药捐资成立"共铸中国心"基金，积极投身"同心·共铸中国心"慈善活动，到 2022 年累计捐款近十亿元，帮助了大量的困难患者获得了健康的身体。"同心·共铸中国心"活动获评 2021 医药行业年度优秀公益项目，步长制药的企业形象得到了大幅的提升。

## 三、赞助活动的策划组织与实施

### （一）论证赞助项目，制定赞助计划

1. 组织应当根据公共关系现状、目标、经济实力，对赞助项目进行论证，包括赞助项目提出的背景，社会影响力，项目所需花费的人力、物力和财力，以及项目操作中可能遇到的困难和问题，在此基础上进行赞助成本与收益的分析。

2. 根据赞助政策和方向、组织实力，制定切实可行的赞助计划，写明赞助宗旨、赞助对象的范围、经费预算、赞助形式、组织管理办法等，有计划、有控制的进行赞助活动。

### （二）确定赞助对象

组织要了解赞助对象的业务内容、社会信誉、相关公众、面临问题、赞助要求等，认真选择

赞助对象。首先，赞助对象要能与本组织具有契合性，能够通过赞助对象使公众自然地联想到组织；其次，赞助活动本身能引起人们的注意，具有媒体报道的可能性、社会关注的广泛性。

### （三）组织赞助实施

赞助计划制定好以后，要派专门的公共关系人员，负责赞助活动的具体实施。在实施过程中，要运用各种公共关系技巧和多种传播方式和途径去辅助赞助活动的开展，扩大组织的社会影响。赞助活动在财务上要严格管理，建立健全财务管理制度，设专人对资金账目进行管理，明确财务收支情况，规范财务流程，随时把握赞助活动的进展状况。同时，完善财务审计程序，切实加强监督和管理，定期对外公开财务运营状况，以免资金被挪作他用，或被私人非法侵吞，使赞助方和受助方的基本利益得到有效保障，组织对赞助活动的科学管理是使其善举得到社会认同的必要前提。

### （四）评价赞助效果

赞助活动结束后，应对其效果进行调查评价。效果评价主要是了解各方面公众及受赞助对象对提供赞助的组织或个人的评价与反响。调查是否达到了预期的效果，实现了哪些预定的目标，知名度是否提高，组织公共关系状态是否改善，总结完成或未完成的原因，将各方面的情况写成总结报告，为以后的赞助决策提供参考。

【案例】

**儿童安全公益项目："伊利方舟"**

2012年11月24日，第一期儿童安全培训班在上海举办，由伊利集团和中国西部人才开发基金会共同发起的"伊利方舟"正式起航。

到2022年，"伊利方舟"创建了600余所"伊利方舟安全生态校"。十年间，"伊利方舟"不断地探索行之有效的安全教育方式，创新式地推出中国第一部校园安全评估指标体系——《伊利方舟全息图》。通过校园周边环境、师生身心健康、校园公共卫生与食品、突发事件应急处置等10个模块，以及安全隐患、应对措施和防范教育3个维度，对校园安全进行评测，帮助学校直观了解和评估总体安全状况。

2022年的国际女童日，"伊利方舟"联合伊利QQ星，携手中国西部人才开发基金会、中国乡村发展基金会，共同开展"让爱守护成长"女童安全教育公益活动，将女童安全教育知识编成趣味易懂的"NONO广播操——女童安全教育广播操"，推广至全国的"伊利方舟安全生态校"。

凭借在儿童安全教育领域的成果，"伊利方舟"荣获了2021年"第十一届中华慈善奖"。"伊利方舟"从创新式地推出《伊利方舟全息图》，到全新上线数字化的"伊利方舟全息图"小程序，以及联合QQ星共同推出中国首款儿童安全教育牛奶，借力"NONO广播操"成功出海并收获国际赞誉。

# 【本章小结】

1.公共关系专题活动是组织为了某一明确目的，围绕某一特定的公共关系主题，精心策划的、有步骤组织和实施的，有目标公众参与的公共关系活动，具有鲜明的主题性、目标公众的明确性、计划性、效益性和灵活性的特征。公共关系专题活动策划与组织应当遵循主题性、适当性、新颖性、经济性和社会性的基本原则，按照确定公关活动目标→设计公关活动主题→分析目标公众→组织实施→经费预算→效果评估的基本程序有序开展。

2. 会议类的公共关系专题活动，主要包括会议和新闻发布会，需要根据会前、会中、会后三个阶段进行活动的组织和策划，新闻发布会作为一种特殊的会议，尤其要注意新闻发言人和主持人的挑选和培训。

3. 展示类的公共关系专题活动，包括展览会和对外开放参观，此类活动借助各种宣传辅助资料或对组织内场所和工作程序的展示，推广产品、宣传组织形象、传播组织信息。

4. 庆典活动的组织则应当气氛热烈、隆重大方，借此广结善缘、沟通情感。

5. 社会公益赞助活动则需要组织根据效益、实力、持续、合理合法的原则，通过对赞助对象提供资金或物质支持，以获得一定形象传播效益。对于组织来说，开展赞助活动，既是社会责任的体现，也是一次十分有效的整合传播活动。

**【思考题】**

1. 企业如何有效利用社会公益赞助活动提升自身的知名度和美誉度，在进行公益赞助活动时有哪些注意事项？

2. 组织面对名目繁多的展览会，应当如何选择参加？

3. 假设你是 A 市一家中小型医药企业的公共关系人员，贵企业研发的清热解毒类的感冒药（中成药）即将上市，为了达到促进新产品销售、提高企业知名度的目的，请你策划一次公共关系专题活动，并写出具体的策划案。

# 主要参考书目

1. 殷娟娟. 公共关系学教程［M］3 版. 北京：中国人民大学出版社，2023.

2. 张耀珍. 公共关系学：理论、方法与案例［M］. 北京：人民邮电出版社，2021.

3. 姚凤云，戴国宝，赵仁璧. 公共关系学［M］. 北京：清华大学出版社，2020.

4. 乜瑛. 公共关系学［M］3 版. 杭州：浙江大学出版社，2017.

5. 曾智琳. 新编公共关系学［M］. 上海：上海财经大学出版社，2022.

6. 荣晓华，张燕. 公共关系学［M］. 大连：东北财经大学出版社，2022.

7. 张践，陈凌明. 公共关系学［M］. 北京：中国人民大学出版社，2020.

8. 蒋楠. 公共关系学原理［M］. 北京：科学出版社，2023.

9. 杨加陆. 公共关系学［M］. 上海：复旦大学出版社，2021.

10. 王悦. 公共关系学［M］. 北京：人民卫生出版社，2013.

全国中医药行业高等教育"十四五"规划教材

全国高等中医药院校规划教材（第十一版）

# 教材目录

注：凡标☆号者为"核心示范教材"。

## （一）中医学类专业

| 序号 | 书　名 | 主　编 | | 主编所在单位 | |
|---|---|---|---|---|---|
| 1 | 中国医学史 | 郭宏伟 | 徐江雁 | 黑龙江中医药大学 | 河南中医药大学 |
| 2 | 医古文 | 王育林 | 李亚军 | 北京中医药大学 | 陕西中医药大学 |
| 3 | 大学语文 | 黄作阵 | | 北京中医药大学 | |
| 4 | 中医基础理论☆ | 郑洪新 | 杨　柱 | 辽宁中医药大学 | 贵州中医药大学 |
| 5 | 中医诊断学☆ | 李灿东 | 方朝义 | 福建中医药大学 | 河北中医药大学 |
| 6 | 中药学☆ | 钟赣生 | 杨柏灿 | 北京中医药大学 | 上海中医药大学 |
| 7 | 方剂学☆ | 李　冀 | 左铮云 | 黑龙江中医药大学 | 江西中医药大学 |
| 8 | 内经选读☆ | 翟双庆 | 黎敬波 | 北京中医药大学 | 广州中医药大学 |
| 9 | 伤寒论选读☆ | 王庆国 | 周春祥 | 北京中医药大学 | 南京中医药大学 |
| 10 | 金匮要略☆ | 范永升 | 姜德友 | 浙江中医药大学 | 黑龙江中医药大学 |
| 11 | 温病学☆ | 谷晓红 | 马　健 | 北京中医药大学 | 南京中医药大学 |
| 12 | 中医内科学☆ | 吴勉华 | 石　岩 | 南京中医药大学 | 辽宁中医药大学 |
| 13 | 中医外科学☆ | 陈红风 | | 上海中医药大学 | |
| 14 | 中医妇科学☆ | 冯晓玲 | 张婷婷 | 黑龙江中医药大学 | 上海中医药大学 |
| 15 | 中医儿科学☆ | 赵　霞 | 李新民 | 南京中医药大学 | 天津中医药大学 |
| 16 | 中医骨伤科学☆ | 黄桂成 | 王拥军 | 南京中医药大学 | 上海中医药大学 |
| 17 | 中医眼科学 | 彭清华 | | 湖南中医药大学 | |
| 18 | 中医耳鼻咽喉科学 | 刘　蓬 | | 广州中医药大学 | |
| 19 | 中医急诊学☆ | 刘清泉 | 方邦江 | 首都医科大学 | 上海中医药大学 |
| 20 | 中医各家学说☆ | 尚　力 | 戴　铭 | 上海中医药大学 | 广西中医药大学 |
| 21 | 针灸学☆ | 梁繁荣 | 王　华 | 成都中医药大学 | 湖北中医药大学 |
| 22 | 推拿学☆ | 房　敏 | 王金贵 | 上海中医药大学 | 天津中医药大学 |
| 23 | 中医养生学 | 马烈光 | 章德林 | 成都中医药大学 | 江西中医药大学 |
| 24 | 中医药膳学 | 谢梦洲 | 朱天民 | 湖南中医药大学 | 成都中医药大学 |
| 25 | 中医食疗学 | 施洪飞 | 方　泓 | 南京中医药大学 | 上海中医药大学 |
| 26 | 中医气功学 | 章文春 | 魏玉龙 | 江西中医药大学 | 北京中医药大学 |
| 27 | 细胞生物学 | 赵宗江 | 高碧珍 | 北京中医药大学 | 福建中医药大学 |

| 序号 | 书名 | 主编 | | 主编所在单位 | |
|---|---|---|---|---|---|
| 28 | 人体解剖学 | 邵水金 | | 上海中医药大学 | |
| 29 | 组织学与胚胎学 | 周忠光 | 汪涛 | 黑龙江中医药大学 | 天津中医药大学 |
| 30 | 生物化学 | 唐炳华 | | 北京中医药大学 | |
| 31 | 生理学 | 赵铁建 | 朱大诚 | 广西中医药大学 | 江西中医药大学 |
| 32 | 病理学 | 刘春英 | 高维娟 | 辽宁中医药大学 | 河北中医药大学 |
| 33 | 免疫学基础与病原生物学 | 袁嘉丽 | 刘永琦 | 云南中医药大学 | 甘肃中医药大学 |
| 34 | 预防医学 | 史周华 | | 山东中医药大学 | |
| 35 | 药理学 | 张硕峰 | 方晓艳 | 北京中医药大学 | 河南中医药大学 |
| 36 | 诊断学 | 詹华奎 | | 成都中医药大学 | |
| 37 | 医学影像学 | 侯键 | 许茂盛 | 成都中医药大学 | 浙江中医药大学 |
| 38 | 内科学 | 潘涛 | 戴爱国 | 南京中医药大学 | 湖南中医药大学 |
| 39 | 外科学 | 谢建兴 | | 广州中医药大学 | |
| 40 | 中西医文献检索 | 林丹红 | 孙玲 | 福建中医药大学 | 湖北中医药大学 |
| 41 | 中医疫病学 | 张伯礼 | 吕文亮 | 天津中医药大学 | 湖北中医药大学 |
| 42 | 中医文化学 | 张其成 | 臧守虎 | 北京中医药大学 | 山东中医药大学 |
| 43 | 中医文献学 | 陈仁寿 | 宋咏梅 | 南京中医药大学 | 山东中医药大学 |
| 44 | 医学伦理学 | 崔瑞兰 | 赵丽 | 山东中医药大学 | 北京中医药大学 |
| 45 | 医学生物学 | 詹秀琴 | 许勇 | 南京中医药大学 | 成都中医药大学 |
| 46 | 中医全科医学概论 | 郭栋 | 严小军 | 山东中医药大学 | 江西中医药大学 |
| 47 | 卫生统计学 | 魏高文 | 徐刚 | 湖南中医药大学 | 江西中医药大学 |
| 48 | 中医老年病学 | 王飞 | 张学智 | 成都中医药大学 | 北京大学医学部 |
| 49 | 医学遗传学 | 赵丕文 | 卫爱武 | 北京中医药大学 | 河南中医药大学 |
| 50 | 针刀医学 | 郭长青 | | 北京中医药大学 | |
| 51 | 腧穴解剖学 | 邵水金 | | 上海中医药大学 | |
| 52 | 神经解剖学 | 孙红梅 | 申国明 | 北京中医药大学 | 安徽中医药大学 |
| 53 | 医学免疫学 | 高永翔 | 刘永琦 | 成都中医药大学 | 甘肃中医药大学 |
| 54 | 神经定位诊断学 | 王东岩 | | 黑龙江中医药大学 | |
| 55 | 中医运气学 | 苏颖 | | 长春中医药大学 | |
| 56 | 实验动物学 | 苗明三 | 王春田 | 河南中医药大学 | 辽宁中医药大学 |
| 57 | 中医医案学 | 姜德友 | 方祝元 | 黑龙江中医药大学 | 南京中医药大学 |
| 58 | 分子生物学 | 唐炳华 | 郑晓珂 | 北京中医药大学 | 河南中医药大学 |

## （二）针灸推拿学专业

| 序号 | 书名 | 主编 | | 主编所在单位 | |
|---|---|---|---|---|---|
| 59 | 局部解剖学 | 姜国华 | 李义凯 | 黑龙江中医药大学 | 南方医科大学 |
| 60 | 经络腧穴学☆ | 沈雪勇 | 刘存志 | 上海中医药大学 | 北京中医药大学 |
| 61 | 刺法灸法学☆ | 王富春 | 岳增辉 | 长春中医药大学 | 湖南中医药大学 |
| 62 | 针灸治疗学☆ | 高树中 | 冀来喜 | 山东中医药大学 | 山西中医药大学 |
| 63 | 各家针灸学说 | 高希言 | 王威 | 河南中医药大学 | 辽宁中医药大学 |
| 64 | 针灸医籍选读 | 常小荣 | 张建斌 | 湖南中医药大学 | 南京中医药大学 |
| 65 | 实验针灸学 | 郭义 | | 天津中医药大学 | |

| 序号 | 书 名 | 主 编 | | 主编所在单位 | |
|---|---|---|---|---|---|
| 66 | 推拿手法学☆ | 周运峰 | | 河南中医药大学 | |
| 67 | 推拿功法学☆ | 吕立江 | | 浙江中医药大学 | |
| 68 | 推拿治疗学☆ | 井夫杰 | 杨永刚 | 山东中医药大学 | 长春中医药大学 |
| 69 | 小儿推拿学 | 刘明军 | 邰先桃 | 长春中医药大学 | 云南中医药大学 |

## （三）中西医临床医学专业

| 序号 | 书 名 | 主 编 | | 主编所在单位 | |
|---|---|---|---|---|---|
| 70 | 中外医学史 | 王振国 | 徐建云 | 山东中医药大学 | 南京中医药大学 |
| 71 | 中西医结合内科学 | 陈志强 | 杨文明 | 河北中医药大学 | 安徽中医药大学 |
| 72 | 中西医结合外科学 | 何清湖 | | 湖南中医药大学 | |
| 73 | 中西医结合妇产科学 | 杜惠兰 | | 河北中医药大学 | |
| 74 | 中西医结合儿科学 | 王雪峰 | 郑 健 | 辽宁中医药大学 | 福建中医药大学 |
| 75 | 中西医结合骨伤科学 | 詹红生 | 刘 军 | 上海中医药大学 | 广州中医药大学 |
| 76 | 中西医结合眼科学 | 段俊国 | 毕宏生 | 成都中医药大学 | 山东中医药大学 |
| 77 | 中西医结合耳鼻咽喉科学 | 张勤修 | 陈文勇 | 成都中医药大学 | 广州中医药大学 |
| 78 | 中西医结合口腔科学 | 谭 劲 | | 湖南中医药大学 | |
| 79 | 中药学 | 周祯祥 | 吴庆光 | 湖北中医药大学 | 广州中医药大学 |
| 80 | 中医基础理论 | 战丽彬 | 章文春 | 辽宁中医药大学 | 江西中医药大学 |
| 81 | 针灸推拿学 | 梁繁荣 | 刘明军 | 成都中医药大学 | 长春中医药大学 |
| 82 | 方剂学 | 李 冀 | 季旭明 | 黑龙江中医药大学 | 浙江中医药大学 |
| 83 | 医学心理学 | 李光英 | 张 斌 | 长春中医药大学 | 湖南中医药大学 |
| 84 | 中西医结合皮肤性病学 | 李 斌 | 陈达灿 | 上海中医药大学 | 广州中医药大学 |
| 85 | 诊断学 | 詹华奎 | 刘 潜 | 成都中医药大学 | 江西中医药大学 |
| 86 | 系统解剖学 | 武煜明 | 李新华 | 云南中医药大学 | 湖南中医药大学 |
| 87 | 生物化学 | 施 红 | 贾连群 | 福建中医药大学 | 辽宁中医药大学 |
| 88 | 中西医结合急救医学 | 方邦江 | 刘清泉 | 上海中医药大学 | 首都医科大学 |
| 89 | 中西医结合肛肠病学 | 何永恒 | | 湖南中医药大学 | |
| 90 | 生理学 | 朱大诚 | 徐 颖 | 江西中医药大学 | 上海中医药大学 |
| 91 | 病理学 | 刘春英 | 姜希娟 | 辽宁中医药大学 | 天津中医药大学 |
| 92 | 中西医结合肿瘤学 | 程海波 | 贾立群 | 南京中医药大学 | 北京中医药大学 |
| 93 | 中西医结合传染病学 | 李素云 | 孙克伟 | 河南中医药大学 | 湖南中医药大学 |

## （四）中药学类专业

| 序号 | 书 名 | 主 编 | | 主编所在单位 | |
|---|---|---|---|---|---|
| 94 | 中医学基础 | 陈 晶 | 程海波 | 黑龙江中医药大学 | 南京中医药大学 |
| 95 | 高等数学 | 李秀昌 | 邵建华 | 长春中医药大学 | 上海中医药大学 |
| 96 | 中医药统计学 | 何 雁 | | 江西中医药大学 | |
| 97 | 物理学 | 章新友 | 侯俊玲 | 江西中医药大学 | 北京中医药大学 |
| 98 | 无机化学 | 杨怀霞 | 吴培云 | 河南中医药大学 | 安徽中医药大学 |
| 99 | 有机化学 | 林 辉 | | 广州中医药大学 | |
| 100 | 分析化学（上）（化学分析） | 张 凌 | | 江西中医药大学 | |

| 序号 | 书名 | 主编 | | 主编所在单位 | |
|---|---|---|---|---|---|
| 101 | 分析化学（下）（仪器分析） | 王淑美 | | 广东药科大学 | |
| 102 | 物理化学 | 刘雄 | 王颖莉 | 甘肃中医药大学 | 山西中医药大学 |
| 103 | 临床中药学☆ | 周祯祥 | 唐德才 | 湖北中医药大学 | 南京中医药大学 |
| 104 | 方剂学 | 贾波 | 许二平 | 成都中医药大学 | 河南中医药大学 |
| 105 | 中药药剂学☆ | 杨明 | | 江西中医药大学 | |
| 106 | 中药鉴定学☆ | 康廷国 | 闫永红 | 辽宁中医药大学 | 北京中医药大学 |
| 107 | 中药药理学☆ | 彭成 | | 成都中医药大学 | |
| 108 | 中药拉丁语 | 李峰 | 马琳 | 山东中医药大学 | 天津中医药大学 |
| 109 | 药用植物学☆ | 刘春生 | 谷巍 | 北京中医药大学 | 南京中医药大学 |
| 110 | 中药炮制学☆ | 钟凌云 | | 江西中医药大学 | |
| 111 | 中药分析学☆ | 梁生旺 | 张彤 | 广东药科大学 | 上海中医药大学 |
| 112 | 中药化学☆ | 匡海学 | 冯卫生 | 黑龙江中医药大学 | 河南中医药大学 |
| 113 | 中药制药工程原理与设备 | 周长征 | | 山东中医药大学 | |
| 114 | 药事管理学☆ | 刘红宁 | | 江西中医药大学 | |
| 115 | 本草典籍选读 | 彭代银 | 陈仁寿 | 安徽中医药大学 | 南京中医药大学 |
| 116 | 中药制药分离工程 | 朱卫丰 | | 江西中医药大学 | |
| 117 | 中药制药设备与车间设计 | 李正 | | 天津中医药大学 | |
| 118 | 药用植物栽培学 | 张永清 | | 山东中医药大学 | |
| 119 | 中药资源学 | 马云桐 | | 成都中医药大学 | |
| 120 | 中药产品与开发 | 孟宪生 | | 辽宁中医药大学 | |
| 121 | 中药加工与炮制学 | 王秋红 | | 广东药科大学 | |
| 122 | 人体形态学 | 武煜明 | 游言文 | 云南中医药大学 | 河南中医药大学 |
| 123 | 生理学基础 | 于远望 | | 陕西中医药大学 | |
| 124 | 病理学基础 | 王谦 | | 北京中医药大学 | |
| 125 | 解剖生理学 | 李新华 | 于远望 | 湖南中医药大学 | 陕西中医药大学 |
| 126 | 微生物学与免疫学 | 袁嘉丽 | 刘永琦 | 云南中医药大学 | 甘肃中医药大学 |
| 127 | 线性代数 | 李秀昌 | | 长春中医药大学 | |
| 128 | 中药新药研发学 | 张永萍 | 王利胜 | 贵州中医药大学 | 广州中医药大学 |
| 129 | 中药安全与合理应用导论 | 张冰 | | 北京中医药大学 | |
| 130 | 中药商品学 | 闫永红 | 蒋桂华 | 北京中医药大学 | 成都中医药大学 |

## （五）药学类专业

| 序号 | 书名 | 主编 | | 主编所在单位 | |
|---|---|---|---|---|---|
| 131 | 药用高分子材料学 | 刘文 | | 贵州医科大学 | |
| 132 | 中成药学 | 张金莲 | 陈军 | 江西中医药大学 | 南京中医药大学 |
| 133 | 制药工艺学 | 王沛 | 赵鹏 | 长春中医药大学 | 陕西中医药大学 |
| 134 | 生物药剂学与药物动力学 | 龚慕辛 | 贺福元 | 首都医科大学 | 湖南中医药大学 |
| 135 | 生药学 | 王喜军 | 陈随清 | 黑龙江中医药大学 | 河南中医药大学 |
| 136 | 药学文献检索 | 章新友 | 黄必胜 | 江西中医药大学 | 湖北中医药大学 |
| 137 | 天然药物化学 | 邱峰 | 廖尚高 | 天津中医药大学 | 贵州医科大学 |
| 138 | 药物合成反应 | 李念光 | 方方 | 南京中医药大学 | 安徽中医药大学 |

| 序号 | 书 名 | 主 编 | | 主编所在单位 | |
|---|---|---|---|---|---|
| 139 | 分子生药学 | 刘春生 | 袁 媛 | 北京中医药大学 | 中国中医科学院 |
| 140 | 药用辅料学 | 王世宇 | 关志宇 | 成都中医药大学 | 江西中医药大学 |
| 141 | 物理药剂学 | 吴 清 | | 北京中医药大学 | |
| 142 | 药剂学 | 李范珠 | 冯年平 | 浙江中医药大学 | 上海中医药大学 |
| 143 | 药物分析 | 俞 捷 | 姚卫峰 | 云南中医药大学 | 南京中医药大学 |

## （六）护理学专业

| 序号 | 书 名 | 主 编 | | 主编所在单位 | |
|---|---|---|---|---|---|
| 144 | 中医护理学基础 | 徐桂华 | 胡 慧 | 南京中医药大学 | 湖北中医药大学 |
| 145 | 护理学导论 | 穆 欣 | 马小琴 | 黑龙江中医药大学 | 浙江中医药大学 |
| 146 | 护理学基础 | 杨巧菊 | | 河南中医药大学 | |
| 147 | 护理专业英语 | 刘红霞 | 刘 娅 | 北京中医药大学 | 湖北中医药大学 |
| 148 | 护理美学 | 余雨枫 | | 成都中医药大学 | |
| 149 | 健康评估 | 阚丽君 | 张玉芳 | 黑龙江中医药大学 | 山东中医药大学 |
| 150 | 护理心理学 | 郝玉芳 | | 北京中医药大学 | |
| 151 | 护理伦理学 | 崔瑞兰 | | 山东中医药大学 | |
| 152 | 内科护理学 | 陈 燕 | 孙志岭 | 湖南中医药大学 | 南京中医药大学 |
| 153 | 外科护理学 | 陆静波 | 蔡恩丽 | 上海中医药大学 | 云南中医药大学 |
| 154 | 妇产科护理学 | 冯 进 | 王丽芹 | 湖南中医药大学 | 黑龙江中医药大学 |
| 155 | 儿科护理学 | 肖洪玲 | 陈偶英 | 安徽中医药大学 | 湖南中医药大学 |
| 156 | 五官科护理学 | 喻京生 | | 湖南中医药大学 | |
| 157 | 老年护理学 | 王 燕 | 高 静 | 天津中医药大学 | 成都中医药大学 |
| 158 | 急救护理学 | 吕 静 | 卢根娣 | 长春中医药大学 | 上海中医药大学 |
| 159 | 康复护理学 | 陈锦秀 | 汤继芹 | 福建中医药大学 | 山东中医药大学 |
| 160 | 社区护理学 | 沈翠珍 | 王诗源 | 浙江中医药大学 | 山东中医药大学 |
| 161 | 中医临床护理学 | 裘秀月 | 刘建军 | 浙江中医药大学 | 江西中医药大学 |
| 162 | 护理管理学 | 全小明 | 柏亚妹 | 广州中医药大学 | 南京中医药大学 |
| 163 | 医学营养学 | 聂 宏 | 李艳玲 | 黑龙江中医药大学 | 天津中医药大学 |
| 164 | 安宁疗护 | 邸淑珍 | 陆静波 | 河北中医药大学 | 上海中医药大学 |
| 165 | 护理健康教育 | 王 芳 | | 成都中医药大学 | |
| 166 | 护理教育学 | 聂 宏 | 杨巧菊 | 黑龙江中医药大学 | 河南中医药大学 |

## （七）公共课

| 序号 | 书 名 | 主 编 | | 主编所在单位 | |
|---|---|---|---|---|---|
| 167 | 中医学概论 | 储全根 | 胡志希 | 安徽中医药大学 | 湖南中医药大学 |
| 168 | 传统体育 | 吴志坤 | 邵玉萍 | 上海中医药大学 | 湖北中医药大学 |
| 169 | 科研思路与方法 | 刘 涛 | 商洪才 | 南京中医药大学 | 北京中医药大学 |
| 170 | 大学生职业发展规划 | 石作荣 | 李 玮 | 山东中医药大学 | 北京中医药大学 |
| 171 | 大学计算机基础教程 | 叶 青 | | 江西中医药大学 | |
| 172 | 大学生就业指导 | 曹世奎 | 张光霁 | 长春中医药大学 | 浙江中医药大学 |

| 序号 | 书 名 | 主 编 | 主编所在单位 | |
|------|-------|-------|-------------|---|
| 173 | 医患沟通技能 | 王自润 殷 越 | 大同大学 | 黑龙江中医药大学 |
| 174 | 基础医学概论 | 刘黎青 朱大诚 | 山东中医药大学 | 江西中医药大学 |
| 175 | 国学经典导读 | 胡 真 王明强 | 湖北中医药大学 | 南京中医药大学 |
| 176 | 临床医学概论 | 潘 涛 付 滨 | 南京中医药大学 | 天津中医药大学 |
| 177 | Visual Basic 程序设计教程 | 闫朝升 曹 慧 | 黑龙江中医药大学 | 山东中医药大学 |
| 178 | SPSS 统计分析教程 | 刘仁权 | 北京中医药大学 | |
| 179 | 医学图形图像处理 | 章新友 孟昭鹏 | 江西中医药大学 | 天津中医药大学 |
| 180 | 医药数据库系统原理与应用 | 杜建强 胡孔法 | 江西中医药大学 | 南京中医药大学 |
| 181 | 医药数据管理与可视化分析 | 马星光 | 北京中医药大学 | |
| 182 | 中医药统计学与软件应用 | 史周华 何 雁 | 山东中医药大学 | 江西中医药大学 |

## （八）中医骨伤科学专业

| 序号 | 书 名 | 主 编 | 主编所在单位 | |
|------|-------|-------|-------------|---|
| 183 | 中医骨伤科学基础 | 李 楠 李 刚 | 福建中医药大学 | 山东中医药大学 |
| 184 | 骨伤解剖学 | 侯德才 姜国华 | 辽宁中医药大学 | 黑龙江中医药大学 |
| 185 | 骨伤影像学 | 栾金红 郭会利 | 黑龙江中医药大学 | 河南中医药大学洛阳平乐正骨学院 |
| 186 | 中医正骨学 | 冷向阳 马 勇 | 长春中医药大学 | 南京中医药大学 |
| 187 | 中医筋伤学 | 周红海 于 栋 | 广西中医药大学 | 北京中医药大学 |
| 188 | 中医骨病学 | 徐展望 郑福增 | 山东中医药大学 | 河南中医药大学 |
| 189 | 创伤急救学 | 毕荣修 李无阴 | 山东中医药大学 | 河南中医药大学洛阳平乐正骨学院 |
| 190 | 骨伤手术学 | 童培建 曾意荣 | 浙江中医药大学 | 广州中医药大学 |

## （九）中医养生学专业

| 序号 | 书 名 | 主 编 | 主编所在单位 | |
|------|-------|-------|-------------|---|
| 191 | 中医养生文献学 | 蒋力生 王 平 | 江西中医药大学 | 湖北中医药大学 |
| 192 | 中医治未病学概论 | 陈涤平 | 南京中医药大学 | |
| 193 | 中医饮食养生学 | 方 泓 | 上海中医药大学 | |
| 194 | 中医养生方法技术学 | 顾一煌 王金贵 | 南京中医药大学 | 天津中医药大学 |
| 195 | 中医养生学导论 | 马烈光 樊 旭 | 成都中医药大学 | 辽宁中医药大学 |
| 196 | 中医运动养生学 | 章文春 邬建卫 | 江西中医药大学 | 成都中医药大学 |

## （十）管理学类专业

| 序号 | 书 名 | 主 编 | 主编所在单位 | |
|------|-------|-------|-------------|---|
| 197 | 卫生法学 | 田 侃 冯秀云 | 南京中医药大学 | 山东中医药大学 |
| 198 | 社会医学 | 王素珍 杨 义 | 江西中医药大学 | 成都中医药大学 |
| 199 | 管理学基础 | 徐爱军 | 南京中医药大学 | |
| 200 | 卫生经济学 | 陈永成 欧阳静 | 江西中医药大学 | 陕西中医药大学 |
| 201 | 医院管理学 | 王志伟 翟理祥 | 北京中医药大学 | 广东药科大学 |
| 202 | 医药人力资源管理 | 曹世奎 | 长春中医药大学 | |
| 203 | 公共关系学 | 关晓光 | 黑龙江中医药大学 | |

| 序号 | 书名 | 主编 | | 主编所在单位 | |
|---|---|---|---|---|---|
| 204 | 卫生管理学 | 乔学斌 | 王长青 | 南京中医药大学 | 南京医科大学 |
| 205 | 管理心理学 | 刘鲁蓉 | 曾智 | 成都中医药大学 | 南京中医药大学 |
| 206 | 医药商品学 | 徐晶 | | 辽宁中医药大学 | |

## （十一）康复医学类专业

| 序号 | 书名 | 主编 | | 主编所在单位 | |
|---|---|---|---|---|---|
| 207 | 中医康复学 | 王瑞辉 | 冯晓东 | 陕西中医药大学 | 河南中医药大学 |
| 208 | 康复评定学 | 张泓 | 陶静 | 湖南中医药大学 | 福建中医药大学 |
| 209 | 临床康复学 | 朱路文 | 公维军 | 黑龙江中医药大学 | 首都医科大学 |
| 210 | 康复医学导论 | 唐强 | 严兴科 | 黑龙江中医药大学 | 甘肃中医药大学 |
| 211 | 言语治疗学 | 汤继芹 | | 山东中医药大学 | |
| 212 | 康复医学 | 张宏 | 苏友新 | 上海中医药大学 | 福建中医药大学 |
| 213 | 运动医学 | 潘华山 | 王艳 | 广东潮州卫生健康职业学院 | 黑龙江中医药大学 |
| 214 | 作业治疗学 | 胡军 | 艾坤 | 上海中医药大学 | 湖南中医药大学 |
| 215 | 物理治疗学 | 金荣疆 | 王磊 | 成都中医药大学 | 南京中医药大学 |